日本エム・イー学会編
ME教科書シリーズ　D-1

核医学イメージング

医学博士　楠岡　英雄
工学博士
医学博士　西村　恒彦
　　　　　監　修

薬学博士　藤林　靖久
博士(医学)
　　　　　田口　正俊
　　　　　天野　昌治
　　　　　共　著

コロナ社

日本エム・イー学会
教科書編纂委員会

| 委員長 | 佐藤　俊輔（大阪大学） |
| 委員
（五十音順） | 稲田　紘（東京大学）
金井　寛（上智大学）
神谷　瞭（日本大学）
北畠　顕（北海道大学）
楠岡　英雄（国立大阪病院）
戸川　達男（東京医科歯科大学）
鳥脇純一郎（名古屋大学）
野瀬　善明（九州大学）
半田　康延（東北大学） |

（所属は編纂当時のものによる）

刊行のことば

　医療は理工学領域で開発された技術を導入し，めざましい発展をとげた。いまから100年ほど前1895年に，レントゲンによって発見されたX線は人体内部の透視に応用され診断に大いに役立った。1900年代にはいってハンス・ベルガーは人の頭皮上で脳の電気現象が記録できることを発見した。これらは20世紀の医療の性格を象徴する発見であった。さらに生体材料の開発，X線CTやMRIなどの計測・診断機器や，各種治療機器の導入により，診断や治療技術は急激な発展をとげた。医療はME機器の支援なくしては成立しえない状況にある。理工学でも医学から発掘されたテーマが重要な研究対象になってきている。この分野には新技術のシーズが豊富なことが認識されてきたのである。

　日本エム・イー学会設立に時を同じくして，大学でも医用生体工学の教育や研究がさかんになってきた。最近になって，理工系学部・大学院を中心に，医用生体工学を専門とする専攻や学科が設立されはじめた。これらの学部，学科や大学院専攻で行われている教育・研究は医学部での工学技術の教育とともに，MEの将来を支える人材を育成し，技術を開発するために極めて重要である。

　日本エム・イー学会では，教育の一貫として，臨床工学技士のための教科書として「臨床工学シリーズ」を監修し，コロナ社から刊行中である。ところが，理工系大学あるいは医学部の学部，大学院の学生向けのMEに関する適当な参考書や教科書は，以前コロナ社から刊行された「ME選書」や「医用工学シリーズ」を除けば皆無である。それらもすでに品切れになって入手できないものや，または内容が古くなっているものもある。大学・大学院の教育の現場では，適切なMEの教科書がないために，教官が経験から講義や演習をしている状態である。日本エム・イー学会の教育委員会が同評議員に対して行った講義に関するアンケートからも，横断的かつ基礎的な教科と，最新の発展に関する部分とを適当にミックスした教科書シリーズの編纂が期待されている。この期待に応えるために日本エム・イー学会では，教科書シリーズを編纂することになった。

　この教科書シリーズは全37巻程度からなるが，大きく分けて

　　　生体計測関係（5巻）
　　　生体システム・バイオメカニクス関係（8巻）
　　　生体情報処理関係（4巻）
　　　医用画像関係（6巻）
　　　生体物性・材料，機能代行関係（8巻）
　　　医療機器・情報システム関係（6巻）

からなる。各巻とも基礎から最近の研究の状況までを簡潔に教科書としてまとめたもので，大学高学年から大学院修士課程での半期（半年）の講義で教える程度の内容にしてある。もちろん，参考

書としても使える。内容はなるべく視覚的に理解できるようにつとめた。この企画は，現時点でのME教育あるいは学習に必要な内容を網羅するようにつとめた結果であり，国際的にみてもこれに匹敵するものはない。できるだけ多くの教育の現場で使っていただければ幸いである。

1999年3月

日本エム・イー学会教科書編纂委員会

まえがき

　核医学とは、放射性同位元素（ラジオアイソトープ，RI）の医療応用を目的とする，基礎的・臨床的医学分野を指す言葉である。核医学は大きく二つの分野に分けられる。一つはラジオイムノアッセイに代表されるインビトロでの応用であり，他はRIで標識した物質を生体に投与し，情報を得るインビボでの応用である。インビボでの応用は，現在では，体外計測による非侵襲的画像診断法（シンチグラフィー）として，急速な発展を遂げている。本書は，核医学イメージングの医用工学面での理解に必要な知識を整理したものである。

　核医学イメージングの発展は，三つの分野の発達がそろって初めて可能となる。第1は，RI標識薬品の開発である。RIをそのまま生体に投与しても目的とする情報は得られない。目的に応じ，ターゲットである代謝物質の類似物や，受容体への結合力を有する薬品を開発する必要がある。第2に，生体に投与されたRI標識物質の動態・分布をイメージングするための機器の開発が必要である。第3に，得られた原情報から種々のイメージを構成する手法を開発しなければならない。これら三つの前臨床分野の発達があって初めて，臨床的に評価可能な核医学イメージを得ることができる。また近年，陽電子（ポジトロン）放出核種を用いたイメージング法（PET）が発展しており，核医学の重要な分野となっている。

　ME教科書シリーズにおいて核医学イメージングを取り上げるに当たり，核医学の前臨床に必要不可欠な上記の3分野すべてを含めることとした。すなわち，放射性同位元素の基礎知識（第1章）の後に，放射性医薬品（第2章），核医学画像処理装置（第3章），核医学データ処理装置（第4章）の3項目を解説した。また，PETについては別にまとめた（第5章）。

　わが国では，経済力や医療レベルでは欧米先進諸国にけっして劣るものではないにもかかわらず，核医学面ではきわめて遅れているといわれている。大学附属病院など高度先進的な医療施設から国際的な雑誌に優れた論文が発表される一方，地域の中核的病院でありながらシンチグラフィーを実施できない施設が多数ある。その原因として，RIに対する法的規制や，それを満たすためのコストの問題などが指摘されるが，そのほかに教育システムの不備が挙げられる。しかし，核医学検査は，MRIやCTなどの他のモダリティーでは得難い，臓器の機能情報・代謝情報をもたらす検査であり，各種疾患の診断に欠かせない検査法である。このことが認識されるにつれ，最近では，臨床医学のための核医学に関する教科書が多数発行されている。一方，その技術的基盤に関する統合的なテキストは，残念ながら，ほとんど見当たらない。本書がこれから核医学イメージングを学ぼうとする方々に多少とも役立てば，監修者の喜びとするところである。

2000年12月

楠岡英雄・西村恒彦

目　　次

1．放射性同位元素

1.1 同位元素とは ……………………………………………………………………………1
1.2 放射性同位元素の寿命 …………………………………………………………………2
1.3 放　射　壊　変 …………………………………………………………………………2
1.4 放射線の性質 ……………………………………………………………………………3
1.5 放射能，放射線の単位 …………………………………………………………………4
1.6 放射性同位元素の製造 …………………………………………………………………5
1.7 放射性医薬品に用いられる放射性同位元素 …………………………………………7

2．放射性医薬品

2.1 放射性医薬品とは ………………………………………………………………………9
　2.1.1 インビトロ（試験管内）放射性医薬品 …………………………………………9
　2.1.2 インビボ（生体内）放射性医薬品 ………………………………………………9
2.2 用いる測定機器から見た放射性医薬品 ………………………………………………10
　2.2.1 アンガーカメラ，SPECT 用放射性医薬品 ………………………………………10
　2.2.2 PET 用放射性医薬品 ………………………………………………………………12
2.3 放射性医薬品各論 ………………………………………………………………………14
　2.3.1 相互作用がないことを利用する放射性医薬品 …………………………………15
　2.3.2 物理的相互作用を利用する放射性医薬品 ………………………………………16
　2.3.3 生理（異物排泄）機能を利用する放射性医薬品 ………………………………16
　2.3.4 生理機能や非特異的組織親和性を利用する放射性医薬品 ……………………18
　2.3.5 生化学反応への親和性を利用する放射性医薬品 ………………………………19
　2.3.6 情報伝達機能に親和性を有する放射性医薬品 …………………………………24
　2.3.7 疾患に伴う変化に選択的な放射性医薬品 ………………………………………28
　2.3.8 治療を目的とする放射性医薬品 …………………………………………………30
　2.3.9 お　わ　り　に ……………………………………………………………………32

3. 核医学画像処理装置

3.1 はじめに ………………………………………………………………………… 33
3.2 基本原理 ………………………………………………………………………… 36
3.3 シンチレーションカメラの基本構成 ………………………………………… 38
　3.3.1 検出器 …………………………………………………………………… 42
　3.3.2 データの収集 …………………………………………………………… 44
　3.3.3 補正機能 ………………………………………………………………… 52
　3.3.4 データの表示と記録 …………………………………………………… 53
　3.3.5 コリメータ ……………………………………………………………… 54
3.4 基本機能 ………………………………………………………………………… 59
　3.4.1 空間分解能 ……………………………………………………………… 62
　3.4.2 視野均一性 ……………………………………………………………… 63
　3.4.3 空間直線性 ……………………………………………………………… 65
　3.4.4 エネルギー分解能 ……………………………………………………… 66
　3.4.5 感度 ……………………………………………………………………… 69
3.5 SPECT …………………………………………………………………………… 72
　3.5.1 SPECTの分解能 ………………………………………………………… 74
　3.5.2 SPECTの感度 …………………………………………………………… 77
　3.5.3 アーチファクト ………………………………………………………… 78
　3.5.4 サンプリング数 ………………………………………………………… 81
　3.5.5 吸収補正 ………………………………………………………………… 82
　3.5.6 散乱補正 ………………………………………………………………… 86

4. 核医学データ処理装置

4.1 はじめに ………………………………………………………………………… 90
4.2 核医学データ処理装置の構成 ………………………………………………… 91
4.3 基本性能 ………………………………………………………………………… 94
4.4 基本処理 ………………………………………………………………………… 95
　4.4.1 フィルタ処理 …………………………………………………………… 96
　4.4.2 ROIとカーブ処理 ……………………………………………………… 103
　4.4.3 SPECT画像再構成 ……………………………………………………… 104

4.5	画像表示	109
4.6	解析処理	113

5. PET

5.1	原理と特徴	118
5.1.1	消滅 γ 線の発生と検出	118
5.1.2	同時計数法の特徴	119
5.1.3	ポジトロン製剤	122
5.1.4	PET の測定対象	124
5.2	PET 装置の概要	125
5.2.1	検出器ユニット	125
5.2.2	多層リング	128
5.2.3	データ収集部	129
5.2.4	その他の PET 装置	132
5.3	装置の基本性能	134
5.3.1	平面内分解能	134
5.3.2	軸方向分解能（スライス半値幅）	136
5.3.3	散乱フラクション	137
5.3.4	感度	137
5.3.5	計数率特性	138
5.3.6	画像の SN 比	139
5.4	データ補正と画像再構成	140
5.4.1	偶発同時計数補正	141
5.4.2	計数損失補正と減衰補正	141
5.4.3	散乱線補正	142
5.4.4	感度補正	143
5.4.5	吸収補正	144
5.4.6	画像再構成	146
5.5	画像の定量化と臨床応用	151
5.5.1	クロスキャリブレーション	151
5.5.2	入力関数の測定	152
5.5.3	定量値の計算	154
5.5.4	代表的な検査方法	155
5.5.5	今後の動向	159

引用・参考文献 …………………………………………………………………… 160
索　　　引 …………………………………………………………………… 167

1 放射性同位元素

1.1 同位元素とは

　自然界を構成している基本単位である元素は，その質量のほとんどを担う原子核とその周りを回る電子からなる。原子核はほぼ等しい質量を持つ2種類の粒子，すなわち陽子および中性子からなる。中性子は電荷を帯びていないのに対して陽子は1価の正電荷を帯びている。おのおのの元素の化学的性質はその原子核がもっている陽子数すなわち正電荷数によって決まる。これは，その正電荷数によって原子核の周りを回る電子が取りうる軌道と数が決まってしまうことによる。この数を原子番号とも呼ぶ。例えば，水素原子は1価の正電荷を持つ原子核の周りを1価の陰電荷を持つ電子が1個回っている状態を基本構造に持つ。つまり，原子核が1価の正電荷を帯びていること，すなわち原子核中の陽子数が1個であることが水素としての性質を示す最も重要な点であるが，一方で原子核に含まれる中性子はいくつかの数をとり得る（図1.1）。

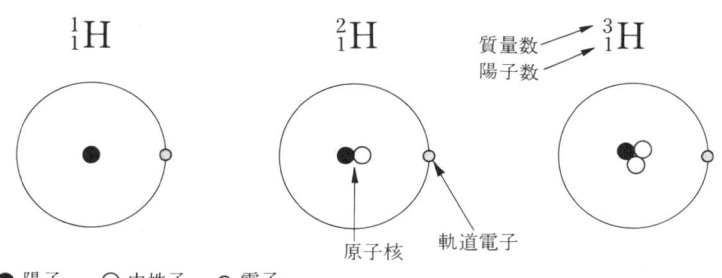

● 陽子　○ 中性子　● 電子
図1.1　同位元素とその表記法（水素原子の例）

　このように化学的性質は一つだが原子核に含まれる中性子数が違う元素，すなわち原子核の重さ（質量数＝陽子数＋中性子数）が違う元素を同位元素と呼ぶ。自然界を構成する元素のほとんどはそのまま安定に存在するもの（安定同位元素）であるが，陽子と中性子の比率がある範囲を超えて，陽子過剰あるいは中性子過剰であると不安定となり原子核から粒子や電磁波を放出して別の元素に変化する性質を持つようになる。このような不安定な同位元素から放出される粒子や電磁波を放射線，放射線を出して他の元素に変化する同位元素を放射性同位元素と呼ぶ。同位元

素であることを表す場合，図1.1のように元素記号の左上方に質量数（左下方に陽子数）を付記する。

　宇宙が生まれ陽子と中性子がさまざまな割合で結合して原子核を作ったとき，安定同位元素とともにさまざまな種類の放射性同位元素が生まれたはずであるが，多くの放射性同位元素は長い時間を経る間に安定同位元素へと変化した。その結果，現在の地球上にある元素は非常に寿命の長い放射性同位元素を除いて安定同位元素となっているものが多い。核医学に用いられる短半減期放射性同位元素は，後述するように原子核の陽子と中性子の比率を人工的に変化させて製造されるものである。

1.2　放射性同位元素の寿命

　原子核が放射線を出して別の原子核になることを放射壊変と呼ぶ。放射壊変は確率的事象であり，その確率は放射性同位元素それぞれに固有の値をとるため，ある放射性同位元素から一定時間に放出される放射線の数はそこに存在する原子核の個数に比例することとなる。この比例定数を壊変定数と呼ぶが，壊変定数は時間の逆数の単位を持つため直感的に理解しにくいところがある。そこで，放射性同位元素の原子核の数が半分になる，すなわち放出される放射線量が半分になるのに必要な時間（半減期）を放射性同位元素の寿命のめやすとして表すことが多い。インビボ核医学に用いられる，すなわち人体に投与して用いる放射性同位元素の半減期は数分から数日であり，数時間から長いものでも1か月で検出不可能なレベルにまで減衰するものが選択されている。

1.3　放射壊変

〔1〕　β（ベータ）壊変

　一般に中性子が過剰（陽子が過少）な原子核では中性子が陰電荷を持つ電子を放出して陽子に転換する。これをβ壊変，原子核から放出される電子線をβ線と呼ぶ。β壊変した原子核は陽子が1個増えることとなり化学的には原子番号が一つ増えた元素に変化する。

〔2〕　陽電子壊変

　陽子が過剰である場合，陽子が陽電子（ポジトロン，β^+）を放出して中性子に変換するような壊変（陽電子壊変）をするものがある。陽電子は原子核から飛び出した後周辺の電子と衝突して消滅し，それぞれの質量分のエネルギー（511 keV）を持つ2本の消滅放射線（電磁波）が180度反対方向に放出される。

〔3〕　軌道電子捕獲（EC, electron capture）

　陽子過剰であっても元素によっては核外の軌道電子を取り込んで中性子に変換す

るような壊変をするものがある。この場合，核からエネルギーが電磁波すなわちγ（ガンマ）線として放出される。また，軌道電子捕獲により空位となった電子軌道に外殻の軌道電子が転移する際に，電子軌道間のエネルギー差を電磁波として放出する。これを特性X線と呼び，軌道電子捕獲の特徴の一つである。

〔4〕 α（アルファ）壊変

原子核の質量がある程度以上（質量数にして140以上）大きくなると，それ自体不安定となり原子核の構成成分である陽子や中性子を核外に放出するような壊変が起きる。これをα壊変と呼ぶ。α線は陽子2個と中性子2個で構成されたヘリウムの原子核からなる放射線である。

さらに陽子数が90を超えると原子核自体が同程度の質量数を持つ二つの原子核に分裂する（核分裂）ものが出てくる。核分裂についての解説は本書の範囲ではないと思われるので省略する。

〔5〕 γ（ガンマ）転移

一般にαあるいはβ壊変を起こした原子核はエネルギー的に励起された状態にあり，そのエネルギーを電磁波として放出する。これをγ転移と呼ぶ。励起状態が非常に短い場合にはαあるいはβ壊変に伴う放射線として理解すればよいが，励起状態が比較的長い場合別の核種として区別したほうが便利であり，このような核種を核異性体と呼ぶ。核異性体は原子番号も質量数も同じであるがエネルギー準位の異なるものであり，^{99}Tcに対して^{99m}Tcのように，エネルギー準位の高い核異性体の質量数にmの添字をつけて表す。核異性体の大部分は核異性体転移によって壊変しγ線を放射する。

このようにγ線はその起源が核内である点で，核外電子の移動により放射されるX線とは区別される。

励起状態にある核異性体が持っているエネルギーが軌道電子に受け渡され電子が原子の外へ飛び出すことがある。これを内部転換電子と呼ぶ。内部転換電子は核内から出た電子ではなく単一のエネルギーを持つ点でβ線とは区別される。

1.4 放射線の性質

放射壊変にはさまざまな形式があるが，最終的に外部に放出される放射線の実体は，ヘリウム原子核，陰電子，光子の3種類と考えてよい。正確な定義からは若干はずれるがこれらを便宜的にそれぞれα線，β線，γ線と呼ぶこととする。

α線は，放射線の中では一番重い粒子であり他の物質と強く相互作用する。したがって空気中での飛程は数センチしかなく紙やフィルムでも完全に遮へいされる。一方，α線を出す放射性同位元素が体内摂取された場合には狭い範囲に強いエネルギーを与えることから，放射性同位元素の集積部位に大きな障害をもたらす。この性質を利用したがんの治療が考えられているが治療効果と毒性との制御がむずかし

く一般化されるに至ってはいない。

　β線は，α線と同様他の物質と相互作用しながらエネルギーを失うが，その質量がα線に比較して小さい（約1/8 000）ためその飛程は比較的長くなる。β線を出す放射性同位元素はすでにがんの治療に用いられ始めている。β線を原子番号の大きい鉛などの金属で遮へいした場合，大きな陽電荷を持つ原子核のそばを陰電荷を持つβ線が通るときにクーロン引力が働き急速に減速される。この際β線の持っていた運動エネルギーが電磁波として放出される。これを制動放射線（制動放射X線）と呼ぶ。したがってβ線の遮へいには原子番号の小さな物質（プラスチックなど）が用いられる。γ線の遮へいに鉛が選択されることと区別しなければならない点である。

　γ線は，物理的には電磁波すなわち電波や光と同じく質量を持たないエネルギー波である。したがって，電荷と質量を持つα線やβ線に比較すると物質との相互作用は格段に小さい。同時にγ線は電波や光に比較して非常に高いエネルギー，すなわち高い振動数を持つ波であるため，電波や光が遮ぎられる物体でもすり抜けることができる。γ線を放出する放射性同位元素を人体内に投与すると，人体を通り抜けてくるγ線を体外から検出することが可能である。しかもγ線が人体に与える影響は大変小さい。このことを利用して核医学診断が広く行われているのである。γ線は原子番号の大きな元素でできた物質中で徐々にそのエネルギーを電子に与えることにより吸収されていく。したがって，γ線の遮へいには鉛などの重い金属が用いられる。α線，β線，γ線の違いを**図1.2**に示す。

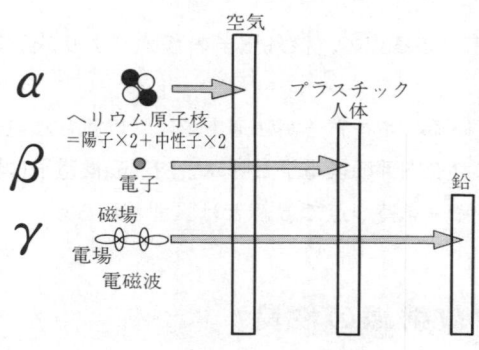

図1.2　α線，β線，γ線の相違

1.5　放射能，放射線の単位

　放射線と放射能とはしばしば混同されるが，正確には放射性同位元素が放射線を出す能力を放射能と呼ぶ。放射能の単位には一定時間に放射壊変を起こす原子の個数を用い，1秒に1個放射壊変を起こすような物質の量を1ベクレル（Bq）と定めている。旧来から用いられてきたキュリー（Ci）は，ラジウムを基準としたもの

であり

$$1\text{ Ci} = 37\text{ GBq}（ギガベクレル = 10^9\text{ Bq}）$$

に相当する。これと類似した単位として1秒あるいは1分当りの放射壊変数である dps, dpm (disintegrations per second, disintegrations per minute)，測定器の計数効率を考慮せず測定値自体で表す cps, cpm (counts per second, counts per minute) などが慣用的に用いられる。

放射線量は，放射線医学の分野では放射線が物質に与える作用の強さから定義されることが多く，照射線量，吸収線量，線量当量などの単位が用いられている。

照射線量（単位はレントゲン，R）は，放射線が標準状態で単位質量の空気中を電離させることによって生じる正または負の片方の電荷の量で表され，γ線などの電磁波放射線のみに用いられる。

$$1\text{ R} = 2.58 \times 10^{-4}\text{ C/kg}$$

である。

吸収線量（単位はグレイ，Gy）は，ある物質の単位質量に与えられたエネルギー量で表され，吸収物質の種類によって変化する。

$$1\text{ Gy} = 1\text{ J/kg}$$

である。水や人体の場合，近似的に $1\text{ R} = 0.01\text{ Gy}$ である。

線量当量（単位はシーベルト，Sv）は，吸収線量 D に人体に対する影響の大きさを直接評価するため，組織に関連する係数 N および放射線の種類に関連する係数 Q を掛けたものである。

$$線量当量〔\text{Sv}〕 = N \cdot Q \cdot D$$

ここで $N = 1$

$$Q = 1(\beta, \gamma, \text{X}),\ 10(陽子, 中性子),\ 20(\alpha)$$

である。

1.6 放射性同位元素の製造

前述のように半減期の短い放射性同位元素は自然界にはほとんど存在せず，かつ保存することはできないため，必要とするときに人工的に原子核反応を起こさせて製造しなければならない。一般的に核医学に用いられる放射性同位元素は製薬会社により製造・供給されるものが多いが，一部の超短半減期核種では検査が行われる病院内で製造されるものもある。基本的には，原料となる安定同位元素（ターゲット）の原子核に中性子，陽子，重陽子などの粒子を打ち込むことにより核反応を起こさせる。

〔1〕 **原子炉による製造**

中性子は電荷を持たず，ターゲットの原子核に対して電気的な反発を受けないため，核反応を起こしやすい。中性子源としては原子炉が用いられる。原子炉内では

ウランの核分裂により大量の中性子が放出されている。この中にターゲットを入れ核反応させると一般に中性子過剰となった同位元素が生じる。原子炉による放射性同位元素製造は容易であるため広く利用されてきたが，標的原子核と生成原子核とが同位体であるため化学的分離ができず比放射能が低くなること，中性子過剰な同位元素は β^- 壊変するものが多いため人体に適用するには被ばくが大きいことなどから，診断目的には陽子過剰の電子捕獲あるいは陽電子壊変の短寿命同位元素が望まれるようになっている。一方で核医学が腫瘍内照射治療への展開をみせるに至って，原子炉で産生される放射性同位元素の再評価が始まっている。

〔2〕 **加速器による製造**

陽子，重陽子などの荷電粒子をターゲットの原子核と反応させるためには，サイクロトロンなどの加速器で加速した荷電粒子を用いる。正荷電粒子で核反応を起こさせた場合，一般に陽子過剰の同位元素が生成し電子捕獲あるいは陽電子壊変により γ 線を放出する。正荷電粒子での核反応では原子核中の陽子数が増える，すなわち原子番号の異なる元素が生成するため化学的な手法により標的原子核と生成原子核とを分離することが可能となる。これにより，原理的に安定同位元素を含まない放射性同位元素（無担体）を得ることができる。

このことは，診断を目的とする核医学において薬理作用が問題とならないレベルでの放射性医薬品の利用が可能であり，その適用範囲が非常に広くなることを示している。すでに製薬会社により供給される放射性医薬品の多くがサイクロトロンにより製造された放射性同位元素により標識されている。最近では，負荷電粒子を用いる加速器も開発され利用されている。この場合も最終的に正荷電粒子に変換して利用しているため原子核反応の段階は同様である。

〔3〕 **超小形サイクロトロンによる製造**

製薬会社により供給される放射性医薬品の標識に用いられる放射性同位元素は，製造，品質管理，輸送などに必要な時間を考慮すると，数時間以上の半減期を持っていなければならない。したがって，それより短い半減期を持つ放射性同位元素を用いるためには，利用現場での製造が必須となる。

糖やアミノ酸などの代謝物質，神経伝達物質などの生理活性物質やある種の薬物はごく微量で活性を示し，かつ分子内に異種元素を導入した場合その活性が大きく変化する可能性が高い。これらを放射能標識する場合，炭素，酸素，窒素など分子構成元素そのものの放射性同位元素を用いる必要がある。これらの生体構成元素の同位体のうち人体適用可能と考えられる ^{11}C, ^{15}O, ^{13}N は，陽電子壊変する放射性同位元素であり，それらの半減期はそれぞれ20分，2分，10分である。したがって，これらの放射性同位元素により標識された放射性医薬品を用いるために病院内超小型サイクロトロンとそれに付随する合成装置が開発されている。詳細は放射性医薬品の項で述べる。**図1.3** に超小形サイクロトロンの例を示す。

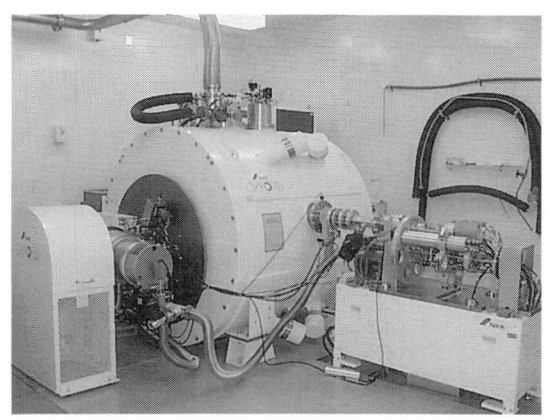

図1.3 医療用超小形サイクロトロンの例

〔4〕 ジェネレータによる製造

放射性同位元素には，親元素の核壊変により生成された娘元素がさらに放射能を持つ放射性同位元素であるものがある。親元素の半減期が娘元素のそれより長い場合，親元素の量に応じた娘元素が生成され平衡状態になることが知られている。親元素の半減期が十分に長い場合見かけ上親元素量は一定であり，娘元素の半減期の3〜4倍ごとに反復して一定量の娘元素を取り出すことが可能となる。親元素をカラムなどに固定してそこから容易に娘元素を取り出してこられるようにしたものをジェネレータあるいはカウ（乳牛から乳をしぼってくる様子に例えて）と呼ぶ。図1.4にもっとも広く利用されている ^{99m}Tc ジェネレータの例を示す。

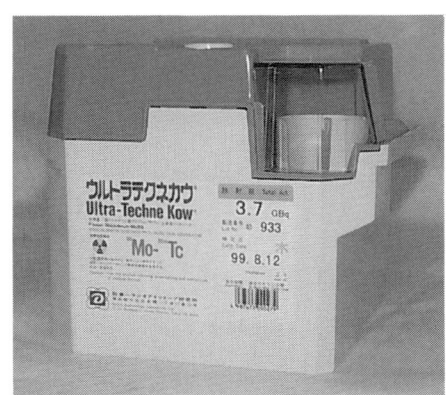

図1.4 ^{99m}Tcジェネレータの例
透明なカバーを取り，減圧したバイアルをセットすると ^{99m}Tc溶出液が得られる

1.7 放射性医薬品に用いられる放射性同位元素

表1.1に，実際に人体に投与される放射性医薬品の標識に用いられている放射性同位元素を示す。

表1.1 インビボ放射性医薬品に用いられている放射性同位元素

核　種	半減期	主要γ線エネルギー〔keV〕
^{99m}Tc	6.01 時間	141
^{201}Tl	72.9 時間	135, 167, (X線：69, 71, 80)
^{123}I	13.2 時間	159
^{67}Ga	78.3 時間	93, 185, 300
^{133}Xe	5.24 日	81
^{81m}Kr	13 秒	190
^{111}In	67.9 時間	171, 245
^{131}I	8.04 日	364（β線：606）
^{11}C	20.4 分	511（ポジトロン）
^{13}N	9.97 分	511（ポジトロン）
^{15}O	2.04 分	511（ポジトロン）
^{18}F	109.8 分	511（ポジトロン）

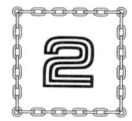

放射性医薬品

2.1 放射性医薬品とは

放射性医薬品は，その使用方法によってインビトロ放射性医薬品，インビボ放射性医薬品の二つのカテゴリーに分けられる。核医学イメージングに用いられる放射性医薬品は後者である。

2.1.1 インビトロ（試験管内）放射性医薬品

放射線測定は非常に感度が高く，また極微量の放射性同位元素で十分な測定精度を得ることが可能である。生体内で起きる多くの活動は免疫反応やレセプタ反応など極微量の物質どうしの結合が基盤となっており，放射線にこれらを組み合わせれば生体内微量物質測定を容易に行うことができる。インビトロ放射性医薬品は血液など患者から得た試料中の生理活性微量物質を測定するために開発されたもので，ラジオイムノアッセイ（RIA），ラジオレセプタアッセイ（RRA）などに用いられる。詳細は他書を参照されたい。

2.1.2 インビボ（生体内）放射性医薬品

放射線測定が高感度であること，γ線が生体を透過できることを利用して，生体にまったく影響が出ない低濃度での薬物の体内挙動を体外から追跡する，いわゆる核医学イメージングを行うための薬剤がインビボ放射性医薬品である（以下，インビボ放射性医薬品を便宜上「放射性医薬品」と称する）。

核医学イメージングは，装置の形や得られる画像の類似性からCT（computerized tomography，X線透過断層画像法），MRI（magnetic resonance imaging，磁気共鳴画像法）などの他の画像診断法と同じであるかのように理解されていることが多い。しかしながらこれらの間には大きな相違があり，核医学イメージングの特徴を理解するうえではまずその相違を明らかにしておく必要がある。

CTは，外部からX線を照射し，生体を透過する際の吸収の差を計算機で処理することにより断層画像を得るものである。X線の吸収は生体を構成する元素とその濃度によってのみ決定され，その化学形態などは問題とはならない。つまり，CTで得られる画像は生体構成元素密度分布と呼ぶべきものである。MRIでは，

体外から原子核，主として水の水素原子核の回転を変化させるエネルギーを持つ磁場を与え，原子核の回転が元に戻るときに出るエネルギーを体外から検出し画像化するものである．MRI 画像は生体を構成する水素原子核の量と存在状態を示すものである．したがって，CT，MRI で得られる画像はいずれも本来生体を構成している物質が外部から与えられた放射線や磁場といった物理的エネルギーにどのように反応したかに関する情報（物質-エネルギー相互作用）と考えられ，その組合せは限定されている．

一方，核医学イメージングにおいては，得られる画像は放射能で標識された薬物（放射性医薬品）の分布であり，投与された薬物と生体を構成する物質との相互作用の有無や強さ（物質-物質相互作用）を反映するものとなり，組合せの数はほぼ無限と考えてよい．したがって，どの組織に対してどのような放射性医薬品を用いるかによって得られる画像はまったく異なる意味を持つことになる．実際にどのようなインビボ放射性医薬品を選択するかは，用いる測定機器，診断したい情報に応じ，その化学形態，標識に用いられる放射性同位元素，調製法などを総合的に考慮して行われなければならない．

2.2 用いる測定機器から見た放射性医薬品

現在核医学イメージングに用いられている測定機器には，γ 線を検出し画像化するアンガーカメラおよびそれを土台とする単光子断層画像装置（SPECT）と，陽電子が陰電子と衝突して消滅するときに出る2本の消滅放射線を検出し画像化するポジトロン CT（PET）がある．これらの詳細は3章，5章に述べられている．

2.2.1 アンガーカメラ，SPECT 用放射性医薬品

アンガーカメラ，SPECT では，γ 線を放出する放射性同位元素（γ 線核種）で標識された放射性医薬品が用いられる．γ 線核種は加速器で製造されることが多く企業的に供給されることから，放射性医薬品としては標識，精製，無菌化，製剤化を終えた製品として入手される場合がほとんどである．特に最近では汚染の軽減や術者の被ばくを考慮して，バイアルではなく注射器型容器に必要量を充填し，注射針とピストンをつけるのみで患者に投与できる形態のものが市販されている（図2.1）．これとは別に，ジェネレータから得られる無菌化された γ 線核種溶液をそのまま，あるいはバイアルに加えて振盪,加熱などの簡単な操作を行うだけで放射性医薬品が調製できるキット化製剤や標識装置も汎用されている（図2.2）．

初期に開発された γ 線核種は金属核種が多く，それによって標識された放射性医薬品は血液プールや肝・腎排泄などの生理機能診断が中心となっていた．これに対し，最近ぞくぞくと開発が進んでいる ^{123}I 標識放射性医薬品は，^{123}I が生体構成元素ではないものの有機化合物としての標識分子設計と合成が容易でありかつ企業

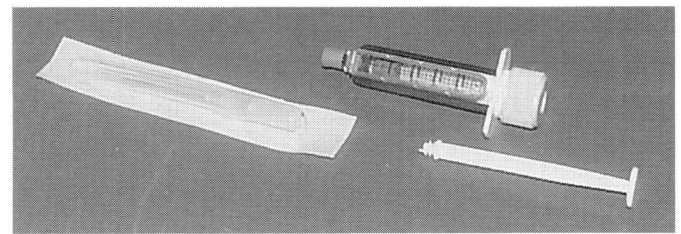

図 2.1　注射器型容器の例
　　　　同時に配送される専用注射針とピストンも示す

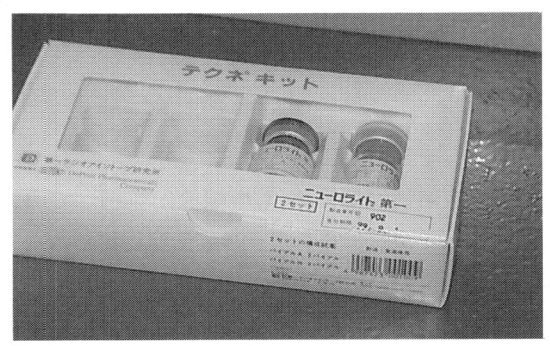

（a）

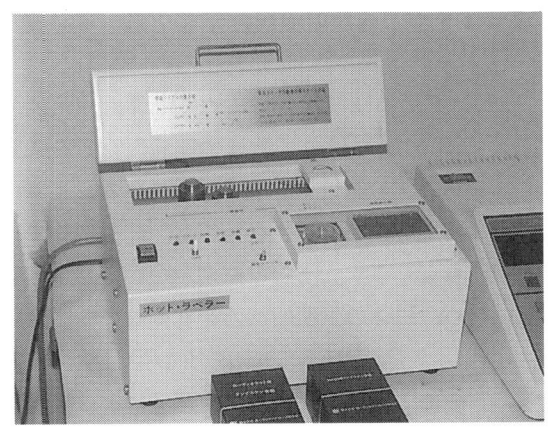

（b）

図 2.2　^{99m}Tc標識キットの例（a）および自動標識装置の例（b）

的供給に適した半減期（13時間）を有することから，β^+線放出核種で標識されたPET用放射性医薬品（後述）に代わって代謝，薬理機能などの高度な診断ができる汎用放射性医薬品として高い評価を受けつつある。**表 2.1** に1998年度における核種別放射性医薬品供給量を示す。

表 2.1 アンガーカメラ，SPECT 用放射性医薬品供給量
(1998 年度)

核　　種	供給量〔MBq〕
^{99}Mo–^{99m}Tc ジェネレータ	180 557 655
^{99m}Tc	247 798 298
^{201}Tl	27 249 427
^{123}I	22 743 447
^{67}Ga	17 775 318
^{133}Xe	11 887 730
^{81}Rb–^{81m}Kr ジェネレータ	936 285
^{111}In	229 104
^{131}I	6 524 269

(社) 日本アイソトープ協会流通統計より

2.2.2 PET 用放射性医薬品

PET では，陽電子（β^+）を放出する放射性同位元素（β^+ 線放出核種）で標識された放射性医薬品が用いられる。生体内で情報伝達を担う神経伝達物質やホルモンなどの低分子微量生理活性物質の人体内挙動を追跡するためには，それらの性質を損なうことなく放射性同位元素で標識をしなければならない。ところが，分子が小さいために本来その分子に含まれない元素や官能基を導入すると本来の性質を失ってしまう可能性が高い。したがって，低分子微量生理活性物質の標識には，それらの分子を構成する C，O，N あるいは F などの放射性同位元素を用いる必要がある。

β^+ 線放出核種である ^{11}C，^{15}O，^{13}N，^{18}F は半減期が非常に短く人体適用可能でありこの目的に適していることから，PET は特に低分子微量生理活性物質を基盤とする放射性医薬品による核医学イメージングの領域で必須となっている。半減期が非常に短いことは，比較的大量に投与しても被ばくが少ないこと，同一個体で繰り返し動態検査を行えることなどの利点ももたらす。また半減期が短いほど単位原子数当りの放射能（比放射能）が強いため，生体の生理的状態を乱さない極微量での検査が可能となる。しかしながら，^{11}C，^{15}O，^{13}N あるいは ^{18}F の半減期が非常に短いことから制限も多く，これらの核種で標識された放射性医薬品による核医学イメージングは広く一般化するには至っていない。

1 章でも述べたように ^{11}C，^{15}O，^{13}N，^{18}F は半減期が数分から 2 時間程度と非常に短いため，企業的に製造供給することはむずかしい。したがって，現在のところこれらの核種で標識された放射性医薬品を利用するには，PET が設置された病院内に超小形サイクロトロンによる放射性同位元素の製造，それを用いた合成標識と精製ならびに注射剤としての品質管理を行うための設備および人員が必要となる。

超小形サイクロトロンは，磁場内で荷電粒子が円運動をすることを利用し，陽子で 10～18 MeV，重陽子で 5～10 MeV 程度まで加速する装置である。得られた加

速粒子の束（ビーム）はターゲットと呼ばれる箱に導かれる。ターゲット内にはガスあるいは液体が充塡されており，加速粒子との核反応により放射性同位元素が製造される。

図2.3にターゲットの例を示す。複数種のターゲットが回転軸上に装塡され，遠隔操作により必要とするターゲットがビーム出口にセットされるようになっている。サイクロトロンは運転時に非常に強い放射線を発生させるため，本体はコンクリート厚1m以上の遮へい壁に囲まれた部屋に設置され，運転時には人が立ち入れないようにインターロックなどが装備されている。表2.2に主として製造される核種の半減期，ターゲット物質，核反応，1次生成物を示す。

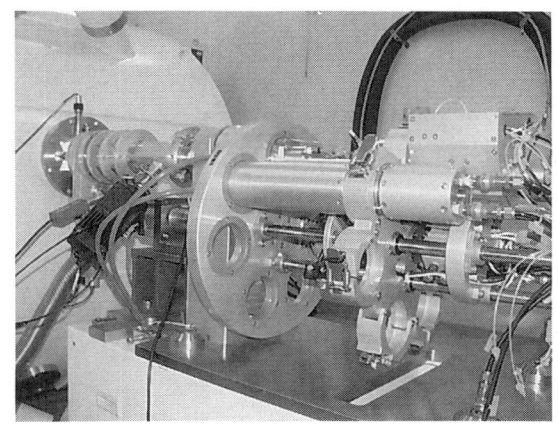

図2.3　サイクロトロンに装着されたターゲットの例

表2.2　超小形サイクロトロンで製造される放射性同位元素

核種	ターゲット物質	核反応	1次生成物
^{11}C	N_2	$^{14}N(p,\alpha)^{11}C$	$^{11}CO_2$, ^{11}CO
	N_2+H_2		$^{11}CH_4$
^{13}N	CO_2	$^{12}C(d,n)^{13}N$	$^{13}N_2$
		$^{13}C(p,n)^{13}N$	$^{13}NO_x$
	H_2O	$^{16}O(p,\alpha)^{13}N$	
^{15}O	N_2+O_2	$^{14}N(d,n)^{15}O$	$^{15}O_2$
	N_2+CO_2	$^{15}N(p,n)^{15}O$	$C^{15}O_2$
^{18}F	$H_2{}^{18}O$	$^{18}O(p,n)^{18}F$	$^{18}F^-$
	$Ne+F_2$	$^{20}Ne(d,\alpha)^{18}F$	$^{18}F_2$

得られた放射性同位元素は表2.2に示したような1次生成物として得られ，これらを用いて種々の放射性医薬品が合成される。合成は，半減期が短いこと，強い放射能を有すること，注射剤として患者に用いることなどの点で一般的な有機合成とは異なり，短時間，遠隔，無菌的操作，高再現性が要求される。これらを満足するため，PET用放射性医薬品に適した合成反応と自動化装置が種々開発されている。これらの装置や薬剤は研究を目的とするものからスタートしたが，現在では一部健

康保険が適用されるまでに成熟してきている。**図2.4**に自動合成装置とその設置例を示す。自動合成装置は鉛厚5cm以上の遮へいフード内に設置され，操作者が被ばくしないよう配慮されている。

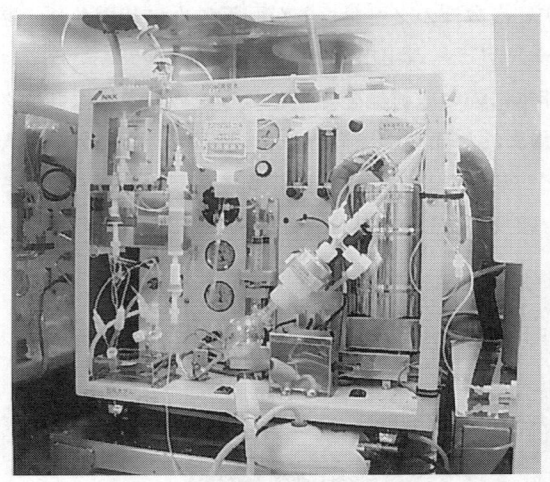

図2.4 PET用放射性医薬品自動合成装置（FDG）の例

これらとは別に，院内にサイクロトロンや自動合成装置を必要としないジェネレータによるβ^+線放出核種の供給と標識キットの利用が試みられている。これは，^{99m}Tcの例でも明らかなように，PET核医学の普及に有力な足がかりとなると考えられる。商業的に供給が可能と考えられているジェネレータシステムを**表2.3**に示す。

表2.3 PET用ジェネレータシステム

娘核種	半減期	親核種	半減期
^{62}Cu	9.7 分	^{62}Zn	9.2 時間
^{68}Ga	1.14 時間	^{68}Ge	271 日
^{82}Rb	1.27 分	^{82}Sr	25.6 時間

2.3 放射性医薬品各論

一般に薬物が生体と相互作用するという場合，その作用は「溶解」という純粋に物理的な作用から「特定のタンパクやレセプタに対する結合」という薬理的な作用までを含む。核医学イメージングでは，用いる放射性医薬品によってどの組織からどのような診断情報が得られるかが決定される。一方，可能な限り生体と相互作用をしないよう考えられた放射性医薬品からもデータ収集法により非常に有用な情報がもたらされる。MEを志す人にとっては放射性医薬品そのものよりそれを使って入手した画像データにどのような情報が含まれているか，また収集法の工夫によりどのような情報を得ることができるかに興味があるのではないだろうか。ここで

は，生体との相互作用のレベルに従って放射性医薬品を分類し概説する。

2.3.1 相互作用がないことを利用する放射性医薬品

〔1〕 組織血液分布

血液成分を標識すると体内の血液分布を画像化することができる。これを目的とした放射性医薬品として ^{99m}Tc-ヒト血清アルブミン，^{99m}Tc-DTPA-ヒト血清アルブミン，^{11}C-一酸化炭素標識赤血球，^{15}O-一酸化炭素赤血球がある。前二者はそのまま注射液として静脈内に，後二者は一酸化炭素として吸入させ肺で選択的に赤血球内のヘモグロビンに結合されることを利用して標識する。いずれも生理的に排除されにくいため血液中に長時間維持される。血液分布は，脳においては静脈瘤などによる血液の異常滞留場所の発見に用いることができる。これらとは別に，数段の操作を経て作成された ^{99m}Tc-標識赤血球を利用する診断も行われている。

〔2〕 心収縮能

血液成分を標識することにより心収縮能を診断することができる。心電図に同期させたデータ収集を行い，心室内血液プールの拡張期から収縮期にかけての変化を追跡すれば心収縮率や局所壁運動の善し悪しを評価することができる。

〔3〕 肺換気能

放射性不活性ガスの ^{133}Xe や ^{81m}Kr は，空気と同じように肺に吸入され呼気中に回収される。この出入りを測定することにより肺局所換気能を評価できる。また，エアロゾルが吸気とともに肺胞内にまで達しそこで沈着することを利用して肺吸気拡散能を評価する ^{99m}Tc-テクネガスは，洗出しがない点で上記のガスとは少し異なるが，ジェネレータからの溶出液を利用できる点で汎用性に富むものである。

〔4〕 脳血流

^{133}Xe や ^{81m}Kr などの不活性ガスが血液に若干溶解し血流に従って脳を含めた全身組織へ拡散していくことから，これらのガスを持続吸入し全身が平衡状態に達した後の脳内局所からの洗出しを測定することにより，洗出し速度に比例した局所脳血流量を求めることができる。空気の成分であり生体親和性を持たない窒素の標識体である ^{13}N-N$_2$ も同様の目的に用いられる。

これらとは別に，^{15}O-H$_2$O は，血流により脳に運ばれるとすみやかに脳組織全体に拡散し，その後血流に応じて洗い出されてくる。脳組織への移行量と洗出し速度とはその部位の血流に依存することから，脳への入力関数を動脈採血によって得ることにより局所脳血流速度を絶対値として求めることができる。

〔5〕 脳脊髄液挙動

^{111}In-DTPA（ジエチレントリアミン-N, N, N', N", N"-五酢酸）は，脳脊髄液腔内に投与されると吸収されることなく脳脊髄液と挙動をともにするため，その動態を把握できる。水頭症や髄液漏などの診断に用いられる。脳脊髄液の移動が比較的遅いため半減期が若干長い ^{111}In が適している。

2.3.2 物理的相互作用を利用する放射性医薬品

〔1〕 肺血流診断

毛細血管よりやや大きめの粒子を静脈内投与すると，その粒子は最初に出会う肺の毛細血管にて塞栓を起こしその部位にとどまる。このような性質を持つ粒子をマイクロスフェアと呼ぶ。マイクロスフェアの蓄積量は粒子の流れ，すなわち血流量に比例することから血流測定に用いられる。このような目的で用いられているマイクロスフェア放射性医薬品として ^{99m}Tc-大凝集ヒト血清アルブミン（MAA），^{99m}Tc-マイクロスフェアヒト血清アルブミン（MISA）がある。投与されるマイクロスフェアの数は肺毛細血管数の1 000分の1以下であり，かつ塞栓を起こしたマイクロスフェアも半日程度で分解されるため安全性に問題はないと考えられる。

2.3.3 生理（異物排泄）機能を利用する放射性医薬品

〔1〕 腎機能診断

腎臓は，血液中の不要物質あるいは有毒物質を体外に排出するとともに，体液量とその性状を一定に保つ働きを担っている。腎臓は，糸球体と糸球体嚢からなる腎小体とそれに続く尿細管，腎盂からなり腎盂は尿管へとつながっている。血液は輸入細動脈から糸球体毛細血管網を通り輸出細静脈へと戻る。血液が糸球体の毛細血管網を通過する際に，血液中の水，グルコースをはじめとするタンパク以外のほとんどが糸球体嚢に移動し原尿となる。原尿の体積は1日当り150 l を超えるといわれている。しかしながら，原尿の水分の99％およびグルコースやアミノ酸などの重要な成分は尿細管細胞により再吸収され体内にもどっていく。一方，再吸収と同時に尿細管細胞では水素イオン，アンモニア，カリウムなどを尿中に分泌する。すなわち，腎臓での尿の生成は，ろ過，再吸収，分泌の三つの生理的過程を経て行われている。このうち，ろ過および分泌機能に親和性を有する放射性医薬品が開発され使用されている。

^{99m}Tc-DTPA（ジエチレントリアミン-N, N, N', N", N"-五酢酸）は，糸球体でろ過を受けた後，再吸収や分泌を受けることなく尿中に排泄されるため，単位時間当りに血液からろ過された原尿の量を求めることができる。これを糸球体ろ過率（GFR）と呼ぶ。

一方，^{123}I-o-ヨウ化馬尿酸（OIH）は，腎臓を1回通過する際に90％以上が尿細管細胞に取り込まれた後すみやかに尿細管分泌を受け再吸収されることなく尿中に排泄される。したがって，OIHの腎臓から尿への移行は有効腎血漿流量（ERPF）の測定に用いられる。また，OIHと同様の性質を有する ^{99m}Tc 標識薬剤として ^{99m}Tc-メルカプトアセチルトリグリシン（MAG_3）が開発されジェネレータと併せて用いるキットとして汎用されている。OIHと ^{99m}Tc-MAG_3 の構造を図2.5に示す。

これらとは別に，尿細管上皮細胞にすみやかに摂取され尿中に分泌されることな

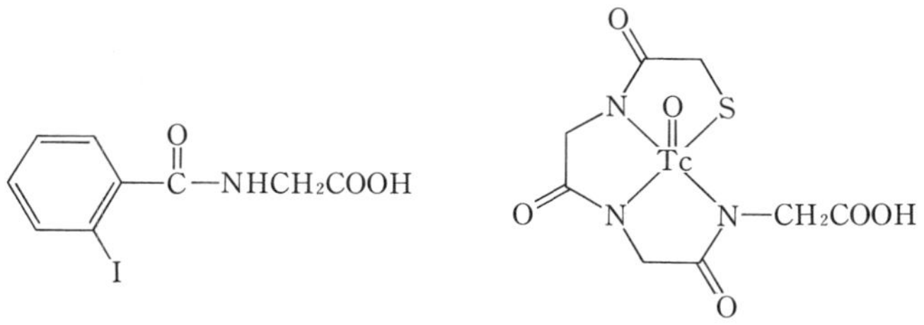

^{123}I-OIH　　^{99m}Tc-MAG$_3$

図 2.5　^{123}I-OIH および ^{99m}Tc-MAG$_3$ の構造

く腎皮質に長時間にわたって滞留する ^{99m}Tc-ジメルカプトコハク酸（DMSA）は，腎皮質の形態学的診断に用いられる。^{99m}Tc-DMSA の腎皮質集積機序については明らかではない。

〔2〕 **肝機能診断**

肝臓は，体内最大の臓器で，栄養素の処理や貯蔵，中毒性物質の解毒・分解・排泄，血液成分の調製，胆汁の分泌，細網内皮系細胞による異物処理などの複雑な機能を営んでいる。核医学イメージングでは，これらのうち肝実質細胞による胆汁の分泌，細網内皮系細胞による異物処理を対象とする診断が行われている。これらは肝臓を構成する細胞の大部分をカバーするものであり，肝臓における生理的な意味での異物排泄機構を利用したものである。

肝実質細胞では，分子量 500～1 000 程度の脂溶性物質を血液中から摂取し胆汁中に排泄する機構が存在する。基本的には脂溶性不要物あるいは異物を体外に排泄するための機構と考えられる。この機構に親和性を有する放射性医薬品としては ^{99m}Tc-PMT（N-ピリドキシル-5-メチルトリプトファン）がある。^{99m}Tc-PMT を静脈内投与するとすみやかに血液より肝臓に移行した後，胆嚢から胆管，十二指腸への胆汁排泄経路が観察される。これにより，初期には局所肝実質細胞機能，中期には胆嚢の形態，後期には胆汁は移設経路の診断を行うことができる。**図 2.6** に ^{99m}Tc-PMT（リガンドのみ）の構造を示す。

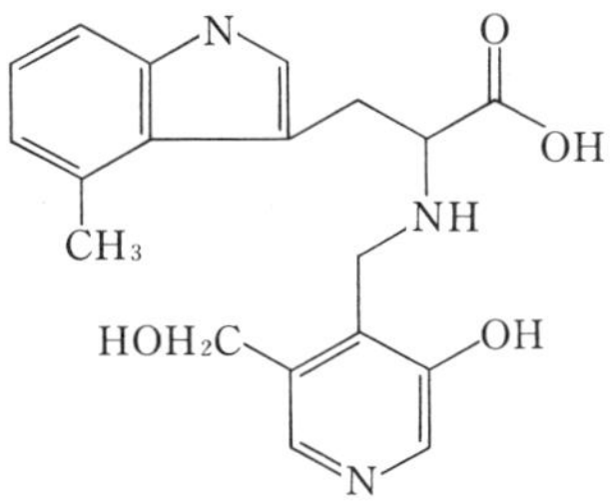

PMT (ligand)

図 2.6　PMT（リガンド）の構造

これとは別に，肝臓の細網内皮系に属する Kupffer's cell は，血液中の粒子を貪食し代謝する作用を有する。このような機能を利用するため，^{99m}Tc-スズコロイ

ドが用いられる。また，それ自体はコロイドではないが，血液中でカルシウムと反応してコロイド状になる ^{99m}Tc-フィチン酸も用いられている。コロイド粒子は大きさにより体内動態が変化するため標識が失敗した場合に肝臓以外の臓器に集積することがある。非常に大きい（10ミクロン（μm）以上）と肺の毛細血管へ，0.2μm以下では骨髄へ分布する傾向が強まる。このような現象が見られた場合には粒径に問題があった可能性が高い。

2.3.4　生理機能や非特異的組織親和性を利用する放射性医薬品
〔1〕　心筋血流診断

心筋細胞はイオン勾配を利用して活発に収縮を繰り返している。そのためATPのエネルギーを使ってK^+を細胞内へ，Na^+を細胞外へくみ出すNa, K-ポンプが豊富にあり，それによって常に細胞内が低電位になるように膜電位を維持している。$^{201}Tl^+$は，K^+と類似の性質を持つ1価の陽イオンであり，Na, K-ポンプへの親和性を有するとともに一部は膜電位依存性の陽イオン選択的濃縮機構によって心筋細胞内に高く集積する。膜電位は血流があり心筋細胞が生存している間は最後まで維持されるため，$^{201}Tl^+$の集積は心筋の血流あるいは生存率を反映するものと考えられている。

$^{201}Tl^+$は，心筋虚血部，壊死部を欠損として明りょうに描画するが，放射線エネルギーや半減期の点で必ずしも最良とはいえない。その観点から ^{99m}Tc で標識された放射性医薬品が開発されている。わが国では，^{99m}Tc-MIBI（ヘキサスメトキシブチルイソニトリル），^{99m}Tc-tetrophosmin（ビスジエトキシエチルホスホノエタン）が市販され汎用されている。これらはいずれも脂溶性の1価陽イオンであるが $^{201}Tl^+$ とは異なりNa, K-ポンプへの親和性は持たず，もっぱら脂溶性による高い膜透過性と膜電位依存性の細胞内濃縮あるいはミトコンドリア内濃縮によって

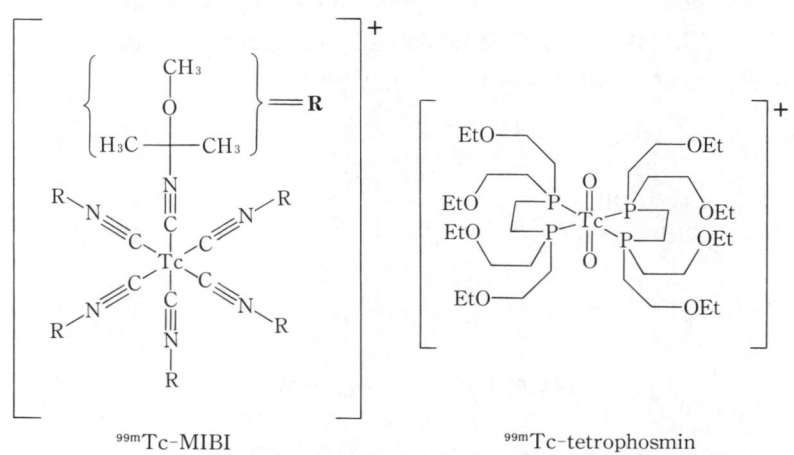

図2.7　心筋血流診断用放射性医薬品の構造

高い心筋集積を示すと考えられている。集積機構は若干 $^{201}Tl^+$ と異なるもののその臨床的用途は同等である。これらの ^{99m}Tc標識放射性医薬品の構造を**図 2.7** に示す。

〔2〕 脳血流診断

^{133}Xeや ^{81m}Krのように組織と相互作用をしないことを利用してその洗出しから脳血流を測定する方法に対して，脳に選択的かつ定量的に集積する性質を利用してその集積画像から局所脳血流を評価する放射性医薬品がある。^{123}I-IMP（N-イソプロピル-p-ヨードアンフェタミン）は，覚醒剤が容易に脳内に移行することに着目して開発された薬剤で，脳血液関門を通過した後，脳内に存在する非特異的アミン結合部位へ結合することによって脳に定量的に滞留する。

^{99m}Tc-d,l-HMPAO（ヘキサメチルプロピレンアミンオキシム）や ^{99m}Tc-ECD（エチルシステイネートダイマー）は，いずれも低分子で脂溶性の中性化合物で容易に脳血液関門を通過する。その後 ^{99m}Tc-HMPAO はグルタチオンなどの細胞内還元物質によって非特異的に還元され，細胞膜透過性を失った水溶性化合物として脳内に滞留するのに対し，^{99m}Tc-ECD では，側鎖のエステル部位が非特異的に加水分解を受けやはり水溶性カルボン酸化合物に変化し滞留する。三者はそれぞれ異なる滞留機序により脳内に滞留するが，いずれも反応が非特異的であること，ほぼ定量的に進行することなどから，それらの集積画像は脳局所血流を示すものと考えられている。これらは肺におけるマイクロスフェアに類似した情報をもたらすものと考えられることから，ケミカルマイクロスフェアと呼ばれることがある。**図 2.8** にそれらの構造を示す。

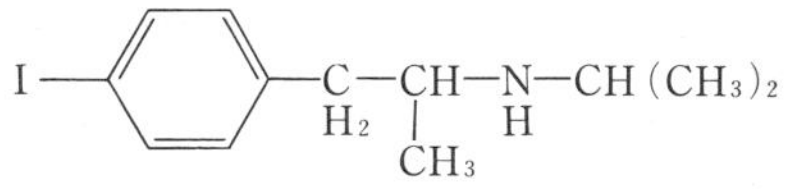

^{123}I-IMP

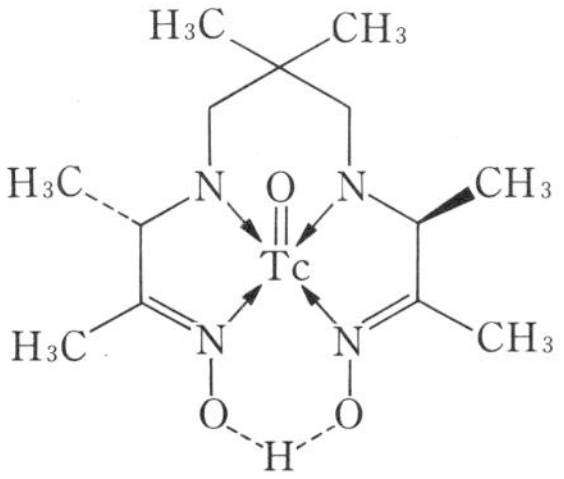

^{99m}Tc-d, l-HMPAO

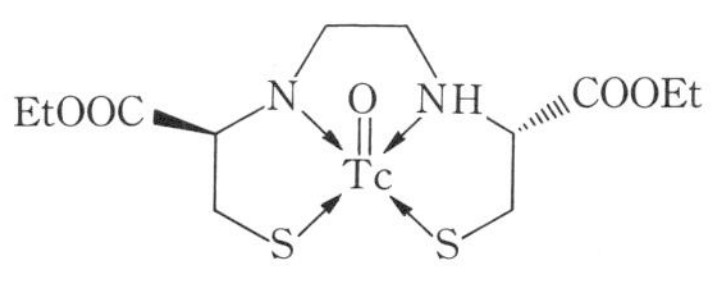

^{99m}Tc-ECD

図 2.8　脳血流診断用放射性医薬品の構造

2.3.5　生化学反応への親和性を利用する放射性医薬品

生体内で起きる生化学反応の基本は酵素による基質の合成や代謝である。これを

測定することは，生体機能を評価するうえで非常に重要と考えられる。インビトロすなわち試験管内での生化学反応については多くの検討が加えられており，個々の酵素がどのような基質親和性を有しどのような生体機能に関与しているかが明らかになりつつある。またそれらの解析過程でのモデル化についても多くの知見が得られている。これらを基礎としてインビボで酵素のかかわる生化学反応を評価するための放射性医薬品が開発されている。

[1] エネルギー代謝診断：天然基質標識体

われわれの体は，主として糖および脂肪を分解・酸化すなわち酵素的に"燃やす"ことによってATPの形でエネルギーを得ている。特に，脳，心筋，腫瘍は大量のエネルギーを必要とする組織であり，それらの機能や活動とエネルギー代謝とは密接なかかわりがある。これらの組織のエネルギー代謝の過程を診断することは個々の組織の機能を解析するうえで非常に重要なキーとなると考えられる。生体のエネルギー獲得過程の概略を図2.9に示す。

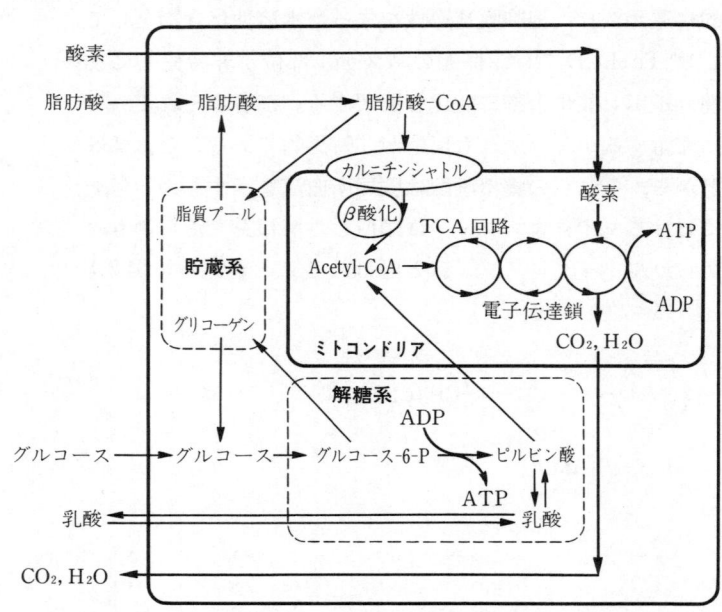

図2.9 脂肪酸およびグルコースを基質とする細胞内エネルギー代謝

エネルギー代謝を評価するうえでは二つの視点が考えられる。一つはエネルギー基質を燃やすための酸素の消費を測る方法，もう一つは酸素の相手であるエネルギー基質の動きを測る方法である。

脳は体全体の酸素消費量の5分の1を消費する組織である。脳局所酸素消費率の測定には酸素自身の放射能標識体である $^{15}O-O_2$ が用いられる。投与は $^{15}O-O_2$ を混合した空気を吸入することにより行う。分子が単純すぎるため標識には放射性酸素原子を用いる以外に方法はなく，PETが非常に有用な測定手段となる好例である。

一方，酸素と結合して代謝される基質としてはまず ^{11}C-酢酸があげられる。^{11}C-酢酸も生体内で代謝され消費される物質を本来の構成元素の放射性同位体である ^{11}C で標識したものである。^{11}C-酢酸は生体内に投与されると心筋に高く集積する。心筋内ではすみやかにアセチル-CoA に変換されクレブス回路（トリカルボン酸回路，TCA サイクルともいう）を経て ^{11}C-CO_2 として体外に排泄される。このときの酸化エネルギーを利用して細胞活動に必要な ATP が合成される。したがって心筋からの消失速度がクレブス回路の代謝回転速度，言い換えればエネルギー獲得速度として評価できるといわれている。心筋においては糖や脂肪酸の代謝が食事の影響を受けるのに対して，^{11}C-酢酸では原理的にそのような影響を受けない点で有利とされている。

心筋エネルギー代謝診断には 1-^{11}C-パルミチン酸などの長鎖脂肪酸も用いられている。心筋のエネルギー源は食事直後の高血糖時を除いて主として脂肪酸であるとされており，脂肪酸からアセチル-CoA に至る β 酸化過程がエネルギー獲得に最も重要なステップといわれている（図 2.9 上部）。1-^{11}C-長鎖脂肪酸の標識部位であるカルボン酸は β 酸化を 1 回受けることにより脂肪酸から切り離されてアセチル-CoA となり，クレブス回路を経て酢酸同様 ^{11}C-CO_2 として体外に排泄される。したがって，心筋からの放射能消失速度が β 酸化速度として評価できると考えられている。

脂肪酸からとは異なる経路の基質としてグルコースがある（図 2.9 下部）。天然に存在するグルコースの標識体としては ^{11}C-グルコースが合成されグルコース代謝に関する検討が加えられているが，現在この目的に主として用いられているのはメタボリックトラッピングの考え方に基づいて開発されたグルコース誘導体である ^{18}F-FDG（フルオロデオキシグルコース）である。メタボリックトラッピングについては以下に述べる。

〔2〕 **エネルギー代謝診断：メタボリックトラッピング放射性医薬品**

天然基質標識体によるエネルギー代謝診断では，標識部位は最終的には代謝され排泄を受ける。したがって，あくまでも連続した動態追跡を行うことが代謝診断の前提となる。PET では定量性も高く断層撮影が基本となるため動態解析は比較的容易であるが，それ以外の装置，特に SPECT では断層画像を得るためにかなりの時間が必要となるため，投与一定時間後に分布が固定するような設計を施した放射性医薬品が望ましい。またこうすれば集積量から代謝率を見積もることが可能となる。このような考え方に基づき，特定の酵素により代謝を受けるとそれ以降代謝されず組織内に滞留するよう設計，修飾されたものがメタボリックトラッピング放射性医薬品である。

^{18}F-FDG は，グルコースの 2 位の水酸基をフッ素に置換した構造を持つ誘導体である。^{18}F-FDG は，血管壁や細胞膜に存在するグルコース輸送タンパク（グルコーストランスポータ）によりグルコースと同様に細胞内に輸送された後，ヘキソ

キナーゼにより解糖系の第1段階である6位リン酸化を受けて ^{18}F-FDG-6-P となる。この過程は不可逆的反応であるのみでなく逆反応を起こす酵素であるグルコース-6-ホスファターゼの脳内活性も非常に低いことから，この反応はほぼ一方的に進行すると考えてよい。

通常のグルコースはこの後さらに代謝されて最終的には炭酸ガスと水になるが ^{18}F-FDG-6-P はそれ以降の酵素に対する親和性を持たない。しかも ^{18}F-FDG-6-P はもはやグルコースとして輸送タンパクに認識されず，かつ水溶性が高いために膜透過性も低い。したがって，^{18}F-FDG を投与すると細胞内のヘキソキナーゼの活性に応じて細胞内に蓄積することとなる。興味あることにヘキソキナーゼは脳内では解糖系の律速段階に位置する酵素であり，その活性は組織グルコース代謝速度を表していることから ^{18}F-FDG によるグルコース代謝診断が可能となるのである。図2.10 に ^{18}F-FDG のメタボリックトラッピング機構を模式的に示す。

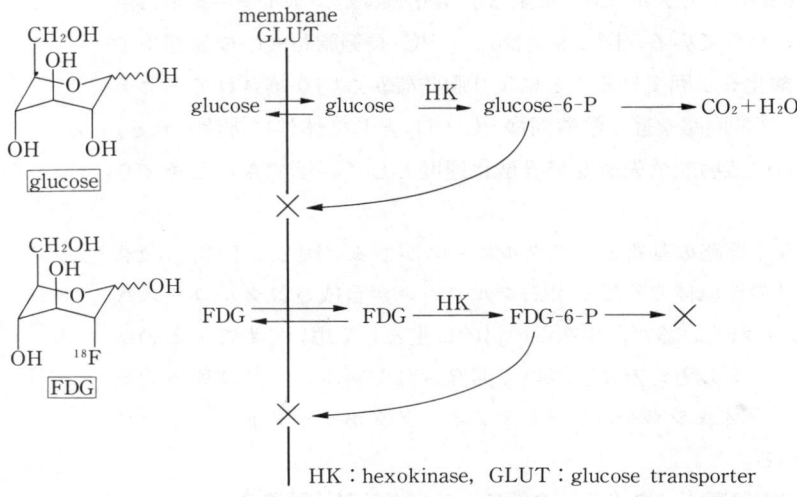

図2.10　グルコース代謝と FDG 集積

^{18}F-FDG は，脳のみでなく心筋診断にも用いられている。心筋は，基本的には脂肪酸をエネルギー源としているが食事後など高血糖となった場合にはインシュリンによりグルコース輸送タンパクが動員されエネルギー代謝も脂肪酸からグルコースへと切り替えられる。また，虚血など酸素供給が低下している部位では，大量に酸素を必要とする脂肪酸代謝から酸素を必要としない解糖系へのスイッチングが起こった結果として ^{18}F-FDG の異常集積が観察される。このように ^{18}F-FDG は，心筋におけるダイナミックなエネルギー代謝変化を鋭敏に検出することができる放射性医薬品である。

がんの異常な増殖は最終的に宿主を機能不全に陥れる。がん細胞は極端な細胞増殖を維持するために血管新生を含む多くの戦略を駆使していることが明らかとなっているが，その一つとして解糖系の亢進がある。解糖系はグルコースを基質として

酸素を消費することなくエネルギーを獲得できる。がん細胞は血管新生を上回る増殖を可能とするためその効率が好気的代謝に比較して悪いにもかかわらず解糖系に対する依存度が高い，すなわち大量のグルコースを要求する特性を持つ。したがって，^{18}F-FDG によるがん診断は存在の検出のみでなく増殖度や悪性度の評価に有用であるとされている。

^{18}F-FDG と同様のメタボリックトラッピングを示す放射性医薬品として脂肪酸誘導体である ^{123}I-BMIPP（15-（p-^{123}I-ヨードフェニル）ペンタデカン酸）がある。^{123}I-BMIPP は，心筋に取り込まれた後 β 酸化を受けることなく長時間にわたって蓄積する。メタボリックトラッピングは脂肪酸炭素鎖の β 位にメチル基を導入することによる。β メチル脂肪酸誘導体は acyl-CoA を経てトリグリセリドプールには入るものの β 酸化の進行が妨げられる。acyl-CoA は水溶性であり，トリグリセリドは膜を透過できない。したがって，^{123}I-BMIPP が acyl-CoA に変換される過程が集積機序と考えられる。興味あることにこの過程は酵素的で ATP を必要としかつ実際上不可逆的に進行する。この滞留性は SPECT によるデータ収集に適しており，またこの放射性医薬品の集積が心筋 ATP 濃度に相関する集積を示すという報告やミトコンドリア機能変化を反映するといった報告もある。^{11}C-パルミチン酸のように β 酸化を直接評価することはできないが，それらとは異なる脂肪

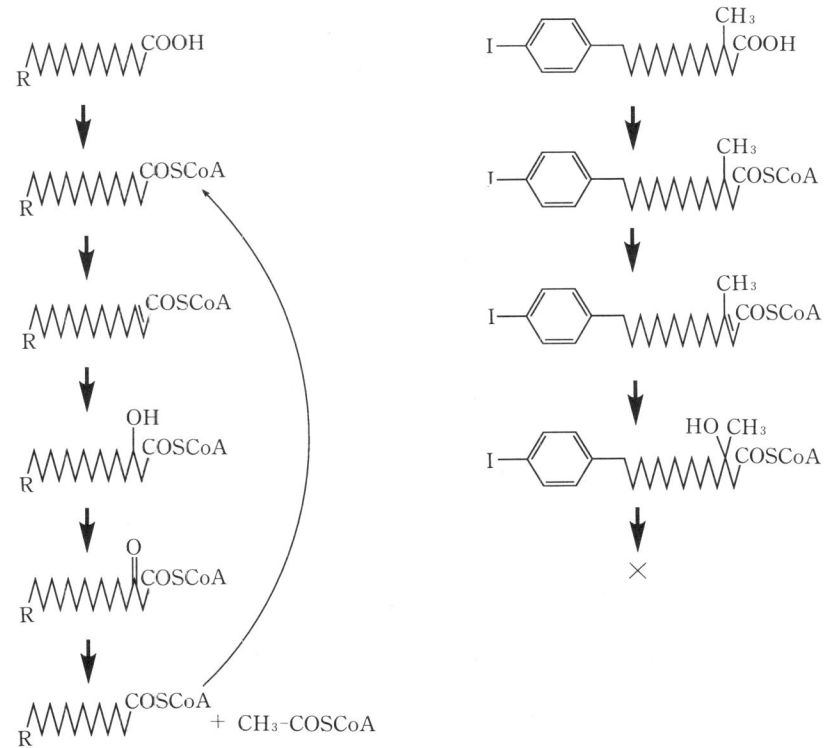

(a) 天然脂肪酸の β 酸化　　(b) ^{123}I-BMIPP の心筋内停滞機序

図 2.11　天然脂肪酸の β 酸化過程と BMIPP 集積

酸代謝に関連した情報をもたらす薬剤として臨床的には高い評価を得ている。図2.11に^{123}I-BMIPPの心筋内滞留機序の概略を天然脂肪酸のβ酸化と比較して示す。

〔3〕 骨代謝機能診断

骨は，ヒドロキシアパタイトと呼ばれるリン酸カルシウム化合物とコラーゲンと呼ばれるタンパクが強固に網目構造を形成したものであり，体の支持，保護，運動に必須な構造体として存在するが，一方で筋細胞収縮，神経情報伝達，血液凝固に必須なカルシウムの動員，貯蔵を行い体内恒常性維持を司る重要な組織である。骨代謝はホルモンによって支配されており常時大量のカルシウムが骨から血液中に放出（骨吸収）され，また同時に骨へと組み込まれて（骨形成）いる。前者は破骨細胞，後者は骨芽細胞と呼ばれる細胞が骨に作用することによって起きている。骨代謝を画像化するには，カルシウムと非常に類似した構造を持つ金属化合物である，^{99m}Tc-MDP（メチレンジホスホン酸），^{99m}Tc-HMDP（ヒドロキシメチレンジホスホン酸）が用いられる。これらの放射性医薬品が骨に集積する機序は必ずしも明らかではないが，骨の構成成分であるヒドロキシアパタイトに対する化学的な親和性や骨芽細胞や破骨細胞におけるカルシウム代謝機構での認識などが関与しているのではないかと議論されている。いずれにしても，これらの化合物は骨形成の活発な部位に集積し，骨折後の治癒部位，腫瘍の骨転移などが明瞭に描出される。

〔4〕 ホルモン代謝機能

甲状腺は，甲状腺ホルモンである3,5,3'-トリヨードチロニン（T_3），3,5,3',5'-テトラヨードチロニン（チロキシン，T_4）を合成，分泌し，全身代謝機能，発育，中枢神経発達などの促進に関わっている。T_3，T_4の合成にはヨウ素を必要とするため，甲状腺は大量のヨウ素を摂取，貯蔵し，それを甲状腺ホルモン前駆タンパクであるサイログロブリン上のチロシンと反応させることによりT_3，T_4を合成する。脳下垂体より放出される甲状腺刺激ホルモン（TSH）により刺激を受けるとタンパク分解酵素が活性化されサイログロブリンが加水分解されて活性型T_3，T_4が分泌される。放射性ヨウ素（^{123}I$^-$，^{131}I$^-$）を体内に投与すると甲状腺に選択的に集積することから，甲状腺のホルモン合成機能を評価することができる。

甲状腺におけるヨウ素イオン摂取機能のみを評価するためには，輸送のみに親和性を有する1価陰イオンである^{99m}Tc-過テクネチウム酸（^{99m}TcO$_4^-$）が用いられる。甲状腺ホルモン合成系への親和性はないが，やはり甲状腺に高い集積を示すこと，ジェネレータによる入手が容易であることや物理的性質が理想的であることから広く用いられている。

2.3.6 情報伝達機能に親和性を有する放射性医薬品

神経と神経，神経と組織，組織と組織は，さまざまな方法で情報を伝達しあい，体の中で連合した機能を発揮している。このような情報伝達にはその距離や方法，

対象の大きさなどに応じて神経伝達，ホルモン伝達などがある。

神経における情報伝達は，ニューロンの発火と軸索を通しての末梢シナプスへの電気的伝達，シナプスにおけるシナプス前細胞からの神経伝達物質（トランスミッタ）の放出と，シナプス後細胞にある受容体（レセプタ）への結合とレセプタタンパクの活性化の過程である。さらに，シナプス前細胞におけるリガンド合成や放出したリガンドの再吸収なども広い意味での神経伝達機能に含んでよいであろう（図2.12）。しかしながら，これらの神経伝達ネットワーク，特に中枢神経系におけるそれは，単に上流から下流への一方通行ではなく下流から上流への正のフィードバック，負のフィードバックや同一細胞でのフィードバックなどもあり非常に複雑である。放射性医薬品を用いての画像化は基本的に一つのトランスミッタ・レセプタ系の中の一つの機能のみの画像化であり，それのみで全体の情報の流れを理解することはむずかしく，その臨床的意義にはまだ多くの議論がある。しかしながら，さまざまな条件下における神経情報伝達機能変化の核医学イメージングは，脳疾患の理解のみでなく脳機能の理解にもつながる可能性を秘めているものと考えられる。

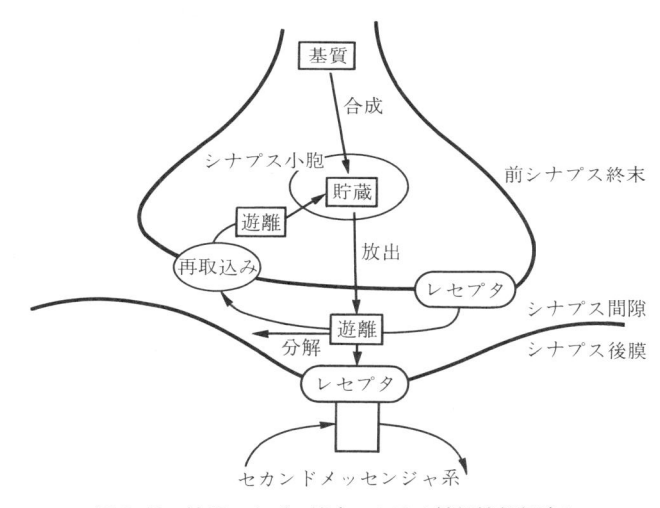

図 2.12 神経シナプス終末における神経情報伝達とニューロトランスミッタ

ホルモン情報伝達は，シナプスといった特別な構造によって作用の対象が限定される神経伝達とは異なり，分泌後，体液によりレセプタが存在する組織へ移行し作用する。したがってトランスミッタ合成，レセプタ分布ともに，神経情報伝達よりも理解が容易である。

これら二者の中間ともいうべき位置づけにある情報伝達の道筋も見いだされているが，核医学イメージングの分野では実用化に至っている対象ではないので省略する。

〔1〕 脳

脳は神経情報伝達をその主要な機能とする組織である。神経伝達機能イメージン

グにおいては，まず情報の受け手であるレセプタイメージングが考えられる。レセプタイメージングを行うための放射性医薬品には，まず生体内に本来存在するトランスミッタの放射性標識体がある。しかしながら，トランスミッタ自体には放出後の代謝などに対しても親和性があるため，実際には標的となるレセプタに対する選択的結合親和性のみを持つ合成薬剤（リガンド）が用いられることが多い。

レセプタは，非常に微量のトランスミッタに反応し情報を伝達する。したがってレセプタに結合するリガンドはアゴニスト（結合しトランスミッタと同じ活性を発揮するもの），アンタゴニスト（結合はするが活性はなくトランスミッタの結合を阻害するもの）のいずれにしても一定量以上投与すると薬理活性を発揮することとなる。このことから核医学イメージングに用いるリガンドには，ごく微量でかつ検出可能な放射能を持つことすなわち高い比放射能（通常 37 TBq/mmol 以上）が要求される。これを満足するため，従来は ^{11}C, ^{18}F などの超短半減期ポジトロン核種での標識が主流であった。これらの核種は，低分子化合物が多いリガンドの標識という点でも有利であった。しかしながら，近年ヨウ素含有リガンドが開発され，さらにヨウ素より大きな金属元素結合部位を持ちながら脳血液関門透過性とレセプタ結合性を保持したリガンドが発表されるに至っている。これらは，レセプタイメージングをサイクロトロンや PET のような特殊な装置を必要とする研究分野から，一般病院でも実施可能な臨床分野へと展開させうる重要な鍵となると考えられる。

現在，研究レベルでは，ドーパミン，ノルアドレナリン，ムスカリン性アセチルコリン，ニコチン性アセチルコリン，セロトニン，ベンゾジアゼピン，オピオイド，アデノシン，グルタミン酸などのレセプタの画像化が試みられている。また，ドーパミン，ベンゾジアゼピンレセプタなどにおいては ^{123}I 標識リガンドによる治験なども実施され，近い将来臨床的に利用可能な薬剤が企業供給される可能性も高い。図 2.13 にその例を示す。

脳に存在するレセプタの種類は，分子生物学の進歩に伴う遺伝子ファミリー検索の手法により飛躍的に増大し，サブタイプや，ファミリー，スーパファミリーなどの分類のもとに系統的に整理されつつある。これらのレセプタに対するトランスミッタも遺伝子工学の手法により再構成されたタンパクを用いた検索によりつぎつぎと見いだされ，さらにトランスミッタと同様の結合選択性を持つ薬剤（リガンド）が合成されている。核医学イメージングにおける現在の問題は，どのレセプタをどのリガンドで画像化すれば，脳のどのような機能が理解できるのかという点である。しかしながら，この問題も多くの検討が加えられることによって解決されるであろう。

レセプタリガンドと並んで期待が持たれるのが，シナプス前細胞による放出トランスミッタの再取込み機構に対する親和性を有する放射性医薬品である。特に活発に検討されているものは，ドーパミントランスポータおよびセロトニントランスポ

2.3 放射性医薬品各論

N-^{11}C-metylspiperone

^{123}I-IBF

^{123}I-iomazenil

図 2.13　ドーパミンレセプタを標的とする放射性医薬品

ータである。いずれも神経終末におけるシナプス前細胞の機能を反映する診断薬剤と考えられ，特にドーパミントランスポータはパーキンソン病におけるドーパミンニューロンの選択的脱落を感度よく検出できる診断として期待が持たれている。ドーパミントランスポータ診断用放射性医薬品として開発中の薬剤の構造を図 2.14 に示す。

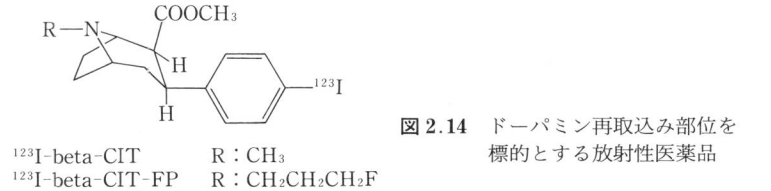

^{123}I-beta-CIT　　　R：CH$_3$
^{123}I-beta-CIT-FP　R：CH$_2$CH$_2$CH$_2$F

図 2.14　ドーパミン再取込み部位を標的とする放射性医薬品

〔2〕心　臓

心筋は，自律神経系の支配を受け交感神経終末においてアドレナリン作動性シナプスを形成し，ノルアドレナリンの放出とそれによる心拍亢進が起こる。^{123}I-MIBG（メタ-ヨードベンジルグアニジン）は，シナプス前細胞におけるノルアドレナリン再取込み機構に親和性を有し，心筋における交換神経支配を画像化できる診断薬剤である。神経は心筋に比較して低酸素に脆弱であり，かつ障害を受けた場合に再生しないことから虚血のメモリ画像（過去の虚血発作を記録している画像）とも呼ばれている。^{123}I-MIBG の構造を図 2.15 に示す。

図 2.15　ノルアドレナリン再取込み部位を標的とする放射性医薬品

2.3.7 疾患に伴う変化に選択的な放射性医薬品

これまで述べてきた放射性医薬品は、いずれも正常な組織や細胞で営まれている現象を標的として設計されたものであり、疾患や異常はその変化、特に機能低下を指標とするものである。これに対して、疾患が生じたときにのみ見いだされる現象を標的とする放射性医薬品がある。これに属する医薬品では疾患部位のみが陽性像として検出できる点に有利さがあるが、経験的に見いだされたものは別として、設計段階で疾患の性格が明らかにされていないと新規開発はむずかしく、実用化に至っている薬剤は多くはない。今後の疾患に対する基礎研究の成果を利用することにより、さらに発展が期待される分野である。

〔1〕 がん細胞選択的な放射性医薬品

^{67}Ga-クエン酸は、経験的にがんに集積することが知られ広範に利用されている。その集積機序としていくつかの提案がされているが、いまだ明確にはなっていない。^{67}Ga-クエン酸は集積するがんの種類をあまり選ばないため一般的な意味でのがんの存在診断に用いられるが、肝臓や骨への集積が顕著であるためその周辺でのがんの検出はむずかしいとされている。また、^{67}Ga-クエン酸の集積はがん選択的ではなく炎症などにも集積するため、がんと炎症の鑑別には別の診断手段との併用が必要である。また投与後画像を得るまでに2～3日必要である点も検査の上で利便性に欠ける。^{67}Ga-クエン酸を基礎として開発されたのが^{99m}Tc-(V)-DMS（ジメルカプトコハク酸）である。^{99m}Tc-(V)-DMSは物理学的性質に優れた^{99m}Tcで標識されること、投与後数時間でがんの描出が可能であること、キット化された製剤とジェネレータにより用時調製が可能である点などで、優れた放射性医薬品と考えられる。

これらとは別に、心筋血流診断にも多用されている^{201}Tl$^+$が、肺がん、甲状腺がんなどの検出に用いられている。がんは心筋同様Na$^+$, K$^+$-ポンプを大量に発現しており、それによって^{201}Tl$^+$が高い集積を示すものと考えられている。

〔2〕 抗原-抗体反応を利用した放射性医薬品

がんでは、がん化遺伝子やがん関連遺伝子の大量発現が起こっていることが知られている。これらの遺伝子によってコードされているタンパクもまた細胞内あるいは細胞膜上に大量に発現している。これらのがん遺伝子産物の存在を検出する方法として、抗原-抗体反応を利用する方法が採られている。がん遺伝子産物あるいはそのフラグメントペプチドを抗原として異種動物を免疫し、産生された抗体を放射能で標識する。標識抗体はがんを持つ生体に投与されると、血中を循環し抗原の存在するがん細胞に達すると選択的に結合・集積していく。これを利用してがんを検出する方法は放射免疫イメージングと呼ばれている。

同様の観点で、心筋細胞が障害を起こして細胞膜が破壊されたときに露出される心筋収縮タンパクの一つであるミオシンに対する抗体（抗ミオシン抗体）が、心筋梗塞検出を目的として開発されている。正常心筋細胞では細胞膜により保護された

ミオシンが抗体に接触することはないので，梗塞部位のみが陽性像として検出される。

分子工学や遺伝子工学の進歩により抗体の設計も大きく進歩している。従来は免疫した動物から得られた抗体をそのまま標識して用いていたが，この場合血液中からの消失が遅く陽性画像が得られるまでに長時間（1～3日）が必要であり，また異種動物タンパクである抗体の投与による免疫反応を引き起こす可能性が指摘されていた。そのため現在では血液中からの早期排泄を目的とした低分子フラグメント化や，キメラ抗体（抗原認識部位以外をヒトのタンパクと同じ構造にしたもの）による免疫原性の軽減が行われている。

〔3〕 がんのレセプタ発現を利用した放射性医薬品

がんにはある種のレセプタを発現するものがある。ソマトスタチンレセプタは多くのがんに発現していることが知られ，これらのがんにソマトスタチンを作用させると増殖が抑制される，すなわち治療効果が期待できることが知られている。ソマトスタチンはもともと脳下垂体からの成長ホルモン放出抑制因子として視床下部から分離された14アミノ酸からなるペプチドである。ソマトスタチン自体は生体内ですみやかに分解されるため，体内安定性を高める目的で合成されたのがオクトレオタイドである。そのガン治療評価に端を発して ^{123}I 標識体によるがんイメージングが試みられ，やがて金属放射性同位元素で標識された ^{111}In-DTPA-オクトレオタイドが開発された。図2.16 にその構造を示す。^{111}In-DTPA-オクトレオタイドは多くのがんに集積するが，その集積機序がレセプタ結合のみによるものであると十分証明されたわけではなく，今後の検討が望まれている。しかしながら，多くのがんに適用可能な点で一般化されたがんイメージング剤として期待が持たれている。

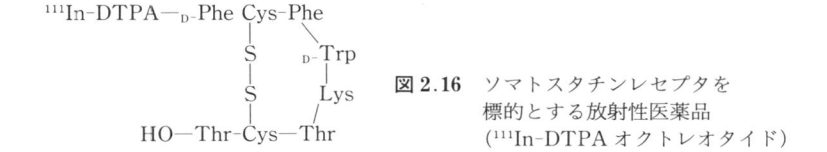

図2.16 ソマトスタチンレセプタを標的とする放射性医薬品（^{111}In-DTPA オクトレオタイド）

〔4〕 低酸素代謝変化を利用した放射性医薬品

脳や心筋は，豊富な血流によって酸素と栄養を供給されることによってその機能を維持している。これらの組織が虚血に陥った場合，まず酸素が消費し尽くされその後解糖系など低酸素下でもエネルギーを獲得できる代謝系へとシフトする。これらの対応により細胞機能を維持している間に血流が再開されなければ最終的には細胞死に至る。エネルギーは基質が持っていた電子を最終的に酸素に受け渡す過程で獲得されるものであり，酸素の欠乏は細胞内での電子異常蓄積を意味する。低酸素組織診断を目的とする放射性医薬品は，これに反応し細胞内滞留するよう設計されたものである。これまでに報告された化合物は，電子異常蓄積に反応して還元的さ

れ水溶性となるニトロイミダゾール基を分子内に持つものが多かった。

一方，このような性質がニトロイミダゾールのような有機化合物に特有なものではなく，金属錯体でも同様な性質を示しうることが明らかとなり，その観点からいくつかの放射性金属錯体化合物が提案された。実際，それらのいくつかは臨床検討され，良好な低酸素組織イメージを得るに至っている。図 2.17 に，低酸素組織イメージング放射性医薬品として提案されているもののいくつかを示す。

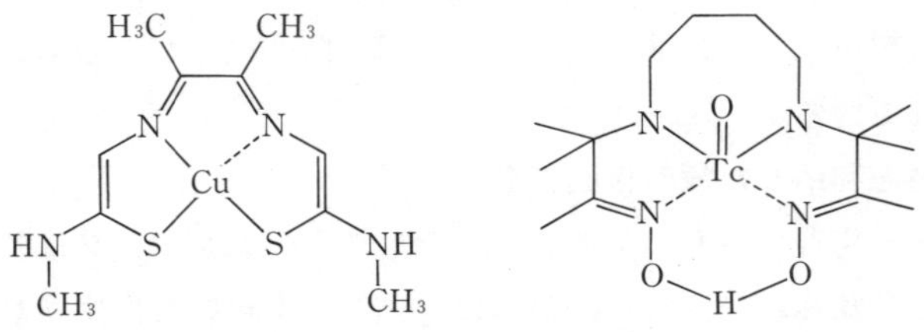

図 2.17 低酸素組織に親和性を有する放射性医薬品

がんは，増殖が活発な組織であり血管新生がそれに追随できないことが多いため，多くの部位が酸素欠乏状態を呈するとされている。しかも，低酸素状態のがんは放射線に対する感受性が低く放射線治療抵抗性を示す。また，抗がん剤の一種であるバイオリダクティブドラッグが，正常状態よりも低酸素状態のがんで著効を示すことが実験的に示されている。これらの観点からガン組織の低酸素部位の存在や広がりを知るための診断が重要と考えられ，上記の薬剤を用いた低酸素組織イメージングが試みられている。

2.3.8 治療を目的とする放射性医薬品

放射性医薬品は，特定の組織・機能に親和性を持ち集積するよう設計されている。この特性は組織機能診断に必須のものであるが，同時に標的とする組織に薬物を集積させ作用させる，いわゆる DDS（ドラッグデリバリーシステム）として利用することも可能である。

がんのインビボ治療に用いられる放射性医薬品は，診断用放射性医薬品のがんへの選択的集積性と α 線あるいは β 線を放出する放射性同位元素の細胞毒性とを組み合わせたものである。α 線は飛程が非常に短く，それを取り込んだ細胞のみに大

表 2.4 治療用放射性医薬品に用いられる放射性同位元素

核種	半減期	主要 β 線エネルギー〔MeV〕
^{89}Sr	50.5 日	1.497
^{153}Sm	46.3 時間	0.636, 0.705, 0.808
^{131}I	193 時間	0.606
^{67}Cu	61.9 時間	0.39, 0.483, 0.576
^{90}Y	94.1 時間	2.28
^{186}Re	90.6 時間	0.939, 1.08

きなエネルギーを与えて破壊する特徴を持つが，製造や取扱いのむずかしさから実用化されたものはまだなく，通常臨床利用されているものはすべてβ線を放出する放射性同位元素で標識されたものである。**表 2.4**に治療用放射性同位元素として用いられているものの例を示す。

〔1〕 骨代謝を利用するがん転移疼痛(とう)緩和治療用放射性医薬品

Srは骨に選択的に集積し長期間滞留することが知られている。特に増殖している骨やがんの骨転移には高い集積を示す。このことを利用し，がんの骨転移の治療を目的として開発されたのが^{89}Srである。原子爆弾で有名な^{90}Srが長半減期（半減期：28.78年）であるのに対して，^{89}Srは比較的半減期の短いβ線放出核種（半減期：50.53日）である。^{90}Srが骨髄障害を引き起こすのに対して，^{89}Srはそのような副作用はない。しかしながら，^{89}Srにはがんを縮退させる効果は小さく，がんの骨転移に伴って起こる疼痛の緩和に用いられる。この機序に関してはまだ明らかにはされていないが，1回の投与で数十日から数か月にわたって疼痛を除去でき，がんのターミナルケアとしてQOL（生活の質）改善に非常に有効な治療法である。

これとは別に，^{99m}Tc-リン酸化合物が骨集積することにヒントを得て，^{153}Sm-EHDP（エチレンヒドロキシジホスホン酸）が開発され検討が行われている。^{153}Smは，原子炉で容易に製造することができるため，汎用性の点で期待が持たれている。

〔2〕 抗原-抗体反応を利用するがん治療用放射性医薬品

診断と同じ考え方で，がん細胞表面にある抗原タンパクに対する抗体にβ線放出核種を結合させた抗体あるいはその誘導体を反応させ，がんに選択的に放射線を照射して治療するものである。現在，メラノーマを中心に臨床検討が進められている。特に，β線とγ線の両方を放出する核種を用いた場合，薬剤のがんへの集積状態をモニタしながら治療を進めることが可能であり，より的確な治療方針を立てるうえで有用と考えられる。この治療法は，転移巣が非常に多く一つ一つに対する放射線照射が不可能であるような場合に有効であるが，一般化されるにはまだ検討すべき点が多く残されており，今後の研究の進展が待たれる。**図 2.18**に金属放射

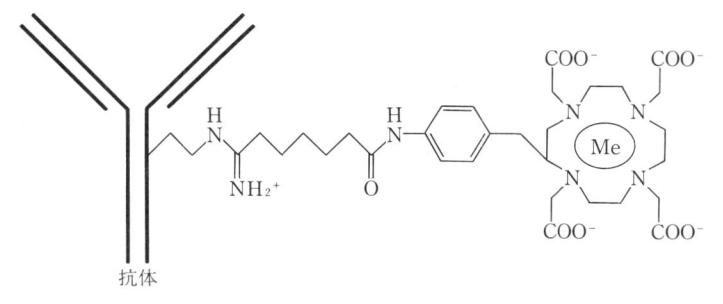

図 2.18 治療用金属放射性同位元素（Me）キレート-抗体複合体の例

性同位元素-抗体複合体の例を示す。

2.3.9 おわりに

放射性医薬品は，生体で起きているさまざまな現象を分子の動態として検出するプローブといえる。その意味において，ここに紹介した"放射性医薬品"は疾患医療における診断のみを考慮した"医薬品"としてのみでなく，広く生命現象の変化を検出する基礎研究のための"分子プローブ"と位置付けてもよいのではないだろうか。核医学は経験を土台とする診断学から，分子生物学などの基礎研究を土台とする診断・治療学へと変貌を遂げつつある。今後開発されるであろう分子プローブ＝放射性医薬品はその名の通り一つの化合物を基礎と臨床の異なる視点から見たものであり，それらから得られる情報は基礎・臨床の異なる視点からの評価に耐えうるものでなければならない。しかしながら，分子プローブ＝放射性医薬品が基礎と臨床とをつなぐ架け橋として最も有効なものの一つとなるであろう。

3 核医学画像処理装置

3.1 はじめに

　ラジオアイソトープをトレーサとして，体内の生理機能や代謝機能を体外から検出して画像化する装置が核医学診断装置である。その歴史は古く，画像診断装置としては，1950年代初め Cassen らによって発明されたシンチスキャナに始まる[1),2)]。この装置は，図3.1に示すように，1個の光電子増倍管で構成される検出器を，機械的に走査して直接位置情報を得るもので，走査と連動する記録機能によって，検出器に入射したγ線の数に比例した濃度で走査と同時に記録して画像を得る装置である。1950年中ごろから1970年代のX線CTの出現まで，脳，肝臓，甲状腺などに対し数多くの検査が行われたが，静態的画像診断が主体であった。というのはシンチスキャナの欠点は，1個の検出器を機械的に走査する方式であるので，広範囲の情報を得ようとすると時間がかかることである。つまり，同時に広範な領域の情報が得られず，体内の動態情報が得られないことである。

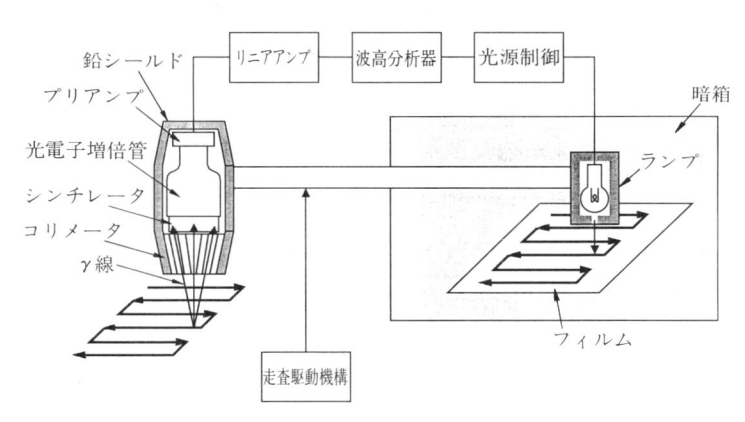

図3.1　シンチスキャナの原理

　1958年，アンガー（Anger）によって基本原理が開発されたシンチレーションカメラは[3)]，シンチスキャナの欠点を解消する2次元の検出面を持つ画像装置で，同時に広範囲の情報が得られることから急速に普及し，いまや核医学画像装置といえばシンチレーションカメラであり，さらに検出器を被検者の回りに回転させて，各方向から情報を得た後，画像処理して断層像を再構成する SPECT 装置が昨今

の主流である。

　この急速な普及の理由の一つには，短半減期核種である ^{99m}Tc の臨床への応用の拡大がある。^{99m}Tc の 140 keV のエネルギーは，NaI(Tl) シンチレータの特性に適しており，かつ半減期が 6 時間と短いので，比較的多量の投与が可能であり，検査時間の短縮と同時に単位時間当りの情報量が多く得られる。このことは，シンチレーションカメラで高画質な 2 次元画像が得られることを示唆している。一方では，コンピュータによる画像解析から診断情報を生み出す動態解析が核医学の特長であり，そうした解析処理の応用が増すにつれて，動態情報が取り込めるシンチレーションカメラの重要性が高まったことが，急速な普及につながった理由である。

　シンチレーションカメラは，アンガーの抵抗マトリックス方式を基本に発展してきた。この方式の基本構成は，板状の NaI(Tl) シンチレータの上に光電子増倍管を並べ，抵抗のマトリックス状配列からγ線の入射位置を計算するものである。その後，エネルギーの低いγ線に対して統計変動に強いディレーライン方式が，1970 年に田中らによって発表された[4),5)]。1990 年に入ると，エレクトロニクスの高速大容量処理技術の進歩を背景に，ディジタル型のシンチレーションカメラが登場し，高性能化，高安定化が図られてきた。

　その間，1963 年 Bender らにより開発されたオートフロロスコープは[6)]，3/8 インチ角の NaI(Tl) シンチレータを 294 個 14×21 の行列に配列し，行列に対応した 35 本の光電子増倍管出力の同時計数によって，マトリックス上での位置を検出するという特徴ある構成であった。この方式はモザイク状に小さなシンチレータを並べているので，空間分解能の限界があるが，高計数率に対応できる特長がある。しかしながら，シンチレータの光を光電子増倍管に導くライトガイドでの光の損失が大きく，エネルギー分解能が悪いなどの理由で主流にはなりえなかった。また，I. I. (image intensifier) を用いてγ線を検出し，画像信号の取出し方法として，出力蛍光面に撮像管あるいは複数の光電子増倍管を用いたものや，最近では，CCD (charged coupled device) を使うことの提案もあるが，いずれも実用化に至っていない。現在のシンチレーションカメラの基本形は，やはりアンガー型カメラである。

　X 線 CT に刺激され，1970 年代後半より本格的に開発が始められた SPECT (single photon emission computed tomography) は，被検者の深さ方向の情報が得られることから，従来の 2 次元画像では得られない多くの診断情報が得られるため，その臨床応用も含めて急速に広まった。ハードウェアとしては，シンチレーションカメラの検出器を被検者の体軸の回りに回転できる機構が追加され，各方向からの情報が得られるとともに断層像を再構成し診断情報を引き出す解析処理のソフトウェアが加えられた。さらに感度を上げ短時間に高画質画像を得るために，検出器を複数個配置した装置（**表 3.1**）が 1980 年中ごろから使われ始め，現在では 2 検出器型が主流である。特に，心臓の検査に適した角度可変型の 2 検出器型への移

表 3.1 SPECT 装置の種類と特徴

項目 \ 種類	1検出器	2検出器			3検出器	4検出器	リング
		対向固定	角度可変	90°固定			
形状							
スタティック収集 ダイナミック収集	○	◎	◎	○	○	○	—
全身スキャン	○	◎	◎	—	△	—	—
SPECT 180°収集	○	○	○	◎	◎	◎	—
SPECT 360°収集	△	○	○	○	◎	◎	◎
特徴	基本型 2検出器型へ移行しつつある	1検出器の2倍の感度	心臓180° SPECT も可 最も汎用性が高い	心臓180° SPECT に適す 全身スキャンは不可	脳,心臓などのSPECTに適す 高感度	脳専用機,高感度 スタティック,ダイナミック収集も可能	SPECT 専用機 最も感度が高い

行が急速に進んでいる。

図 3.2 にシンチレーションカメラの外観を示す。ちなみに体軸の回りに回転できない旧来のいわゆるアンガー型カメラは,現在では国内の全稼動台数の 10 % 程度に減っている。SPECT 装置としてはさらに感度を上げるため,検出器をリング状に配置した専用機も実用化されたが,SPECT 専用で汎用性に欠けるため稼動台数は少ない。

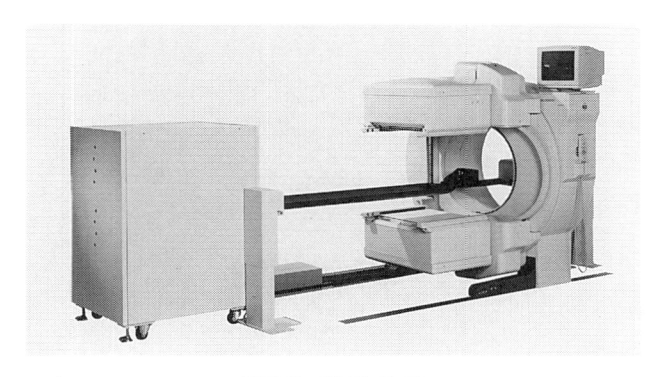

図 3.2 装置外観

1990 年中ごろには,対向型 2 検出器型 SPECT 装置に同時計数回路を搭載し,ポジトロン核種である ^{18}F の画像化の試みが始められ実用化されつつある。これは大規模な専用のポジトロン(PCT:positron computed tomography)装置がなくても ^{18}F の腫瘍検査などが可能になるため,核医学の新しい応用分野への広がりとして大いに期待されている。

核医学診断装置は,シンチスキャナの開発から半世紀を経て SPECT 装置へと

発展し，生体の機能診断ができる装置として確固たる地位を築いている。核医学が他のモダリティと大きく異なる点は，情報を引き出す媒体にラジオアイソトープを使うことであり，単に形態的診断に止まらず機能診断ができることである。そのための各種データ処理に基づく診断情報による臨床応用に特長がある。したがって，核医学は，画像診断装置，放射性医薬品，加えてそれらを用いた新しい臨床応用のおのおのの進歩とこれらの三者の協力により発展してきたといえる。ここでは，シンチレーションカメラの原理，基本性能，データ収集，SPECTなどを概説する。

3.2 基本原理

アンガーの発明したシンチレーションカメラの基本構成を図3.3に示す。基本原理は現在も同じで，一般にアンガー型カメラとも呼ばれる由縁である。鉛でシールドした検出器の中のNaI(Tl)シンチレータ上に，中心に1本とその周辺に6本計7本の光電子増倍管を並べたもので，ライトガイドを介して光学的に結合されている。検出器の前面には，円錐形のピンホールコリメータが取り付けられており，γ線はこのピンホールを通して入射し，シンチレータで発光する。発光位置から広がった光は，各光電子増倍管に距離に応じた光量で入射する。光電子増倍管はこの光量に比例した電気信号を出力するので，その信号の大きさの違いから入射位置が計算できる。その位置計算の最初のものは，コンデンサにより重み付けしてγ線入射位置(x,y)が計算された。

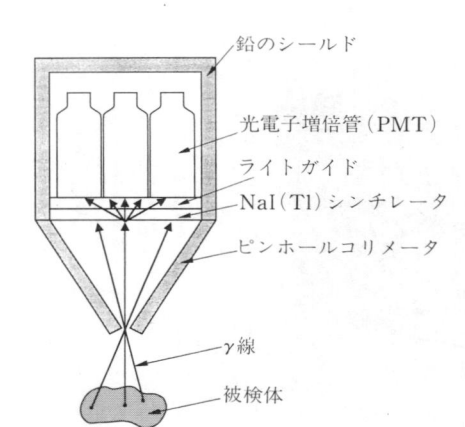

図3.3 アンガー型カメラ検出器の基本構成

図3.4に検出器以降の構成要素を示す。計算されたx，y方向の位置信号は，表示用のCRT (cathode ray tube) のx，y偏向回路に入力され，輝点として光らせる位置を決めている。すべての光電子増倍管の出力を加算してエネルギー信号が作られ，波高分析回路で目的のエネルギー信号のγ線だけが選別される。この波高分析された信号でCRTの輝度信号を発生すると，γ線の入射位置x，yに相当するCRT上の1点に輝点を光らせることができる。その輝点は，CRTの前面の

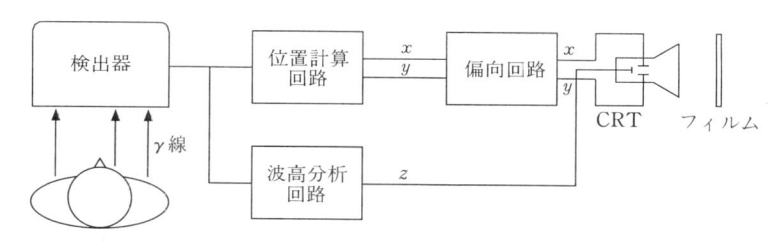

図 3.4 アンガー型カメラの基本原理

フィルムに記録される。γ 線が入射するごとにこの動作を繰り返し，フィルム上に輝点を蓄積記録することで被検体内の放射線源分布像が得られる。

　以上がアンガー型カメラの基本原理である。実用的な装置としては，光電子増倍管を 7 本の六角配列の外周に 12 本加えて六角配列した 19 本の構成の装置が最初のものである。位置計算の重み付けもコンデンサから抵抗マトリックスに変更され，γ 線のエネルギーによって位置信号の大きさが変わらないように，エネルギー信号で位置信号を除してノーマライズされている。検出器の前面には，複数の平行孔をもつ鉛製のコリメータが装着され，検出面に対し直角方向の γ 線のみがシンチレータに入射できるようになっており，これにより γ 線の放射位置が識別されている。

　図 3.5 に位置計算の原理を示す。最近のフルディジタル型の機能ブロックを示すが，基本原理はアンガー型と同じである。光電子増倍管の出力 C_n は，A-D 変換器によってアナログからディジタル信号に変換される。そのディジタル信号は積和演算回路により，光電子増倍管の位置による重み W_n と乗算され，それらを加算して積和信号 $\Sigma(C_n \times W_n)$ が作られる。光電子増倍管の出力を加算回路ですべて加算し

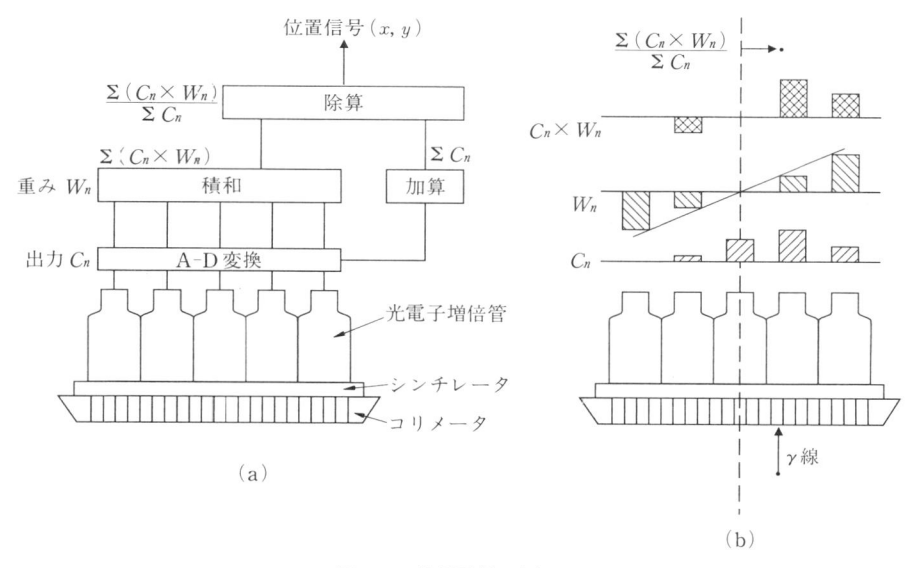

図 3.5 位置計算の原理

た ΣC_n で $\Sigma(C_n \times W_n)$ を除算すると位置信号が得られる。この計算は x と y 方向について同時に行われる。図 3.5(b) には，ある位置に γ 線が入射したときの位置計算の概念を示す。γ 線が入射した光電子増倍管の出力 C_n が最も大きく，その周辺の光電子増倍管の出力は，遠いものほど入射光量が減るので出力は小さくなる。この出力 C_n に光電子増倍管の位置による重み W_n を乗算すると，図に示すような積 ($C_n \times W_n$) が得られる。ここでは，中心で重み 0 のある傾きをもった直線の重み付けの例を示す。この図では 1 列分の計算だけを示しているが，これを全列について加算し $\Sigma(C_n \times W_n)$ を求め，すべての光電子増倍管出力の総和 ΣC_n で割ると γ 線の入射位置が決定する。この計算を x と y 方向について行うと位置信号 (x,y) が求まる。

以上，フルディジタル型で位置計算の原理を説明したが，ディジタル型との若干の違いを**図 3.6** に示す。1 世代前のいわゆるディジタル型のシンチレーションカメラでは，この位置計算を抵抗マトリックスやディレーラインによるアナログ回路で計算し，その後で A-D 変換器を用いて位置信号 (x,y) をディジタル信号に変換し，各種補正をディジタルで行っていた。現在では，光電子増倍管の出力を即 A-D 変換するものが多く，これをフルディジタル型と呼んでいる。フルディジタルの特長は，アナログ回路に起因する温度変化や経年変化に対し，最も安定した特性が得られるところにある。

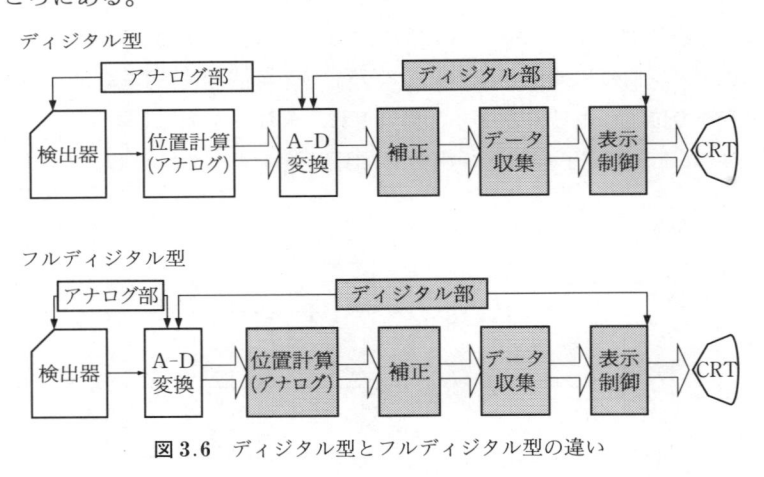

図 3.6 ディジタル型とフルディジタル型の違い

3.3　シンチレーションカメラの基本構成

シンチレーションカメラの構成ブロック図を**図 3.7** に示す。被検者から放射される γ 線を検出する検出器，検出器を保持し被検者の体軸の回りに回転したり，被検者に対して全身を走査できる駆動機構およびその制御回路を持つ検出器スタンド，被検者が乗る上下動機能を持つ検査用テーブル，検出器から出力される信号から γ 線入射位置を計算する位置計算回路，γ 線のエネルギー分析をし必要なエネ

3.3 シンチレーションカメラの基本構成   39

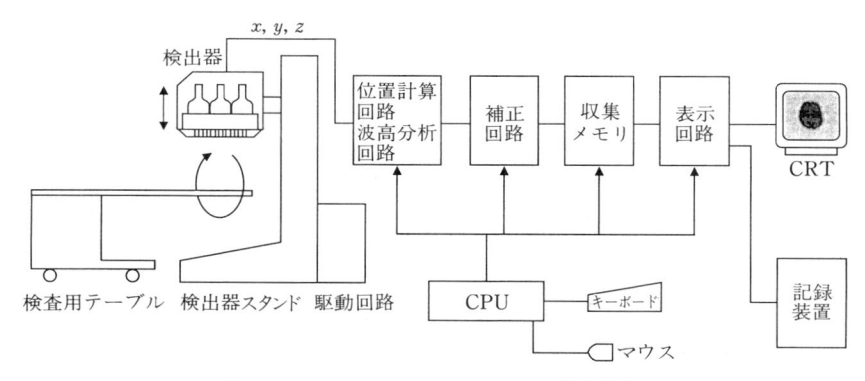

図3.7 シンチレーションカメラの基本構成

ルギーの γ 線のみを取り出す波高分析回路，位置のひずみや感度の不均一を補正する補正回路，得られた位置信号 (x, y) に対応するメモリに γ 線の計数値を書き込んで記録する収集メモリ，収集メモリよりデータを読み出し画像として表示する表示回路，これらの各構成部を制御する CPU（中央処理装置）から成っている。記録装置としては，一般にフィルム記録のためのレーザイメージャが接続される。

　検出器スタンドは検出器（およそ400 kg）を保持して，これを被検者に対して任意の位置と方向からアプローチできるように，3軸の動きと回転ができる機構と電動制御機能をもっている。一般に核医学検査では，微量のラジオアイソトープを使う検査であり，検査時間は10～30分と長いため，検出器およびスタンドの移動速度は比較的遅い。検出器が大形化しており，位置決めがしやすいように検出器をスタンドの外に配置したものが多い。また，回転機構部に，X線CT装置のようにスリップリングを用いて，連続回転ができるような装置もある。最近の装置は，検出器表面に赤外線センサなどで体表面を検出する機能を装備し，自動近接機能をもつものもある。

　初期のシンチレーションカメラでは，検出器の視野の大きさは，およそ直径25 cmの円形であったが，現在では50 cm前後の角形が主流である。この大きさの有効視野があれば，1回の走査で被検者の全身像を得ることができる。全身スキャンの場合には，視野が大きいことは総合的に感度が高いといえる。例えば，走査方向の視野の大きさが30 cmと40 cmを比較すると，同じ速度で走査したとして，40 cm視野の検出器のほうがおよそ30 %も感度が高いことになる。心臓，脳など小さい臓器に対しては中視野でもよく，それらを狙った専用機もある。大視野の検出器でも最近の装置は拡大収集ができるので，小さな臓器に対してはその臓器に適した拡大率で収集すればよい。

　検査用テーブルは，一般に幅が35 cmほどで比較的狭い。これはSPECTの場合に，被検者の回りに検出器を近接して回転し，SPECTの分解能を落とさないように考慮されているためである。必要に応じて，腕置きなどのアタッチメントを付けて使うこともできる。また，全身スキャンには，幅の広い天板が用意されている

ものもあり，被検者がゆったりと寝られるよう考慮されている。この検査用テーブルと検出器スタンドの相対的な移動については，2種類の方法がある。一つの方法は，テーブルが固定で検出器スタンドが移動する方式で，被検者は動かないので移動による不快感がない。天板を両端で支持されているので，天板上下動駆動部などの小形化ができ，天板の長手方向の移動が不要で省スペースが特長である。もう一方の方法は，検出器スタンドが固定で天板が移動する方式である。テーブル全体を移動してストレッチャの被検者をそのまま検査できる構造のものもある。天板が移動する方式は，一般にテーブルが大形で，天板がスライドして前方に出たとき天板先端がたわむ。そこで，テーブルの先端を支持器で受けてたわみを防いでいるものもある。一般に，テーブル長と検出器スタンドの奥行きを加えた横長な設置スペースが必要となる。以上のように二つの方式は，それぞれの特長をもっているので，設置スペースや使用目的に合ったものを選べばよい。

位置計算回路は，入射γ線の位置を計算する回路であるが，かつてはアナログ回路で構成された抵抗マトリックス方式やディレーライン方式が用いられていた。最近では，急速に進歩したディジタルエレクトロニクス技術が駆使され，ディジタル的に位置計算が行われているものが多い[7]。位置計算の初期段階での行列加算までをアナログ回路で行い，その後でA-D変換している装置もあるが，さらに進んだ装置では，光電子増倍管の出力をA-D変換し位置計算をすべてディジタルで計算している。ディジタル型の特長はノイズに強く，温度による特性の変化や経年変化の少ない，安定した性能が得られることは先に述べた通りである。

波高分析回路では，光電子増倍管の出力をすべて加算したエネルギー信号をもとに，必要なエネルギーのγ線のみを取り出す。γ線のエネルギー信号を横軸に，その入射頻度を縦軸にプロットしたものをスペクトラムと呼ぶ。図3.8に一例を示す。スペクトラムは，エネルギー信号のエネルギー値で指定されたメモリに，γ線が入射するごとに計数したものを表示することで得られる。スペクトラムのエネルギーピークにウィンドウを設定し，そのウィンドウ内のγ線だけを選別するのが波高分析器の役割である。そのウィンドウ内に入ったγ線だけを用いて，位置信

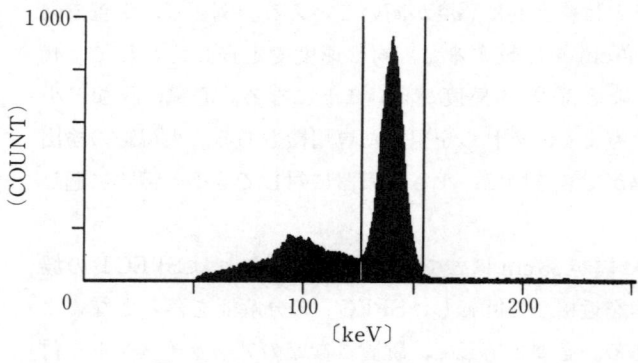

図3.8 エネルギースペクトラム例

号 (x, y) で指定されたアドレスの収集メモリに入射 γ 線の数を計数する。

表示回路は，γ 線の入射位置に相当する CRT の表示位置に輝点を表示する。以前は，表示装置としてフライングスポット型の CRT が用いられ，γ 線入射ごとに輝点を光らせ，その輝点をフィルム上に蓄積記録したが，現在では，収集メモリ上に γ 線の数を蓄積記憶しておき，走査型の CRT を用いて，メモリから読み出した計数値に比例した濃度で表示している。このときの濃度処理によって，フィルムの黒化度は任意に調整できる。

図 3.9 に最近実用化され，通常のシンチレーションカメラで可能となってきた同時計数機能について紹介する。同時計数とは，対向する検出器で同時に入射した γ 線をとらえ，そのおのおのの入射位置を結ぶ直線上に γ 線の放射位置があることを知って断層像を得る方法で，その専用装置がポジトロン断層装置である。ここでは，大規模なポジトコン装置でなく，通常のシンチレーションカメラでポジトロン核種の検査が可能な同時計数機能について概説する。特に，^{18}F の半減期 110 分という比較的半減期の長い核種での利用が期待されている。

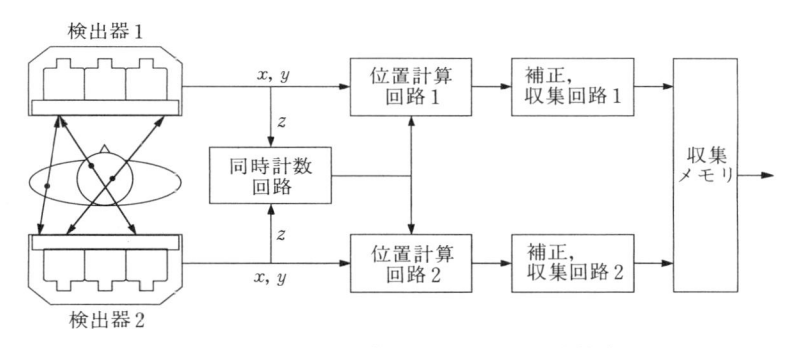

図 3.9 同時計数機能付き SPECT の基本構成

通常の SPECT 装置との違いは，コリメータがないことと，同時計数回路を付加し，対向する検出器に同時に γ 線が入射したことを検知できる機能をもっていることである。同時に入射したかどうかの検出は，15〜20 ns のタイミングウィンドウを設け，この時間内に対向する検出器に γ 線が入射したか否かを観測する。もし，この時間内に同時計数がとれれば，その二つの入射位置を結ぶ直線上のどこかに線源があったと推定できる。この方法で γ 線の検出器への入射角度がわかるので，コリメータは不要になる。したがって，検出器にはいろいろな方向から γ 線が入射できるので，総合的な感度は，およそ 1 桁から 2 桁上がることにつながる。感度が高いということは，潜在的に高画質が期待できる。ただし，検出器に入射する γ 線が増えると，パイルアップ（pileup）を起こし，正しいエネルギー信号と位置信号が得られなくなるので，この種の装置では，クリッピングなどの波形処理や高速の素子を用いて高計数率に対応している。

3.3.1 検 出 器

検出器の構成は**図 3.10** に示すように，コリメータ，シンチレータ，ライトガイド，光電子増倍管，これらを包んで側面および後面から入射する放射線を遮へいするための鉛のシールドから成っている。コリメータは，被検者から放射される γ 線を一定の方向から検出器に入射するものだけを通過させる。ここでは検出器に直角に入射する γ 線だけを通す，最も一般的なパラレルホールコリメータを例に示している。このコリメータによって，検出器に入射する γ 線の入射方向を識別している。コリメータについては 3.3.5 項で詳しく述べるが，使用する核種，検査目的によって数種類あり，検査内容に合わせて付け換えるようになっている。

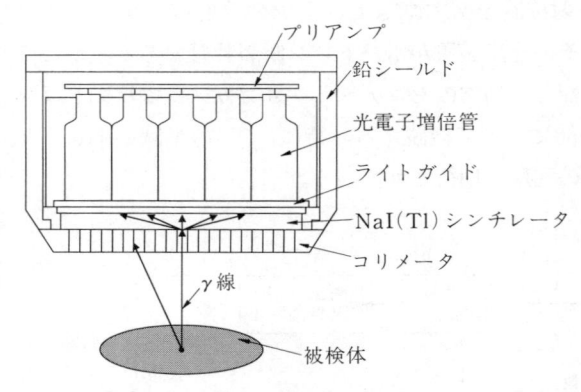

図 3.10 検出器の構成

コリメータの後にはシンチレータがあり，入射した γ 線と相互作用を起こす。相互作用には光電効果，コンプトン効果，電子対生成の三つがあるが，低エネルギー領域では光電効果が主である。入射した γ 線は，NaI の軌道電子，おもに K 殻の電子を放出して全エネルギーを失い，この光電効果により発光する。シンチレータには，密度が $3.6\,\mathrm{g/cm^3}$ と高く γ 線に対して検出効率が良く，かつ発光の減衰時間が $230 \sim 250\,\mathrm{ns}$ と短い NaI(Tl) の単結晶が使われている。また，このシンチレータは，光電子増倍管の光電面量子効率が高い発光波長領域の光（410 nm）を発し，その光の透過性も良いことから多用されている。NaI(Tl) シンチレータは潮解性があるので，アルミニウムの容器に入れられており，光電子増倍管が並べられる側はシンチレーション光を通すために，ガラスの窓（ウィンドウ）を付けて密封されている。また，シンチレータは温度変化，機械的衝撃に弱いので，取扱いには注意を要す。特に，温度変化で割れることがあるので，単位時間当りの温度変化を $3°C$ 以下に抑えるなど輸送時や設置場所の温度管理が大切である。

ライトガイドは，シンチレータと光学的に結合されており，シンチレータの光を光電子増倍管に導く。このライトガイドでの光の損失は，エネルギー分解能や空間分解能などの基本性能に影響を与えるので，発光波長領域で透過度の優れたガラスが使われる。またシンチレータのウィンドウガラスとライトガイドの光学的な接合

には，透過度が優れかつ全反射を防ぐために，ガラスの屈折率に近いシリコン系の接合材が用いられる。このライトガイドの光の損失が0ではないため，その損失を防ぐ目的で，最近の装置ではこれを省いたものもある。

光電子増倍管は，ライトガイドの上に光学的に結合して配置されている。光学的結合方法は，前述のライトガイドとシンチレータの結合と同様である。光電子増倍管は，2〜3インチの径または対辺距離の大きさで，円形，六角形，正方形の形状のものが使われている。配列の仕方は，円形と六角形のものは亀甲状に，正方形のものは方形に隙間なく並べられている。円形のものは円が接するように並べるが，円の接点以外では隙間が生じてシンチレーション光の損失があるため，最近の装置では六角形や正方形が使われることが多い。

光電子増倍管の概略図を図3.11に示す。シンチレーションカメラでよく使われるヘッドオン型でボックス型のダイノード構造をもつ例を示している。光電子増倍管は，その名が示すように光を電子に変換し増倍する真空管である。真空中で電子が加速増倍され，数〜数十ナノ秒（ns）の立上り，立下り特性をもつ非常に高速な光検出器である。シンチレーション光(光子)が，ガラスの入射窓を通過して光電面に入ると，光電面の電子を励起して光電子を放出する。光電面の種類はいろいろあるが，NaI(Tl)シンチレータの発光波長とよく一致しているバイアルカリ（Sb-Rb-Cs，Sb-K-Cs）が用いられている。放出された光電子は，収束電極で収束され第1ダイノードへ導かれる。第1ダイノードの有効部分に入射した光電子数の，光電面より放出された光電子数に対する割合を収集効率といい，光電面や収束電極の幾何学的形状，印加電圧に合わせて最適化されており，80％程度の収集効率をもつ。

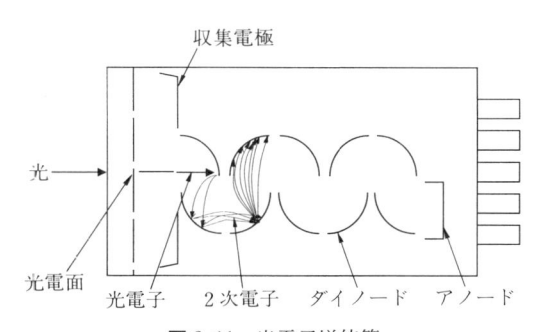

図3.11 光電子増倍管

第1ダイノードでは，その2次電子放出比に応じて増倍された2次電子が放出される。2次電子放出比は，ダイノードの2次電子放出面の材質と印加電圧によって決まる。ダイノードは普通およそ10段で構成され，全体で1000V前後の印加電圧により10^6〜10^7の増倍率をもつ。この増倍された2次電子は，最終的にアノードより電流として出力される。この電流はプリアンプ回路により電圧に変換され，次段の位置計算回路に送られる。この電圧信号は，光電子増倍管に入射した光の強さに比例しており，シンチレータに入射したγ線の入射位置に最も近い光電子増

倍管のプリアンプ出力が最も大きく，その位置から離れるほど光電子増倍管の出力は小さくなる。この出力差から，後段の位置計算回路でγ線入射位置を計算する。また，並べられた光電子増倍管の出力をすべて加算した出力が，入射γ線のエネルギーに相当する。

光電子増倍管の基本特性や安定度は，シンチレーションカメラの性能に大きく影響を与える。特に，エネルギー分解能は，シンチレーションカメラ自体の空間分解能に影響を及ぼす。また，光電子増倍管の光電面の場所による出力の不均一は，シンチレーションカメラの空間直線性や視野均一性に影響を及ぼす。シンチレーションカメラの検出器に入射したγ線のエネルギー情報や入射位置情報は，光電子増倍管の出力に正しく現れなくてはいけない。したがって，光電子増倍管の出力は安定でなければならない。光電子増倍管は，ダイノードへの印加電圧により，電子をつぎつぎに加速増幅するものであり，印加する高圧電源の安定度が重要である。電源が安定でも，光電子増倍管自体のドリフト（短時間変化）や寿命特性がある。短時間変化に対しては，使用前に1時間ほどのウォーミングアップを行うことで，安定な動作が得られる。寿命特性としては，ダイノードの2次電子放出比の変化によって，しだいに出力が低下するので，定期的なゲイン調整が必要である。

そのほか，光電子増倍管は，原理的に電子の増幅であり，電子の流れであるので，磁気の影響を受けやすい。その影響は，電子数が少なく加速が弱い初段ほど大きい。外部磁界（地磁気など）の影響を受けにくくするため，光電子増倍管ごとにあるいは検出器全体に磁気シールドを施している。しかしながら，MR装置や加速器などの強磁場の装置の近くに設置しないなどレイアウト上の注意が必要である。最近の装置では，最新のディジタル技術を駆使して，プリアンプの出力を即A-D変換し，ディジタル位置計算するものが増えてきており，位置計算回路までを検出器の中に収めているものが多い。

3.3.2 データの収集

アナログ型カメラの時代には，画像は直接フィルム上に蓄積記録された。一方，核医学データ処理装置への解析用データの取込みは，γ線入射ごとに入射位置信号をA-D変換し，ディジタル信号に変換した後，メモリ上に画像データを蓄積記録する方法がとられた。このデータ取込みのハードウェアは，データ処理装置側に備えられていたが，最近のワークステーションの利用とシンチレーションカメラのディジタル化により，現在ではこれらのハードウェアは，シンチレーションカメラ側に備えられており，画像データは，シンチレーションカメラでディジタル化されデータ処理装置へ転送される。これらのデータの収集方法には，フレーム収集とリスト収集の2種類がある。

フレーム収集とは，入射γ線の位置信号(x, y)で指定されるアドレスのメモリ上に，γ線の計数値を記録する方法である。検出器にγ線が1個入射すると，その

入射位置計算が行われ，位置信号(x, y)が作られる．**図3.12**に示すように，この位置信号で指定されるアドレスのメモリから，書き込まれているデータ N が読み出され，1が加算された後，同じアドレスのデータとして $N+1$ が書き込まれる．収集開始時のデータ N は，すべて0である．γ 線が入射するごとにこの動作が繰り返され，メモリ上に γ 線計数値が蓄積記録され，画像データが作られる．

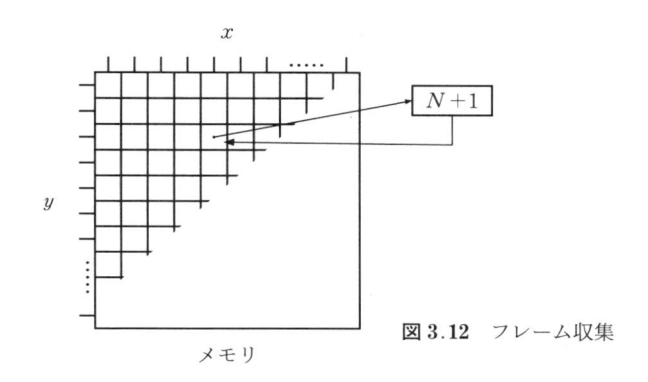

図3.12 フレーム収集

リスト収集は，メモリ上に直接位置信号(x, y)を書き込むモードである．**図3.13**に示すように，γ 線が入射するごとにアドレスが更新され，位置信号(x, y)そのものがメモリ上に書き込まれる．また，位置信号以外の時間信号，トリガ信号，波形信号などを書き込むことができ，データ収集後の解析に利用される．時間情報として，一定のサンプリング時間ごとにTIME信号が書き込まれている．例えば，50 ms ごとにTIMEコードを書き込んでおき，収集後にこのコードを読むことで，50 ms サンプリング時間ごとの γ 線の計数値や分布状態を知ることができる．

1	START
2	TRIG
3	TIME
	WAVE
4	(x_1, y_1)
5	(x_2, y_2)
6	(x_3, y_3)
⋮	⋮
	TRIG
	TIME
	WAVE
	(x_n, y_n)
	(x_{n+1}, y_{n+1})

図3.13 リスト収集

トリガ信号（TRIG）は，心電図のR波をトリガとして書き込んでおくと，R波とR波の間を一定のサンプリング時間で分割した情報を取り出すことができる。また，波形信号として，一定サンプリングごとの心電図波高を書き込んでおくと，後でこれを読み出して波形の再生ができ，波形と同期して画像データの再生表示，解析処理ができる。サンプリング時間は1msから指定できるが，あまり短い時間では画像データの統計的変動が大きくなり，必要なγ線情報が得られないので，投与量や投与の方法によって変わる計数率に応じて，適切なサンプリング時間を選択する必要がある。ただし，細かいサンプリング時間で収集しておけば，後で荒いサンプリングに編集できるが，逆に収集時のサンプリング時間が荒い場合には，後から細かいサンプリング時間での解析処理ができないので注意を要する。リスト収集は，位置信号(x,y)を直接メモリ上に書き込んでいるので，データ収集後にLF変換（list to frame変換）が必要である。特に，データ量が多い場合にはこのLF変換時間が長くなる。

以上述べた基本のデータ収集を応用して，実際の検査に使われる各種の収集モードが作られており，（1）スタティック収集，（2）ダイナミック収集，（3）ホールボディ収集，（4）心電図同期収集，（5）SPECT収集などがある。また，対向する検出器で同時計数機能を付加して，511keVのポジトロン核種のデータ収集を行う（6）同時計数収集も実用になってきた。

〔1〕 **スタティック収集**

スタティック収集は，体内の静的なラジオアイソトープ分布を見るためのもので，検出器を被検者の目的とする部位に固定し，一定時間のフレーム収集を行う。場所や角度を変えて，複数フレームの収集をすることが多い。その場合，一つのフレームの収集が終了するごとに，フレームのアドレスが切り変えられ，つぎのフレームにデータが書き込まれていく（図3.14）。つぎのフレームへの切替えは，通常手動操作によってなされ，つぎの収集開始のタイミングで行われる。あらかじめデ

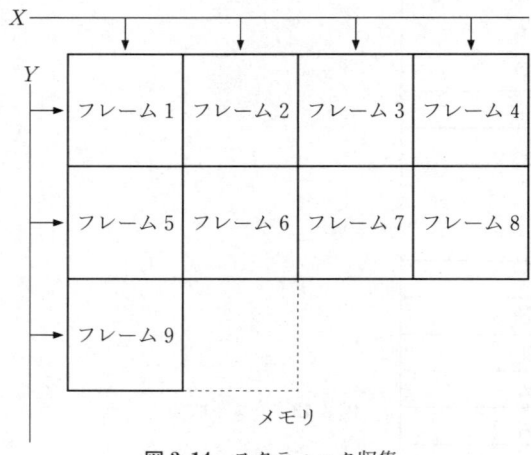

図3.14　スタティック収集

ータ収集時間とつぎの収集開始時間を設定しておき，自動でつぎの収集を開始するインターバルスタティックと呼ばれるモードもある。一般に，高い空間分解能が要求されることが多く，収集マトリックスは512×512，1024×1024が用いられる。この画素サイズは，おのおのおよそ1mm，0.5mmである。

〔2〕 **ダイナミック収集**

ダイナミック収集は，体内のラジオアイソトープの流れ，取込み，排泄などの動態を見るためのもので，被検者の検査目的の部位に検出器を固定し，一定のサンプリング時間ごとに，複数のフレーム収集を連続して行う。サンプリング時間は，1ms以上で任意に設定できかつ収集フレーム数も任意に設定できるので，検査目的に合わせて設定される。サンプリング時間と収集フレーム数を，数種類組み合わせて設定することもできる。ラジオアイソトープの動態を見る目的の収集モードであり，空間分解能より感度が重視される。したがって，収集マトリックスは64×64，128×128などが使われる。この画素サイズはおのおのおよそ8mm，4mmであり，見た目には粗い画像であるが，この画像データは，通常，データ処理装置によって解析処理され，必要な診断情報が取り出される。データ量が収集メモリ容量を超えるような場合は，順次磁気ディスクに書き込んで，収集を連続して行うことができる。ダイナミック収集の途中でスタティック画像を撮ることのできる収集モードもあり，スタティックダイナミック同時収集と呼ばれている。

〔3〕 **ホールボディ収集**

ホールボディ収集も基本はフレーム収集の応用である。この収集は，全身のラジオアイソトープ分布を見るもので，検出器と被検者を相対的に走査してデータを取り込み，全身の画像を作る。具体的には，被検者を固定して検出器を走査するか，または検出器を固定して被検者を走査するかのいずれかの方法で相対的に走査する。どちらにしても検出器の有効視野が40〜50cmであるので，全身を検査するには走査が必要となる。小視野の検出器では，身幅方向の視野を確保するために，1往復の走査が必要であるが，現在の大視野の検出器では，1走査(片道)で済む。^{99m}Tcや^{67}Gaによる全身検査に多用されている。走査の方法には，連続的走査により全身像を合成する方法と，前述のスタティック収集をステップ状に繰り返し，画像をつなぎ合わせて全身像を作る方法が実用化されている。

連続的な走査方式では，検出器と被検者を相対的に一定の速度で走査して画像を作る。走査しながら，検出器の入射γ線の位置信号(x, y)と検出器または被検者の位置信号(X, Y)を加算合成して，全身の位置信号を作っている。その様子を図3.15に示す。この図は検出器を走査している例を示すが，検出器がY_aの位置にあるとき，検出器の点$P(x_b, y_b)$にγ線が入射したとすると，全身の座標(X, Y)の上で，点Pの位置は(x_b, Y_a+y_b)となる。走査駆動に同期して，走査中の検出器の位置は常時検出されており，γ線が入射する毎に位置加算が行われる。この加算された位置信号でメモリのアドレスが指示され，メモリ上に全身像が書き込まれてい

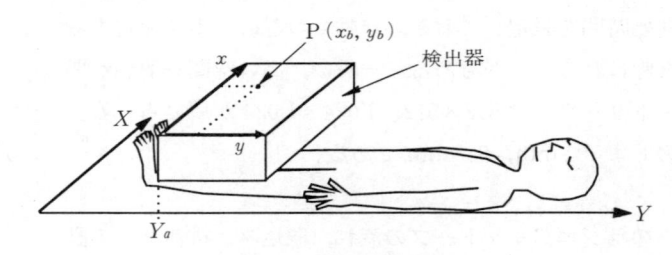

図 3.15 全身像の加算合成

く。この全身像のマトリックスは，一般的に 256×1 024 が使われ，画素サイズはおよそ 2 mm である。全身像の計数値は走査速度に依存し，被検者の単位長さ当りの検出器の計測時間による。その時間 T〔min〕は，有効視野の走査方向の長さ L〔cm〕，走査速度を V〔cm/min〕とすると $T=L/V$ で計算できる。L は普通サイズの検出器では 30 cm 前後であり，V を 10〔cm/min〕とすると収集時間は 3 min となる。これはスタティック収集の 3 min 収集に相当する。実際の検査では，投与量や取込み具合などにもよるが，この程度の収集時間は欲しい。身長 170 cm を走査すると，全収集時間は 17 min となる。

　もう一つのホールボディ収集の方法は，検出器を連続的に走査せずに，普通のスタティック収集を自動的に繰り返して，全身像をつないでいく方法であり実用化されている。最初のスタティック収集が終了すると，自動的につぎの位置に移動して，再びスタティック収集を行う。これを繰り返して全身像を作る。この方式の特長は，検出器固有の空間直線性（ひずみ）やコリメータの空間ひずみによる画像のぼけがなく，また，走査の速度むらがないので，走査方式より画質が良いといわれている。検出器の位置信号 (X, Y) と γ 線の入射位置信号 (x, y) を加算して全身の位置信号を作る方法は，連続的な走査方式のそれと同様である。

　コリメータの特性により，検出器を被検者に近づけるほど空間分解能が上がるので，走査中，赤外線センサなどで被検者の体表面を自動検出し，検出器を自動近接して走査できる装置も実用化されている。

〔4〕　**心電図同期収集**

　体内のラジオアイソトープの動態を見る方法として，前述のダイナミック収集があるが，動態が速い場合には，1 回のデータ収集では計数値が不足し診断情報が得られない。もし，周期的な動態でかつその生体信号が取り出せれば，繰り返し収集によって計数値を増やすことができる。心電図同期収集は，この考えに基づき心電図の R 波をトリガとして，1 心拍 R-R 間を複数の時相に分割し繰り返し収集するもので，心臓の動態を観察できる。これは，一般にマルチゲート収集とも呼ばれている。

　図 3.16 に示すように，R-R 間を複数分割し，その時相数分のフレームを準備しておく。分割数は普通 20～30 で，およそ 30～50 ms のサンプリング時間で設定される。R 波のトリガ信号がくると，第 1 フレームへの収集が開始される。設定され

図中ラベル:
- 心電図波形
- R波トリガ信号
- サンプリング信号
- 不確かなサンプリング
- フレーム
- 1 2 3 … 13 14 15 16

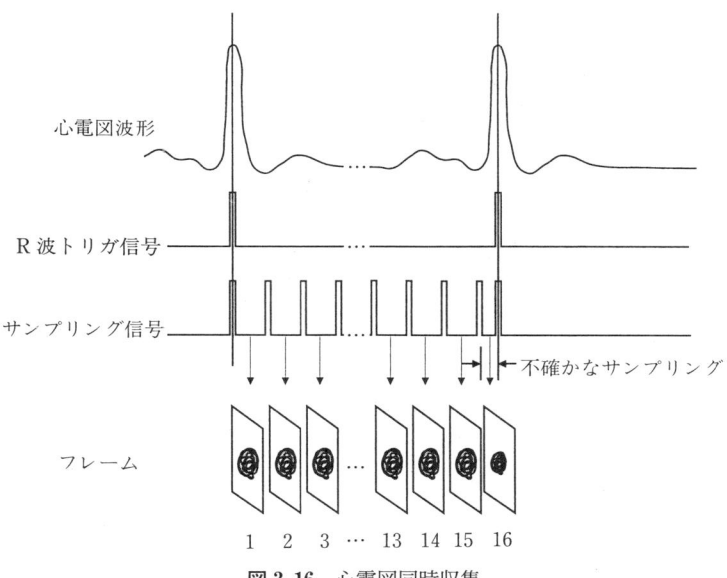

図 3.16 心電図同時収集

たサンプリング時間が経過すると，第 2 フレームの収集が始まる。この動作を順次行い，つぎの R 波トリガがきた時，第 1 フレームへ戻る。これを 300〜500 心拍繰り返し，各時相のフレームデータを収集する。この繰返し収集により，統計変動の少ないデータを得ることができる。

通常，1 心拍は 1s 前後であるが，つねに一定でないため最後のほうのフレームは，サンプリング時間が不確かとなる。特に，不整脈がある場合には，サンプリング時間が不確かなフレームが増えるので，これを収集データから削除するための不整脈除去機能がある。これはあらかじめ R-R 間の時間のばらつきを調べ，一定のタイムウィンドウを設定し，そのタイムウィンドウから外れるような大きな時間変動の R 波トリガがきたときには，そのデータを削除する機能である。しかしながら，普通 10 % 程度に設定されるタイムウィンドウの範囲内にも変動（ばらつき）があるため，R 波直前のサンプリング時間のばらつきが大きく，そのデータの信頼度は低い。そこで，R 波のトリガ信号を起点に，つぎの R 波に向かって順次収集するいわゆる順方向の代わりに，R 波を起点に一つ前の R 波に向かって，逆方向にサンプリング処理する方法も提案されており，これらを同時に収集できる装置も実用になっている。周期性のある生体信号としては呼吸もあり，呼吸による臓器の移動を呼吸同期収集により補正するという試みもなされている。

〔5〕 **SPECT 収集**

SPECT は，被検者の回りに検出器を回転して，180 度または 360 度の方向からデータを収集し，断層象を再構成するものである。データの収集の基本は，回転に同期したダイナミックなフレーム収集と考えてよい。検出器の動きを基準に収集の方法を分類すると，ステップ回転収集と連続回転収集に分けられる[8]。

50   3. 核医学画像処理装置

　ステップ回転収集とは**図3.17**（a）に示すように，データの収集と検出器の回転を交互に繰り返して，データを取り込む方式である。収集が開始されると，最初の位置のデータ収集がフレーム1に行われ，あらかじめ設定された収集時間が経過すると，検出器はつぎの位置（角度）に回転する。回転が終了すると，収集が再開されフレーム2にデータが収集される。これを繰り返して360度の各方向からのデータが取り込まれる。検出器の移動中には，データは収集されない。

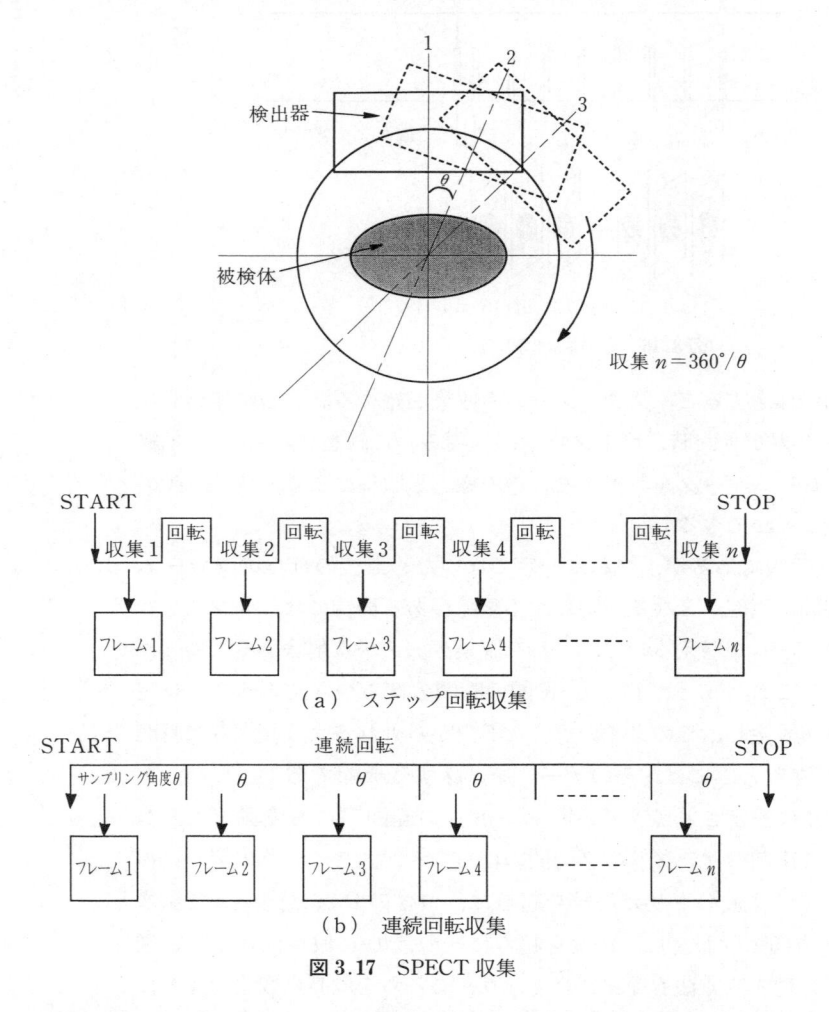

収集 $n=360°/\theta$

（a）　ステップ回転収集

（b）　連続回転収集

図3.17　SPECT 収集

　連続回転収集は，検出器を一定の速度で回転しながら収集を行う（図（b））。あらかじめ設定したサンプリング角度（θ）を回転する間1フレーム目にデータを収集し，θ 回転したときに発生するトリガ信号で，2フレーム目に収集を切り換える。この動作を $n(360/\theta)$ 回繰り返して，すべてのデータ収集を終了する。この連続回転収集の特長は，回転中にデータ収集するので，ステップ収集のような検出器移動中のデッドタイムがないため，短時間に多くの情報を得ることができる。反面，検出器が θ 回転する間のデータを，$(n-1)\times\theta$ 度の位置のデータと見なすた

め，画像のずれ（ぼけ）を生ずる。しかしながら，短時間の動態を見たい場合には，分解能より感度が重要であり，連続回転収集のメリットはここにある。360度の回転を複数回繰り返してデータを収集し，体内のラジオアイソトープの動態を3次元的にとらえることもできる。

ステップ収集に前述の心電図同期収集を組み合わせたものが，SPECTのマルチゲート収集である。1ステップの収集ごとに，R-R間を複数分割した心電図同期収集を行う。被検体に検出器を近づけるほど，空間分解能が上がるのは他の収集と同じであり[9]，人体を楕円に近似して近接して回転したり，赤外線センサなどで体輪郭を検出し自動近接する装置もある。

〔6〕 **同時計数収集**

同時計数収集は，収集データから断層像を再構成する意味では，SPECT収集と目的は同じであり，基本的にはリスト収集とフレーム収集いずれかを行う。実際に行われる2D，3D収集を**図3.18**に示す。この収集は原理的にコリメータがなく，いろいろな角度で検出器に入射するγ線を検出し，同時に入射したことが検出されたγ線についてのみ，有効な信号として取り込む。

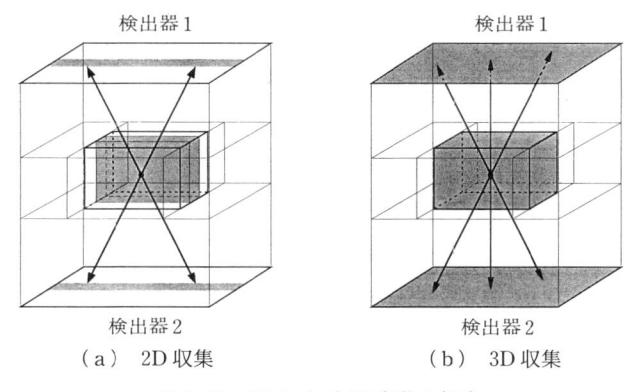

図3.18 2Dおよび3D収集の概念

2D収集では，断層面内のみで同時計数計測し，隣の断面との同時計数は行わない。断層間に仕切りをつけたコリメータを装着することもある。この2D収集の特徴は，散乱や偶発同時計数の発生確率を抑えられるので，SN比のよい画像が得られるが，同一断面内の計測に限定しているので，感度が低く，収集に時間がかかる。データ収集は，リスト収集とフレーム収集が可能である。リスト収集の場合には，データ収集後，同時計数の対向データから，その入射位置を結ぶ線の角度に基づいて，各投影方向のデータに変換する。フレーム収集では，同時計数が検出されるごとに，対向位置を結ぶ線の角度に対応した投影フレームにデータを収集していく。この場合，収集が終了すると通常のSPECTと同様に，投影データが完成していることになる。

3D収集では，被検体から放射され検出器に入射するγ線のすべてについて同時

計数計測する。したがって，2D収集のような制限がないため，感度はおよそ5倍向上する。そのため短時間に検査ができるという特長があるが，反面，散乱や偶発の同時計数が増える。ただし，真の同時計数比率がそれ以上に増えるので，結果的には画質は向上するといわれている。もちろん，散乱や偶発同時計数の補正を行えば，さらに良くなる。検出器および回路系の処理速度が十分でない場合は，パイルアップや誤演算を起こしてしまうので，高感度を有効に利用できない。データはリスト収集で取り込み，収集後に2Dデータに変換し画像再構成する。

3.3.3 補 正 機 能

シンチレーションカメラ自体が，アナログ回路主体で構成されていたころは，空間直線性や視野均一性は，光学系の幾何学的な最適化とアナログ回路の各部の精密な調整によって性能が実現されていた。しかし，それには限界があり，空間直線性は3〜5mm，視野均一性はせいぜい8％が限界であった。視野均一性が悪いと，均一に見えるべきところがむらになって見える。したがって，誤診につながるため，この均一性の改善は優先度が高かった。その後，1970年中ごろから急速に発達し始めたディジタル技術を導入して，均一補正ができるようになり，視野均一性は5％に改善された。これは64×64のマトリックス程度のメモリに，あらかじめ均一補正データを取り込んでおき，実際のデータ収集中にリアルタイムで不均一のでこぼこを修正する方法であった。これにより，アナログカメラの限界であった8％の壁を破り，視野均一性は飛躍的に改善した。その後，臨床応用が始められたSPECTにおいては，視野内の感度不均一が，再構成画像にリング状のアーチファクトを生じることから，ますます重要視されている。

シンチレーションカメラの性能を維持するための基本的な補正としては，光電子増倍管の感度補正がある。入射するγ線のエネルギーを，NaI(Tl)シンチレータと光電子増倍管によって電気信号に変換し，入射位置を計算するのがシンチレーションカメラの基本原理であるから，できる限り前段での補正が有効である。シンチレータも光電子増倍管も経時的な特性変化があり，最終画像への影響は少なくない。光電子増倍管出力の調整は，実線源を用いて出力とオフセット量を調整する。このときの調整量と出力結果を保存しておき，後の変化量を調べて元に戻すことで補正ができる。LED（発光ダイオード）を定期的に発光して，これを基準値として出力やオフセット量の変化分を補正している装置もある。この方式は，基準とする光源（LED）自身の温度特性や経年変化もあるので注意が必要であり，シンチレータの感度変化を補正できないのが難点である。

ディジタル技術の進歩は，さらにシンチレーションカメラのハードウェアの中に利用導入され，空間直線性や視野均一性などを大幅に改善している。これらの補正方法は，エネルギー信号の補正も含めて基本性能の項で詳述する。また，SPECTの定量性向上の目的で，吸収補正や散乱補正が検討され実用化されつつある。これ

らの補正については3.5節 SPECT で詳述する。

3.3.4 データの表示と記録

いわゆるアナログ型カメラでは，表示装置としてフライングスポット型のCRTを用いて，γ線が入射するごとに，その位置信号(x, y)に相当する電圧で電子ビームを偏向し，蛍光面に輝点として光らせ，レンズ系を通してフィルム上に輝点を重ね焼きして画像を作っていた。現在のディジタル型カメラでは，入射γ線の位置信号(x, y)に対応したメモリ上に，γ線の計数値を記憶しておき，全収集が完了した後，この記録したデータを読み出し走査型CRTで表示して，レンズ系を通してフィルムに記録している。このアナログとディジタルの画像の本質的な違いを，**図 3.19**の模式図により説明する。

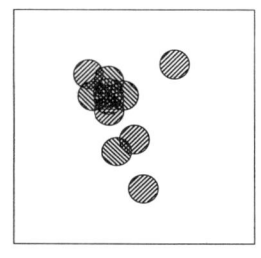

（a） アナログ　　　　　　（b） ディジタル

図 3.19 アナログ表示とディジタル表示の違い

丸い円の集まりで画像を作っているほうがアナログ方式であり，入射γ線1個1個に対して，スポット状の電子ビームでCRT上に輝点として光らせ，それをフィルムに重ね焼きしていく。この方法では，スポットの位置に連続性があり，図に示すようにスポットの重なりが生じることにより濃淡が強調される。したがって，見かけ上コントラストがついて見える。この方式は，γ線が入射するごとに輝点を光らせ，フィルム上にリアルタイムに焼き付けるので，最初に重ね合せる点の数（予想される計数値）に適した輝度を正しく合わせておく必要があり，やり直しができないことが欠点である。

一方，正方形のドットで表した画像がディジタル方式であり，メモリされたγ線の計数値に比例した輝度で表示，記録する。アナログ方式と異なり，輝点の重なりによる濃淡の強調は生じない。そのため，アナログ画像に比べてコントラストがつかないとの印象を受けるが，原理的には計数値に比例した正しい画像といえる。ディジタル方式では，マトリックスを無限に大きくし1画素を小さくすると，データ（計数値）は0か1となり中間階調がつかなくなる。したがって，あまりマトリックスを大きくするとコントラストがつきにくくなるので，検査目的，計数値に応じて適当なマトリックスサイズを選択することが大切である。

最近では，レーザビームにより直接フィルムに書き込むことができるCRTを使

わないイメージャが増えてきた。これは，メモリ上に記録した計数値に比例したレーザビームの強さでフィルムを焼き付けるので，CRT の輝度の不均一やレンズ系の収差に起因する場所による光量の変化もないため，フィルムの黒化度特性に合った正確な濃度の画像を作ることができる。また，ビーム径の調整やビームを振ることで画質を変えることもできるなどの特長があり，最近導入される装置はほとんどこのレーザイメージャである。レーザイメージャでもフィルム処理は，自動現像機による湿式処理が行われていたが，最近では現像処理の不要な，いわゆるドライイメージングシステムの普及が始まっている。この方式には，いくつかの種類がある。電子写真方式は，従来のフィルムと同様に銀塩であるが乾式であり，現像の処理が不要である。フィルムの取扱いは，従来と同じに扱える。また，あたかもコピー機のように，カーボンのドットの集まりで濃淡をつける感熱溶融型は，数 μm の黒い点の分布で画像を表現しており，変色しない特長がある。また，熱転写昇華方式でフィルムベースに3原色を熱転写して，カラーを表現できるものもある。これは，サーマルヘッドの温度を微妙に調整することで，80 μm の点を256階調の3原色で埋め込み，最大16万色もの色調が出せる。いずれも現像液や処理薬品を必要とせず，廃液処理の問題もない環境への対応が考慮された新しいタイプのイメージングシステムとして注目されてきている。

3.3.5 コリメータ

ラジオアイソトープからは，あらゆる方向に γ 線が放射される。コリメータは，検出器のシンチレータの前面に取り付けられ，決められた方向の γ 線だけを検出器に入射させる。これにより検出器は，γ 線の放射位置を正しく検出することができる。コリメータは，一般に鉛で作られ，六角形の穴が数千個から数万個の蜂の巣状のものが主流である。円形や三角形，四角形のものも作られたが，効率がよい六角形が現在では最も多い。

コリメータは，使用する γ 線のエネルギーにより使い分けられる。表 3.2 に示すようなおおむね低，中，高エネルギー用の3種類に大別される。最近では，511 keV のポジトロン核種用に超高エネルギー用も作られている。一般的に，エネルギーが高くなるほど遮へい能力を上げる必要があるため，鉛の壁厚は厚くなっている。使用する核種の γ 線エネルギーごとに，最適なコリメータを作ることはできるが，50 kg から 100 kg の重さのコリメータを，核種が変わるごとに付け変えることは，使用上，操作性が悪いので，3種類程度に大別し交換の頻度を減らしてい

表 3.2 エネルギーによるコリメータの分類

コリメータ種類	エネルギー範囲〔keV〕	対象核種
低エネルギー	50〜160	^{201}Tl, ^{99m}Tc, ^{123}I, ^{133}Xe
中エネルギー	170〜300	^{111}In, ^{67}Ga
高エネルギー	300〜400	^{131}I

る。

コリメータの性能は，原理的に感度と分解能が相反する。したがって，感度を重視した高感度型や分解能を重視した高分解能型，あるいは中間の汎用型など検査目的に合わせて使い分けができるように，表3.3に示すような種類が準備されている。性能はおのおの平均的な値を示すが，メーカにより若干の相違がある。これらの一般的な分類のほか，特殊なものとして，ごく短時間のダイナミック収集を目的とした超高感度型や，高分解能な骨全身像をねらう超高分解能型などがある。

表3.3 性能によるコリメータの分類

コリメータ種類	システム感度 〔cpm/μCi〕	システム分解能 〔mm〕	使用目的
高感度型 (HS)	400～600	10～12	ダイナミック収集など短時間に高計数値を得る場合
汎用型 (GP)	300～400	8～10	中間型で計数値が比較的少ない場合，高分解能の代わりに使用
高分解能型 (HR)	150～250	6～8	骨イメージングなど分解能の高い画像を必要とし，比較的高計数値が得られる場合

コリメータの穴の形状や傾きによっても，図3.20に示すような種類がある。現在，主として使われているものは，検出器面に対して直角に入射するガンマ線だけを通過するように穴を配置したいわゆるパラレルホールコリメータ (parallel multihole collimater) や，体軸に対して焦点をもつように穴の方向に傾斜を付け

(a) パラレルホール
(b) ピンホール
(c) ファンビームコリメータ
(d) バイラテラル
(e) スラントホール
(f) ダイバージング
(g) コンバージング

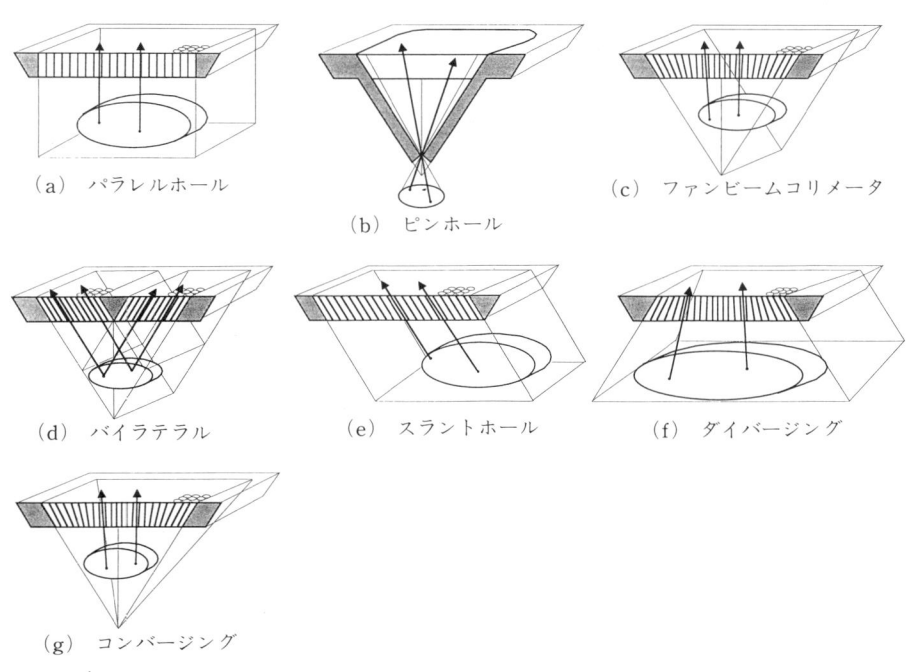

図3.20 コリメータの種類

たファンビームコリメータ (fanbeam collimator), ピンホールカメラの原理を応用したピンホールコリメータ (pinhole collimater) などがある[10]。そのほか, 特殊なコリメータとしてバイラテラル, スラントホール, ダイバージング, コンバージングコリメータがあるが, 現在はあまり使われていない。

〔1〕 パラレルホールコリメータ

最も基本的な構造のコリメータで, 隔壁に鉛を用いた蜂の巣状の構造をしており, 穴の形状は六角形が多く, 円形, 四角形, 三角形などもある。一般に, シンチレータ面に対して直角になるように穴の方向を形成し, シンチレータに直角に入射するγ線のみを通過させる。したがって, 被検体の深さ方向の情報も1対1でとらえられるので, 像の拡大や縮小がない。

パラレルホールの変形で, シンチレータ面に対して直角以外の角度, 例えば30度の角度で穴を設けたものもある。これはスラントホールコリメータと呼ばれ, 被検体に近接できることや特殊な角度からの撮影ができるなどの特徴をもつ。同時に2方向から撮影できるように, スラントホールの角度を2種類組み合わせたコリメータをバイラテラルコリメータといい, 心臓の2方向同時撮影に使われた。

コリメータの幾何学的な効率と分解能は, 穴の大きさdと鉛の隔壁の厚さtと穴の長さaで決まり, 効率は穴の形にも依存する。

コリメータの幾何学的分解能R_gは,

$$R_g = \frac{d(a_e + b + c)}{a_e} \tag{3.1}$$

で表される[10]。ここで, dは穴径, bはコリメータ表面から被検体までの距離, cはシンチレータ内の平均発光深さ, aは穴の長さである。a_eは一つの穴をガンマ線が通過する場合で, 隔壁の端をかすめて透過してしまうものを考慮した実効的な穴の長さを示し, 穴の入口と出口で平均自由行程の2倍を差し引いたものである。

$$a_e = a - \frac{2}{\mu} \tag{3.2}$$

μは鉛のガンマ線に対する吸収係数で, エネルギーにより異なる。エネルギーが高いほど平均自由行程が長いので, コリメータの穴の実効長は, 等価的に短くなる。幾何学的分解能は, **図3.21**のR_gを幾何学的に計算することで求まる。式(3.1)より, コリメータと被検体との距離bを小さくするほど分解能がよくなることがわかる。

コリメータの幾何学的効率gは,

$$g = \left(\frac{K d^2}{a_e (d+t)} \right)^2 \tag{3.3}$$

で表される[10]。dは穴径, tは隔壁の厚さ, Kは穴の形状で決まる定数で, 円形で0.238, 六角形で0.263, 正方形で0.282である。このKから, 正方形が最も感度の高いコリメータといえるが, 対辺方向と対角方向の分解能の差が大きいことから, 六角形の穴が一般的に使われる。通常, $d \gg t$であり式(3.3)からは, 穴径d

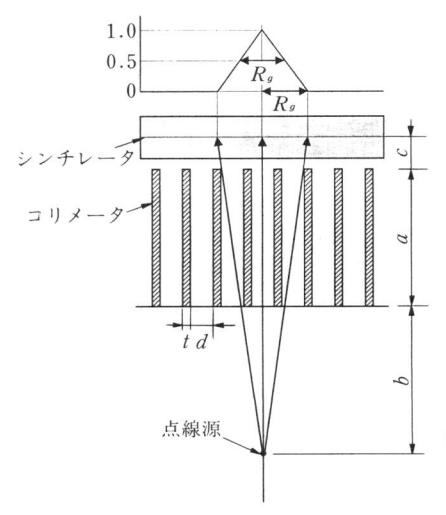

図 3.21 パラレルコリメータの幾何学的分解能

の2乗に比例して感度が高くなることがわかるが，逆に式（3.1）に示すように穴径 d が大きくなると，分解能が低下するので，コリメータの設計においては，両者のバランスをとって設計される。一般的には，必要な分解能をまず決めて，つぎにその分解能で最も感度の高くできる最適設計により各寸法を決める。このとき，隣の穴に漏れ込む γ 線の量を，1～5％以下に抑えるようにする。5％の漏れをもつコリメータは，一見システム感度が高い性能をもつが，隣の穴への漏れ込みが多いので，コントラストが落ちる。

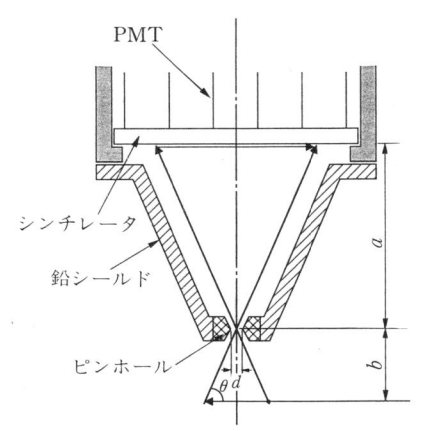

〔2〕 **ピンホールコリメータ**

ピンホールコリメータの構造を**図 3.22**に示す。光学のピンホールカメラと同じ原理で，光の代わりに γ 線を一つのピンホールを通してシンチレータに入射させる。そのため，得られる画像は上下左右反転する。ピンホールの周りからガンマ線が漏れ込まないように，円錐状の鉛のシールドを設けている。ピンホール部は，普通タングステンで作られており，感度と分解能の異なる数種類のピンホールを検査

図 3.22 ピンホールコリメータの構造

に合わせて付け換える。被検体との距離を変えることで拡大率を変えることができ，甲状腺のような小さな臓器に使用される。

幾何学的効率は，式（3.4）で表され，ピンホールの中心から遠ざかるに従って$\sin^3\theta$で効率が下がるので注意を要する[10]。

$$g = \frac{d_e^2 \sin^3\theta}{16\,b^2} \tag{3.4}$$

ここで，d_eは，γ線がピンホールの端の遮へいの弱い部分を透過することを考慮したピンホールの有効径を示す。θはγ線の入射角度を示し，シンチレータに直角に入射するγ線の検出効率が最も高くなる。ピンホールと被検体の距離bの2乗に反比例して効率は上がり，同時に画像は拡大されるので，実質的に分解能も上がる。

幾何学的分解能R_gは次式で与えられる[10]。

$$R_g = \frac{(a+b)\,d_e}{a} \tag{3.5}$$

ここで，aはシンチレータとピンホールまでの距離，bはピンホールと被検体までの距離であり，この距離bにより空間分解能が変わる。

ピンホールコリメータを付けたときのシステム分解能R_sは次式で与えられる。

$$R_s = \sqrt{(R_g^2 + ((b/a)\,R_i)^2)} \tag{3.6}$$

ここで，R_iはシンチレーションカメラの固有分解能，b/aは拡大率であり，$b<a$で拡大効果により実効的に固有分解能が高くなる。

一般的に，平行多孔のパラレルホールコリメータと比べ，効率（感度）が数倍高いが，前述のように周辺に向かって感度低下があることと，被検体までの距離により被検体の深さ方向の情報が平行でないことに注意を要する。

〔3〕 **ファンビームコリメータ**

ファンビームコリメータは，**図 3.23**に示すように，被検者の体軸方向に焦点が並ぶように穴を傾けているコリメータで，SPECTに用いられる[11]。体軸に直角な方向すなわちスライス面に対して，穴の向きは平行である。このコリメータの特長

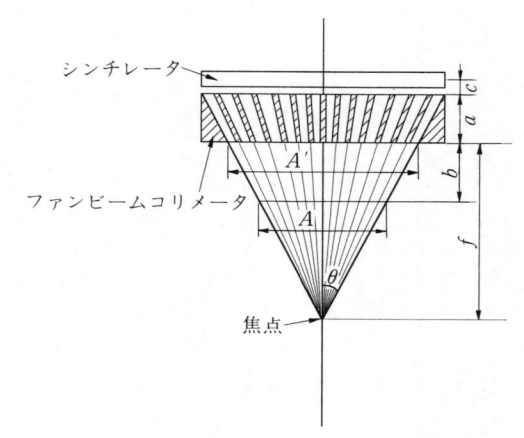

図 3.23 ファンビームコリメータの焦点のある断面

は，焦点をもたせることで像の拡大による分解能向上効果と被検体から検出器を見込む立体角が広がることによる感度向上にある。一般的な検出器の大きさとファンビーム角度から，およそ1.5～2倍の感度向上が得られる。

ファンビームコリメータの幾何学的効率は，次式で表される。

$$g = g_0 \left(\frac{f}{f-b}\right)\cos^2\theta \tag{3.7}$$

g_0 はパラレルコリメータの効率，$f/(f-b)$ はファンビームによる感度向上効果を示し，拡大率 A'/A に依っている。一方，$\cos^2\theta$ は，ファンビーム角 θ によってコリメータの実効長 a_e が長くなる効果で $a_e' = a_e/\cos\theta$ で決まり，θ が大きほどすなわち周辺ほど感度が低下する。しかし，その感度低下は，ピンホールコリメータのそれより少なく，全体としては感度が上がる。

幾何学的分解能 R_g は次式で示され，ファンビームの効果で分解能は向上する[12]。

$$R_g = \frac{R_0}{\cos\theta}\left\{1 - \left(c + \frac{a_e}{2}\right)\bigg/(f + a_e + c)\right\} \tag{3.8}$$

R_0 は，パラレルホールコリメータの幾何学的分解能であり，その他の項は，ファンビームによる効果であるが，その効果は比較的少ない。分解能向上効果としては，ピンホールコリメータと同様に，像拡大による固有分解能の実効的な向上が大きい。

これらの式からいえることは，放射線源(被検体)が焦点に近いほど感度は上がるが，コリメータ表面から被検体が離れてしまうので，分解能は低下してしまう。また，視野が狭くなるので，大視野の検出器ほど有効であり，小視野の検出器ではファンビーム角が小さく平行孔に近くなり，その効果は期待できない。ファンビームコリメータを用いることで，SPECT の画質を改善することができる。その要因は幾何学的分解能の向上の効果というよりは，感度が向上することにより，従来 64×64 であった収集マトリックスを 128×128 マトリックスにできるため，画素サイズを小さくできる効果によるところが大きい。

3.4 基本性能

シンチレーションカメラにおける重要な基本性能には，空間分解能，視野均一性，空間直線性，エネルギー分解能，感度がある。データの一例を図 3.24 に示す。これらデータは，コリメータを装着しない状態のシンチレーションカメラ自身の固有の性能を示し，装置が正常に動作しているかを容易に目視評価できる。コリメータ付きのシステムの性能が，実際の臨床における総合的な性能を示すが，固有の性能が悪いと当然のことながら総合性能も悪くなるので，各固有性能の評価確認が大事であり，単なる画像の目視評価だけでなく，定量的な測定が行われる。最新のデ

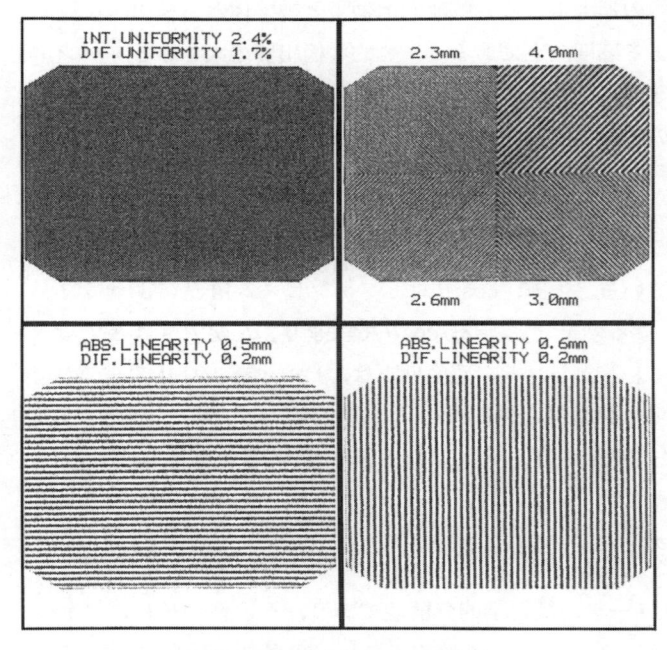

図3.24 基本性能データ例

ィジタル型の装置では，エネルギー，直線性，均一性などを補正する補正機能を装備しており，おのおのその性能は飛躍的に向上している。

空間分解能は，分解識別できる最小幅〔mm〕であり，半値幅（FWHM：full width at half maximum）で表される。固有分解能 R_i で3mm程度がいわゆるアンガー型カメラの限界性能といわれており，3〜4mmの装置が実用化されている。コリメータ付きのシステム分解能 R_s は，7〜11mm（FWHM）である。この空間分解能は，例えばX線CT画像と比較して，5倍ほど悪いので，シンチグラムは一見ぼけた画像との印象を与える由縁である。しかしながら，微量なラジオアイソトープで診断情報が得られるところが核医学診断の特長であり，それを生かした臨床応用が盛んに行われている。

視野均一性は，視野内に均一に γ 線を照射したときに得られる画像の均一度であり，特に，SPECTにおける再構成画像に強く影響し，リングアーチファクトを生ずる。現在は，均一補正により2％前後の性能をもっているが，1％以下が望ましい。不均一の最も大きな要因は，後述する空間直線性に起因しており，直線性のひずみが単位面積当りの入射 γ 線数に不均一を生ずるためである。もちろん，複数個の光電子増倍管を並べているので，検出器視野内の場所によるエネルギー信号のばらつきがあることにも起因している。

空間直線性は，一言でいえば，真っ直ぐな線状線源を検出器の前面に置いて画像を撮ったとき，その線画像の曲がり具合（ひずみ）をいう。評価方法は他の性能と同様にNEMA Standardsで決められており，得られた x, y 方向の線広がり関数

LSF（line spread function）のピーク位置から，最小2乗近似を行って得られた直線と実測されたピーク位置との最大偏差や，隣接するLSFのピーク間距離の標準偏差をmm単位で表す。最新のディジタル補正技術により，それぞれ1mm，0.5mm以下を十分満たしており，直線性では実用上問題ない。ただし，前述したように，単位面積当りの入射γ線数の不均一を生ずるので，視野均一性を悪くする。したがって，一般的には，さらに均一補正を行って視野均一性を改善している。

エネルギー分解能は，最終画像上で画像のコントラストにかかわる。実際の検査では，人体から放射される散乱線成分が含まれるため，エネルギー分解能が悪いほど散乱線の多い画像となり，コントラストが低下する。^{99m}Tcのγ線のピークエネルギーは140 keVであるが，シンチレーションカメラでは，このエネルギーピークに対してある広がりをもって検出される。これは，主としてシンチレータと光電子増倍管を組み合わせた検出器のもつエネルギー分解能の限界に起因する。シンチレータでは，発光効率やシンチレータ自身の分解能，光電子増倍管では，光電面の量子効率や第1ダイノードの収集効率，ダイノードの増倍率が影響する。^{99m}Tcの140 keVでは，両者の影響は半々程度であるが，特に，光電子増倍管のエネルギー分解能は，エネルギーが高いほどエネルギーの平方根に反比例して改善する。アナログ型のシンチレーションカメラでは，^{99m}Tcで12％程度であったが，現在では9〜10％に改善されている。このエネルギー分解能は，エネルギーピークの半値幅をピークエネルギー値で除した値で定義され，％で表される。

感度とは，放射されたγ線をどれだけ検出できるかという性能である。シンチレーションカメラにとって，最も重要な性能の一つである。というのは，シンチレーションカメラの空間分解能は，3mm（FWHM）と向上している一方，検査時間をあまり長くかけられないために，十分な計数値が得られないことが画質を落としている一因であるからである。感度さえ向上すれば，現状の空間分解能をさらに生かすことができる。検出器自体に注目すれば，シンチレータとコリメータの効率で決まる。一方，検出器に入射したγ線を，有効に生かして画像データとして使うためには，光電子増倍管を含めた後段の回路系の計数率特性も重要な性能となる。

コリメータを除いたときの検出器固有のγ線計数能力を計数率特性といい，NEMA Standardsでも20％計数損失特性，最大計数率，入射計数-観測計数特性が規定されている[13),14),15),16)]。さらに，計数率が75 kcpsにおける固有分解能と視野均一性の測定も規定されており，臨床で遭遇する高計数率時の性能も評価の対象になっている。単光子（single photon）核種を使用する一般の検査では，現在の最大計数率200〜300 kcpsで十分であるが，将来を期待されているポジトロン核種を用いた同時計数においては，10倍以上の計数能力が必要とされる。

3.4.1 空間分解能

空間分解能には，コリメータを除いたときの分解能であるシンチレーションカメラ固有の分解能とコリメータを装着したときの総合性能であるシステム分解能がある。

固有分解能は，シンチレータの厚さ，光電子増倍管の大きさ，後段の回路系の性能などにより決まる。シンチレーションカメラの初期では，固有分解能が10～12 mm（FWHM）とシンチスキャナより劣っていたが，その後の各種改良により，現在では3～4mm（FWHM）と大幅に改善されている。シンチレータは，厚いほど検出効率は上がるが，分解能は下がる。^{99m}Tc，^{201}Tl などの低エネルギー核種の利用が増えたことにより最適化が図られ，低エネルギー領域で感度をあまり犠牲にせずに，分解能を上げるシンチレータ厚さとして9mmが提案され，現在では，ほとんどの装置がこの近傍の厚さを採用している。9mmの厚さでは，^{201}Tl の71 keV に対しフォトピーク効率は97％，^{99m}Tc の140keV に対しては75％のフォトピーク効率をもつ。

一般的には，光電面の小さな光電子増倍管を，数多く配列するほど分解能が上がるが，装置の安定性，調整のしやすさ，保守性などを考慮して，2～3インチ径の光電子増倍管が使われ，^{99m}Tc で3～4mm（FWHM）の固有分解能を実現している。固有分解能は，基本的には光電面から放出される光電子の数の統計的なゆらぎによるので，γ線のエネルギーが高いほど固有分解能は上がる。

システム分解能 R_s は，コリメータを装着したときの最終的な性能であり，次式で表される。

$$R_s = \sqrt{R_i^2 + R_g^2} \tag{3.9}$$

ここで，R_i はシンチレーションカメラの固有分解能，R_g はコリメータの幾何学的分解能である。低エネルギーコリメータの幾何学的分解能 R_g は，6～10mm（FWHM）であり，システム分解能 R_s は，7～11mm（FWHM）となる。これがシンチレーションカメラの総合性能であり，拡大による効果がない場合には，コリメータ表面から10cmの距離で7mm（FWHM），実寸でおよそ3.5mmのラジオアイソトープの集積体を識別できることになる。

空間分解能の評価は，スリット状の鉛バーを用いて，これを分解して見える最小の鉛幅で評価されていたが，目視評価では定性的で評価があいまいになるので，NEMA Standards では，線状線源の測定からその半値幅（FWHM）を分解能と規定して定量的に評価する[13),14),15)]。現在では，この測定法が定着している。具体的な測定法は，3mmの鉛板に，30mmごとに1mmのスリットをつけたファントムを用い，^{99m}Tc を有効視野の5倍以上離れた位置において，計数率が20kcps以下でピークカウントが1 000以上になるまで計測する。得られたデータのLSFより，その半値幅（FWHM）を求める（**図3.25**参照）。半値幅（FWHM）の精度

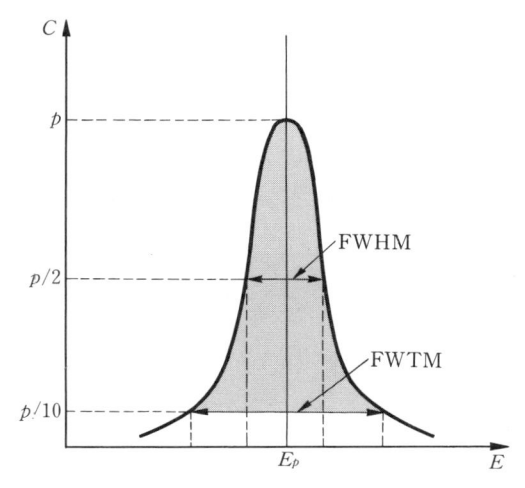

図3.25 空間分解能（FWHM）

を確保するため，LSFは10点以上で描かれるようマトリックスサイズを決めることが必要である。1/10価幅（FWTM：full width at tenth maximum）も同時に求めることができる。これは画像データのバックグラウンドなどに影響を受け，いわゆる画像の抜けの良否を定量的に評価できる。

3.4.2 視野均一性

視野均一性は，主としてNaI(Tl)シンチレータや光電子増倍管の特性のばらつきに起因する。シンチレーションカメラに使われるシンチレータは，NaI(Tl)の30インチ程度の単結晶インゴットから切り出して作られるが，その発光特性は前面で均一でない。また，シンチレータの上に並べられる50〜100本の光電子増倍管も，その量子効率や電流増倍率などの特性のばらつきがある。電流増倍率は印加電圧に敏感であり，高圧電源のドリフト，リップル，温度変動が増倍率に影響する。光電子増倍管1本でも，その光電面の場所の違いにより出力感度が異なる。また，長時間変動特性として，ダイノードの2次電子放出比の変化による寿命特性もある。

光電子増倍管の出力の調整により，視野均一性を5％程度までは達成できるが，空間直線性のひずみ成分による視野均一性劣化が大きい。例えば30 mm平方の領域で0.5 mmの直線性変位がx, y方向ともにあるとすると，面積ではおよそ3％の差が生じ，これが視野均一性を低下させる。最終的に残る不均一をとるために，均一補正を施して2％前後の性能をもたせている。視野均一補正の例を図3.26に示す。補正前の不均一データを収集し，その平均計数値（カウント）に合わせ込むための補正データを，64×64〜256×256マトリックスで作成しておき，実際のデータ収集時には，補正データに基づいて実時間で画素ごとに計数値の加算，減算を行い不均一を補正する。

64   3. 核医学画像処理装置

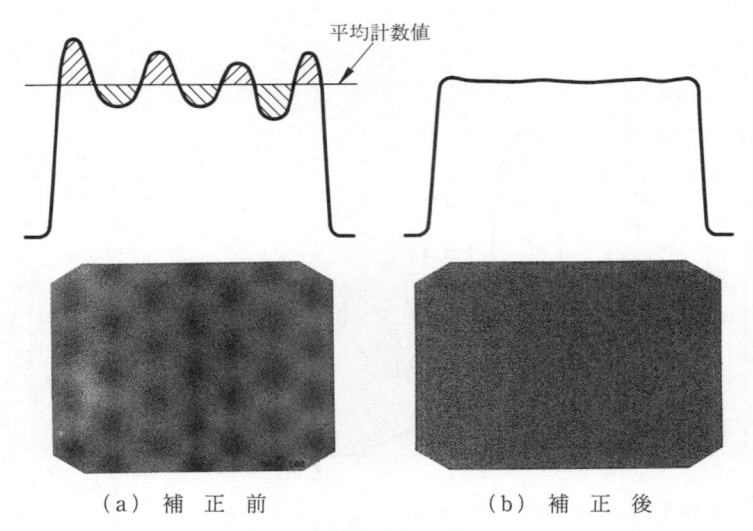

（a）補 正 前　　　　　　　（b）補 正 後

図 3.26　視野均一性の補正

　経時変化に対しては，基準光源として内蔵している LED（発光ダイオード）を定期的に発光させ，変動分を検出して自動補正している装置もある。また，基準光源の代わりに実線源を使って，定期的に補正する装置もある。温度による短時間の特性変動もあり，使用に際しては，1時間ほどのウォーミングアップが望まれる。装置によっては，安定度を望むため，終日電源を入れておくことを推奨するものもある。

　視野均一性の測定方法は，NEMA Standards でつぎのように決められている[13),14),15)]。コリメータを外し，有効視野サイズの窓をもつ鉛厚3mmのマスクを検出面に置き，視野外へのγ線入射を防ぐ。^{99m}Tc を有効視野の5倍以上離して，検出器センター上に設置する。線源の強さは，エネルギーウィンドウが20％で20kcps を超えない量とする。収集マトリックスサイズは，6.4mm±20％の大きさで，視野中央付近の1画素が，4000カウントを超えるまで収集する。収集したデータに，9点スムージング処理をする。有効視野全体（UFOV：useful field of view）と UFOV の75％視野（CFOV：central field of view）について，積分均一性（integral uniformity）と微分均一性（differential uniformity）について計算する。積分均一性は，UFOV と CFOV 内の最高カウント（max）と最低カウント（min）から，次式により求める。

$$\text{integral uniformity} = \pm 100\% \frac{\max - \min}{\max + \min} \tag{3.10}$$

　微分均一性は，データを行，列とみなし，隣り合う5個の画素の中で，最高カウント（hi）と最低カウント（low）の差を求める。これを1行目から順次1画素ずつ移動して行い，全行列について繰り返して，最大偏差（hi−low）を求める。この hi，low 値より，次式で計算する。

$$\text{differential uniformity} = \pm 100\ \% \ \frac{\text{hi} - \text{low}}{\text{hi} + \text{low}} \tag{3.11}$$

3.4.3 空間直線性

空間直線性は，位置のひずみであり，位置計算の原理から，光電子増倍管の出力波高値の不均一に起因する。光電子増倍管の出力は，ゲイン調整により合わせ込まれているが，光電面の場所による感度不均一があるので，γ線の入射位置により出力が変化する。この出力の変化は，光電面の場所による量子効率のばらつきやダイノードでの増幅率のばらつきに起因している。特性の揃った光電子増倍管が選別して使われるが，一般に10～20％の不均一がある。もちろん，シンチレータの場所による発光効率の不均一（数％）やライトガイドの透過度の不均一も影響している。

位置計算は，光電子増倍管の出力に位置の重みを加算し，光電子増倍管の出力の総和で割って位置を求めているので，この出力が変化すると位置の変化を生ずる。これが空間直線性（ひずみ）であり，直線状の線源を置いて画像を得たとき，どれほど曲がって見えるかの指標である。**図 3.27** に空間直線ひずみの例を示す。破線で示す理想格子に対して，実線で示すように曲がっている状態がひずみである。いわゆるアナログカメラの時代には，このひずみを補正する技術がなかったため，ライトガイドの厚さの最適化や適当な反射剤を使って光の分散の最適化を行い，このひずみを低減していた。しかし，それには限界があり空間ひずみは数 mm も生じ，このひずみが単位面積当りの計数値の不均一を生じ，結果的に視野均一性を劣化させていた。

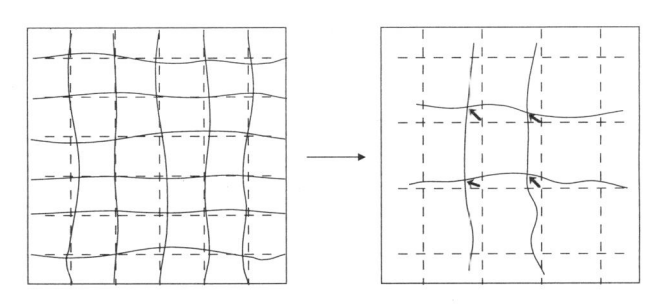

図 3.27　空間直線ひずみ

補正処理の具体的な方法としては，格子状あるいはドット状の校正用ファントムを用いてあらかじめひずみ量を測定し，理想格子からのずれ量をもとに，有効視野内の各位置における補正量をテーブル（参照表）化しておき，実際の収集時にはγ線が入射するごとに，その位置に相当する補正量をテーブルより読み出し，位置信号を実時間で補正することが行われる。そのブロック図を**図 3.28**に示す。補正量テーブルは，普通64×64～256×256マトリックスの精度で，補正データをテーブル化している。検出器にγ線が入射すると，その位置信号(x, y)に相当する補正デ

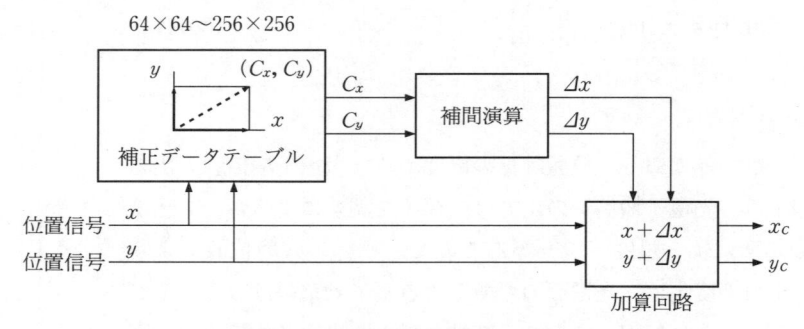

図3.28 空間直線ひずみの補正原理

ータ(C_x, C_y)が読み出される。この補正データの補正精度を上げるために，補間演算し補正値($\Delta x, \Delta y$)を計算する。その補正値を位置信号(x, y)に加算回路で加算することにより，直線性補正した位置信号(x_c, y_c)を得る。この操作をγ線が入射するごとに行い，実時間で直線ひずみを補正する。この補正機能によって，ひずみを1mm以下に抑えている。この空間直線性のひずみは，視野均一性に対して，面積として2乗で影響を及ぼすので，できる限り小さいことが望ましい。

NEMA Standardsでは，空間分解能の測定に用いたスリットファントムのデータを利用して，絶対直線性（absolute linearity）および微分直線性（differential linearity）を求める[13),14),15)]。絶対直線性は，スリットファントムを用いて取り込んだデータのLSFの半値幅（FWHM）の中心をもとに理想格子を作り，理想格子と実測ピーク位置の最大偏差をmm単位で表したものである。理想格子は，半値幅（FWHM）の各点を，xとy方向について最小2乗近似して求めた直線とみなし，それと実測ピーク位置との最大偏差を絶対直線性として，CFOV, UFOVについて求める。微分直線性は，隣り合うLSFのピーク間距離の標準偏差をmm単位で表したものであり，x, y方向についてそれぞれCFOV, UFOVの中で求める。

3.4.4 エネルギー分解能

シンチレーションカメラのエネルギー分解能は，空間分解能にも影響を及ぼすので，重要な性能である。エネルギー分解能は，エネルギーピークの半値幅ΔE（FWHM）のピークエネルギーEに対する比$\Delta E/E$〔％〕と定義されており，光学的伝達が理想的であれば，ほぼシンチレータと光電子増倍管で決まる。シンチレーションカメラのエネルギー信号は，シンチレータに入射したγ線のエネルギーそのものであり，シンチレータで光電効果を起こし，発光したシンチレーション光の強さに比例する。したがって，シンチレータ上に配列している複数の光電子増倍管の出力の総和が，入射γ線のエネルギーに相当する。光電子増倍管1本について見ると，シンチレーション光は極微小であり，光電子増倍管の光電面から放出される光電子も少ないことから，エネルギー分解能はこれらのゆらぎに起因する。それゆえ入射するγ線のエネルギーが高いほど，エネルギー分解能は高くなる。こ

れらの点からいえることは，シンチレータ自体のエネルギー分解能が高いことが重要であり，同じγ線であればシンチレータの発光効率が高いほどよい。また，微弱なシンチレーション光に対して，光電子増倍管の光電面の量子効率が高いほどよく，第1ダイノードへの収集効率が高く増幅率が高いほどよいことになる。もちろん，それらが時間的にも安定でなければならない。

　前述のように，シンチレータと光電子増倍管の間にはライトガイドがあるが，この間の光の伝達の損失をできる限り少なくすることが大切である。また，ライトガイドの透過度の場所による不均一は，エネルギー信号のばらつきとなって現れる。一般に，エネルギー分解能 R_e は，シンチレータのエネルギー分解能 R_s と光電子増倍管のエネルギー分解能 R_p の2乗の和の平方根で示される。

$$R_e = \sqrt{R_s^2 + R_p^2} \tag{3.12}$$

ここで，光電子増倍管のエネルギー分解能 R_p は，光電面に入射する光子数，すなわちエネルギーの平方根に反比例する。100 keV 程度の低エネルギー領域では R_s，R_p とも 7～8％ である。エネルギーが 500 keV の高エネルギー領域では，R_p はエネルギーの平方根に反比例して改善する。

　シンチレーションカメラのように，複数個の光電子増倍管を並べている場合には，おのおのの光電子増倍管の出力のばらつきが，エネルギー分解能を悪くする。もちろん，シンチレータの発光効率の位置によるばらつきも含まれる。各光電子増倍管のゲイン調整により，このばらつきをを少なくしているが，ディジタル処理によって，このばらつきは最小に抑えられるようになってきた。光電子増倍管の出力を A-D 変換するフルディジタル型のシンチレーションカメラでは，各光電子増倍管の出力を正確にそろえることができる。

　図 3.29 にエネルギー信号の補正の原理を示す。補正前は，視野内のそれぞれに位置におけるエネルギー信号のばらつきがある。したがって，すべての光電子増倍管の出力の総和であるエネルギー信号のスペクトルは，広がりをもってしまいエ

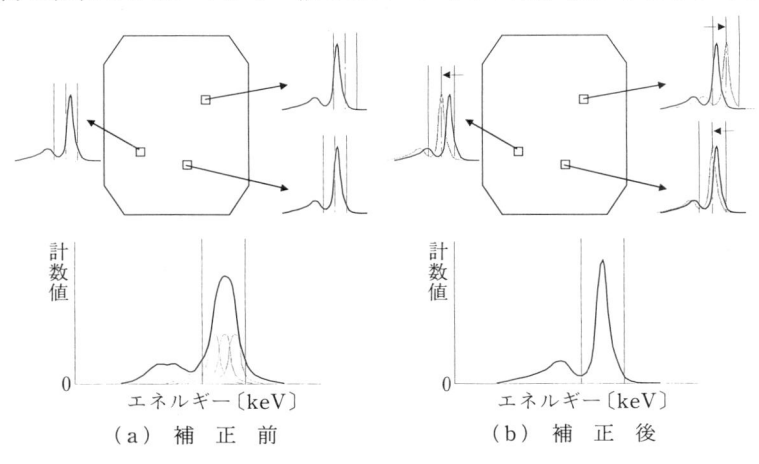

(a) 補　正　前　　　(b) 補　正　後

図 3.29 エネルギーの補正

ネルギー分解能は低下する。その結果，エネルギーウィンドウから外れてしまうγ線も生じ，数え落としが増える。そこで，あらかじめエネルギー信号のばらつきを調べておき，ピークエネルギーと実測値との差から補正値を求め補正テーブル化しておき，γ線が入射するごとに実時間で補正する機能を備えており，エネルギー分解能を9〜10％に改善している。

エネルギー分解能がよいことによる効果は，空間分解能にも影響するが，さらに散乱線成分の取込みを低減する効果がある。エネルギー分解能が悪い場合，シンチレーションカメラの感度を上げるために，フォトピークを構成している光電効果を起こしたγ線をできる限り多く取り込もうとすると，図3.30に示すようにエネルギーウィンドウを広くする必要がある。しかし，実際のエネルギースペクトラムは散乱線を含むので，エネルギーウィンドウを広げると，散乱線を余計に拾うことになる。したがって，エネルギー分解能が高いということはウィンドウを狭くできるので，ウィンドウ内に混入する散乱線成分を低減し，コントラストのよい画像が得られることになる。

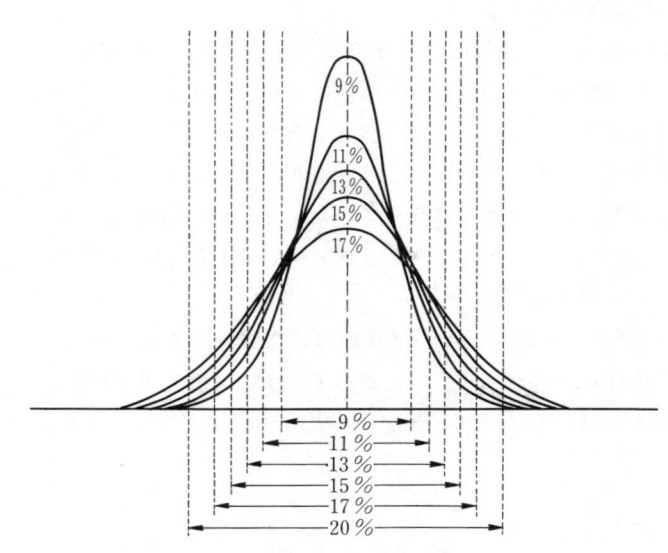

図3.30 エネルギー分解能とウィンドウ幅

図3.31に，散乱線を含まない理想的なエネルギースペクトラムを正規分布とみなし，エネルギー分解能が9％と11％の場合のウィンドウ幅とウィンドウ内に取り込まれるフォトピークのγ線の相対計数値を示す。同じエネルギーウィンドウ幅であれば，エネルギー分解能が高い方がフォトピークの取込みがよく，感度が高いといえる。フォトピーク内に混入する散乱線成分を，実測のスペクトラムから推定すると，エネルギー分解能が12％から9％に改善すると，散乱線の混入をおよそ40〜50％低減できる。

エネルギー分解能の測定も，NEMA Standardsで規定されている[13),14),15)]。コリ

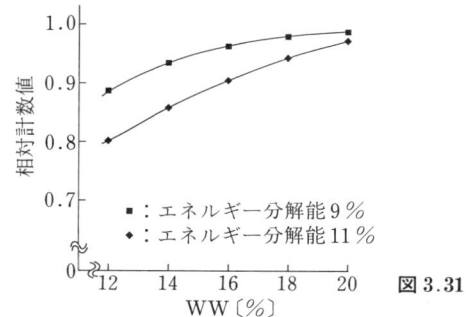

図 3.31 ウィンドウ幅と計数値

メータを外し，有効視野（UFOV）の大きさの鉛マスクを装着し，^{99m}Tc を有効視野の 5 倍の距離において，20 ％ ウィンドウで 20 kcps 以下の計数率で，ピークチャネルの計数値が 10 kc になるまで計数する。スペクトラムの量子化精度は 0.05（FWHM）以下とする。^{57}Co を校正用線源として用い，エネルギーピーク差（140.5 keV − 122.1 keV = 18.4 keV）から，1 チャネル当りのエネルギー値〔keV〕を求め，エネルギーピークの半値幅（FWHM）をピークエネルギー値で割ってエネルギー分解能を算出する。

3.4.5 感　　　度

シンチレーションカメラの感度とは，単位放射能，単位時間当りの計数能力と定義され，一般にシステム感度という。単位は，通常 1 μCi の線源で 1 分間計測したときの計数値で cpm/μCi と表される。最近では cpm/kBq が使われる。

線源からはあらゆる方向に γ 線が放射されるが，有限の大きさの視野の検出器で，かつコリメータが装着してあるので，限られた方向の γ 線しか検出できない。したがって，被検体の回りを取り囲むように検出器を配置してやれば，全体の感度が向上する。そのため，検出器を 1 個から 2 個，3 個と増やしたシンチレーションカメラが多く使用されるようになってきた。最も感度を高くできる検出器は，リング状に被検体を取り囲んだいわゆるリング型カメラである。

1 個の検出器に注目すると，基本的にシステム感度は，コリメータを外した状態の検出器固有のフォトピーク効率とコリメータの幾何学的効率に依存する。フォトピーク効率は，シンチレータと γ 線の相互作用によるので，シンチレータの厚さ〔mm〕と γ 線のエネルギー〔keV〕に依存する。

入射する γ 線がシンチレータと相互作用を起こし，シンチレーションを発する割合を示す検出器量子効率 ε は，次式で表される。

$$\varepsilon = 1 - e^{-\mu t} \tag{3.13}$$

ここで，μ はシンチレータの全吸収係数で，γ 線のエネルギーによって変わる。t はシンチレータの厚さである。

さらに，フォトピークを構成するシンチレーション数の割合は，フォトピーク効

率 ε_p といい，全吸収断面積と光電吸収断面積の比で減少する．

$$\varepsilon_p = \frac{\delta_p}{\delta_t}(1-e^{-\mu t}) \tag{3.14}$$

この式から，シンチレータは厚いほど，感度が高いことがわかる．実際に使用されている核種について，シンチレータ厚とフォトピーク効率の関係を図3.32に示す．

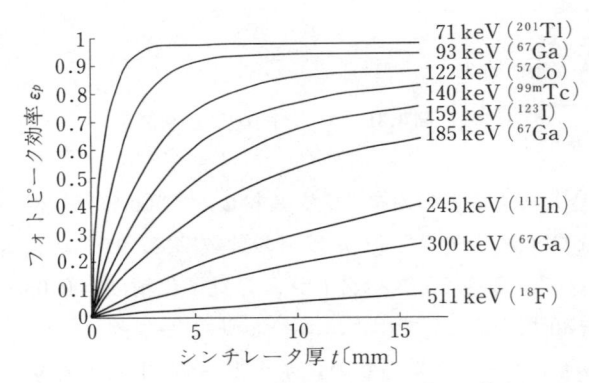

図3.32 シンチレータ厚とフォトピーク効率

シンチレータ厚10 mmでは，^{201}Tl のエネルギー 71 keV は97％以上捕まえられるが，^{99m}Tc の140 keV はおよそ75％，ポジトロン放出核種 ^{18}F の511 keV では5％程度しか利用できない．図3.33は，横軸にエネルギーをとり，シンチレータ厚9 mm と12.7 mm について，フォトピーク効率をプロットしたものである．9 mm は最近のシンチレーションカメラ，12.7 mm はかつて主流であったシンチレータの厚さである．さらに同時計数型の対向形カメラでは，511 keV の感度を上げるために，15.9 mm 厚のシンチレータをもつ装置も開発されてきている．

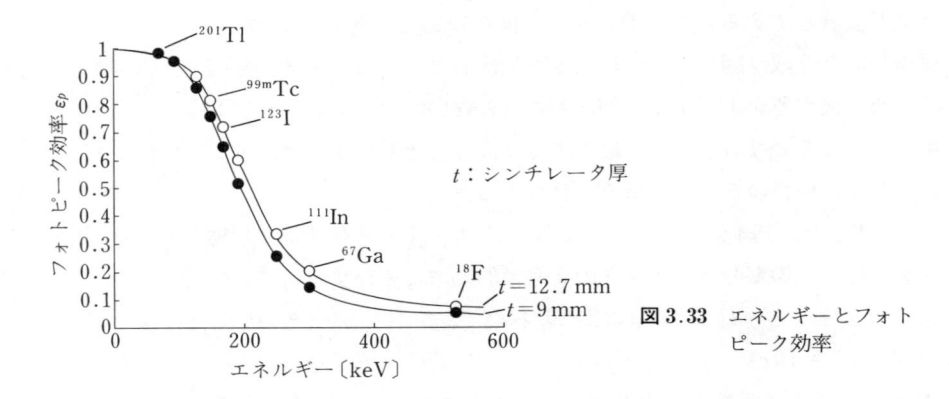

図3.33 エネルギーとフォトピーク効率

フォトピークに対してエネルギーウィンドウを設定し，狙っているフォトピークのγ線のみを位置計算し，画像として取り出す．このウィンドウ幅はエネルギー分解能に応じて15～20％としている．通常は，被検者の体内で発生する散乱線も検出器に入射してくるので，エネルギー分解能が高いほど，散乱線の影響が少ない画像が得られる．シンチレーションカメラのエネルギー分解能は9～11％であり，

3.4 基本性能

ウィンドウ幅を 15～20 ％ に設定すれば，ほぼ 100 ％ のフォトピークをとらえられると考えてよい（図 3.30 参照）。

コリメータの効率 g は，3.3.5 コリメータの項で詳述されているように，コリメータの穴の大きさ，穴を取り巻く隔壁の厚さ，穴の長さ，穴の形状によって決まる。一般に，穴が大きく隔壁が薄く長さが短いほど効率は上がるが，逆に分解能が低下するという相反する関係にあるので，核種，検査目的に合わせてコリメータを使い分ける。

システム感度 S〔cpm/μCi〕は ε_p と g から次式により求めることができる。

$$S = 2.22 \times 10^6 \, \varepsilon_p g \eta A \quad \text{〔cpm/}\mu\text{Ci〕} \tag{3.15}$$

ここで，η は 1 崩壊当りの γ 線の放出数，A は放射能の強度である。定数 2.22×10^6 は，1 μCi の崩壊数 3.7×10^4〔dps〕に 60 倍したもので 1 分間当りに換算している。A〔μCi〕の線源を検出器の前に置いたときの計数率〔cpm〕は，上式で計算できる。実測値は強度 A〔μCi〕のわかっている線源を検出器の前面に置き，計測時間 T〔min〕の間の計数値 N から，次式によって求まる。

$$S = \frac{N}{AT} \quad \text{〔cpm/}\mu\text{Ci〕} \tag{3.16}$$

計算で求めた感度と実測値は，比較的低い計数率の 10 kcps の場合には，注意深く測定を行えば誤差数％以内でよく一致する。NEMA Standards では，具体的に 100 mm 直径のシャーレのような容器に 3 mm の深さに 20 kcps を超えない量の線源を満たし，コリメータの中心付近に距離 100 mm において測定するとしている[13),14),15)]。

しかしながら，線源の量が多い場合には，γ 線が短時間に多量にシンチレータに入射するため，いわゆる数え落としを生じ実測値は計算値より低下する。これは放射線の特性である崩壊における時間的確率分布による。単位時間内に放射される平均的な γ 線数を N とし，時間 t 内につぎの γ 線が放射される確率は，次式で表される[17)]。

$$P = Nte^{-Nt} \tag{3.17}$$

例えば，NaI(Tl) シンチレータに 1 個の γ 線が入射したときの発光時間は，およそ 250 ns である。単位時間当りの平均 γ 線数を 200 kcps とすると，250 ns 以内につぎの γ 線が入射する確率は 0.047 となる。さらに，後段の積分増幅回路や位置計算回路でかかる時間を含めて 1 個の γ 線に対する処理時間を 1 μs とすると，この確率は 0.164 となる。この γ 線パルスの重なりはパイルアップと呼ばれ，正しいエネルギー信号として検出できないため，位置計算自体も誤演算を起こす。結果的にエネルギーウィンドウによって除外されて，見掛け上の計数値が低下する。これを防ぐためクリッピング（clipping）などの波形処理をして計数率特性を上げているが，これにもある程度限界がある。

シンチレーションカメラの総合的な計数能力の評価方法については，NEMA

Standards でも定められている。1980年版の中では，Performance Standards として最大計数率，20％損失計数率，Class Standards として入射計数-観測計数特性，75 kcps での固有空間分解能と視野均一性の評価方法が決められている[13]。最大計数率の測定は，20％ウィンドウで散乱線ができる限り少なくなるよう注意して，2 mCi の ^{99m}Tc を検出器に近づけていったときの最大計数率を観測する。20％損失計数率は，20％損失計数率の 1/2 から 20％損失計数率の範囲で，真の計数率 R と計測される計数率 R_0 には $R_0 = Re^{-R\tau}$ が成り立つと仮定して，2線源法により不感時間 τ を求め，20％損失計数率を計算する。入射計数-観測計数特性の測定方法は，検出器面から 1.5 m の位置に，厚さ 6 mm 以上の鉛製容器に入れた線源を置き，その容器に厚さ 2.5 mm の銅板数枚でふたをし，この銅板を1枚ずつ外しながら計数率を記録して求める。

また，1994 版では，20％損失の観測計数率と最大計数率を減衰線源法（decaying source method）により求め，入力計数率-観測計数率曲線を含めて Class Standards としている[15]。さらに，散乱線を含んだ場合の同測定方法も決められており，より臨床条件に近い散乱体を含んだ場合の性能評価も重要視されてきている。測定に当たって詳細は NEMA Standards を参照されたい。

3.5 SPECT

シンチレーションカメラは，ラジオアイソトープの体内分布を2次元画像としてとらえるところから始まった。2次元分布を3次元断層像としてとらえる試みは，1963年 Kuhl らによる対向型シンチスキャナに起源を発する[18]。それは X 線 CT の出現の10年近くも前にさかのぼる。シンチスキャナの検出器の直線運動と回転を組み合わせて投影データを得るもので，機構的にも初期の X 線 CT そのものであった。これが実用機になり得なかったのは，コンピュータの利用ができる時代ではなかったことと，昨今のような画像処理技術がなかったことと思われる。

X 線 CT の登場は，コンピュータ技術の発達とあいまって，核医学においても断層像への取組みを加速した。1970年代後半からは実用化が進み，1980年代は SPECT 装置が主流となった。この間，7ピンホールコリメータを装着して，検出器を回転せずに断層像を撮る方式も一時期行われたが，角度サンプリングの不足からおのずと限界があり，多くの普及には至らなかった[19]。最終的に現在も，シンチレーションカメラの検出器を回転する方式の SPECT 装置が主流である。

この SPECT に最も重要な性能は感度であり，感度を上げるために検出器を複数個配置したものが増えてきた。現在では検出器が2個のものが，その汎用性の高さから最も普及している。SPECT 専用機に近いものとして，検出器が3個，4個の装置もありそれぞれ特長をもっている。もちろん，感度をより高くするためには，被検者を取り囲むように，リング状に検出器を配置したリング型の SPECT

3.5 SPECT

装置が最もよいが，断層専用機であるために稼動台数は少ない。シンチレーションカメラの検出器を回転するSPECTの特長は，今まで行われてきたスタティック，ダイナミック，ホールボディなどのいわゆる2次元画像の検査もできることにある。その高い汎用性がSPECT装置の発展につながった大きな要因でもある。

このSPECT装置は，2次元の検出面を持つので，1回転のデータ収集で多層の断層像が得られる。したがって，後の画像処理により任意の断層面も再構築できる特長がある。最近のコンピュータ技術の進歩は目覚ましく，画像のフィルタ処理から再構成処理，3次元表示まで実用的な時間で処理が可能になり，ますますその利用が増えている。さらに定量性向上の方向に進みつつあり今後の発展が期待される。

さて，SPECTにおいては，感度が重要であることを先にも述べたが，収集時間の制約から，1方向（1フレーム）のデータ収集は，比較的短時間に終えなければならないため，データは統計変動（ノイズ）が多い。しかしながら，画像処理を加え断層像を再構成するためには，ある程度の計数値が必要である。ファントム実験による結果では，1画素の計数値は，少なくとも最大100カウント程度あることが望ましいことがわかっている。陽性像（目的部位にラジオアイソトープが特異的に集積する）の場合には，100カウント以下でもそれらしい画像が得られるが，信頼度は低いと考えなければならない。なぜならば100カウントでも統計変動分は$10(=\sqrt{100})$カウントもあるからである。

一方，SPECTの空間分解能は，基本的にシンチレーションカメラのシステム分解能と画素サイズで決まる。この画素サイズを小さくすると分解能は上がるが，逆に，1画素当りのγ線計数値が減少し，統計変動が増えて再構成断層像の画質を落とす。したがって，感度を上げて画素当りの計数値を増やすことで，分解能を上げられることになる。そのため最近の装置では，検出器を2個，3個と増やしたり，ファンビームコリメータを使って感度を上げる工夫をし，より小さな画素サイズでデータの収集ができるようにして，最終的にSPECTの分解能を上げている。

SPECTの分解能は，感度との兼ね合いから，収集マトリックス（画素サイズ）で決まる。特に，64×64マトリックスでは，1画素がおよそ8mmとなり，SPECTの分解能に大きく影響する。感度の高いファンビームコリメータを使って，128×128マトリックスで収集すると，1画素は4mmとなり，分解能の改善効果が大きい。

SPECTにおいては，通常のスタティックのような2次元的画像化と異なり，被検者の回りから収集した投影データから3次元像を再構成する。したがって，回転にまつわる機械的要因，視野不均一，検出器間感度差などによるアーチファクトが発生する。SEPECTの使用に当たっては，これらの要因と結果をよく理解しておくことが大切である[20),21),22)]。

ここでは，SPECTの基本的な性能にかかわる分解能，感度，アーチファクト，サンプリング数について概説する。

3.5.1 SPECT の分解能

通常のスタティックやホールボディ画像では，512×512 や 256×1 024 相当のマトリックス，すなわち 1 画素がおよそ 1〜2 mm の大きさであるが，SPECT の場合には，64×64 や 128×128 のマトリックス，画素サイズ 4〜8 mm が使われる。それは被検者の回りに検出器を回転して，180 度または 360 度方向から投影データを収集する必要があるために，1 方向当りの収集時間が，一般的に 20〜30 s，特殊な場合でも 60 s 以内と制限されるからである。全体の収集時間としては，30 min 前後が被検者を拘束できる時間の限界であることによる。

一方，SPECT の空間分解能 R_T は，システム分解能を R_S，画素サイズを R_M とすると，$R_T=\sqrt{(R_S{}^2+R_M{}^2)}$ となるので，この画素サイズによる分解能への影響は大きくなる。例えば，高分解能型のコリメータでは，システム分解能はおよそ 7 mm であるから，SPECT 分解能は 8〜11 mm になる。システム分解能に近い SPECT 分解能を得ようとすると，少なくとも 128×128 マトリックス相当のデータ収集が必要になる。従来は 64×64 マトリックスが，おもに用いられているが，その理由は検出器が 1 個の装置が多く使われており，1 方向のデータ収集にあまり時間がかけられないために，64×64 マトリックスの収集を行い，1 画素当りの計数値を確保する必要があったことと，データ処理装置の画像再構成までの処理速度が，十分速くなかったことによる。

近年は，検出器が少なくとも 2 個またはそれ以上の SPECT 装置が主流であり，さらに，ファンビームコリメータを使って，感度を 1.5〜2 倍に上げることもできるので，128×128 マトリックスでの収集が可能となっている。また，最近のワークステーション型のデータ処理装置は，処理速度が 1 桁以上速くなり，128×128 マトリックスの収集と処理が実質的に可能になったことから，SPECT の分解能は格段に向上した。もちろん，検査によっては，投与量が少ないものや取込みの少ない場合には，64×64 のマトリックスで行わなければならない収集もある。検査対象臓器が，有効視野の半分程度の小さい場合には，64×64 マトリックスでも 2 倍拡大収集することで，128×128 収集と同じ効果を得る。マトリックスと画素サイズをまとめたものを表 3.4 に示す。画素サイズは，有効視野の大きさによって変わるが，標準的な検出器の有効視野における画素サイズの値を示している。

この収集マトリックス（画素サイズ）は，検査目的や使用するコリメータによっても，最適化する必要がある。一般に，分解能を要求する検査では，高分解能型コリメータを使用する。このコリメータを使用したときのシステム分解能は，6〜8

表 3.4 マトリックスと画素サイズ

マトリックス	画素サイズ〔mm〕		
	拡大率×1	拡大率×1.5	拡大率×2
64×64	8	5.3	4
128×128	4	2.7	2

mm であり，画素サイズは 3〜4 mm 以下が必要である．したがって，収集マトリックスは，64×64 で 2 倍拡大収集か，または 128×128 で 1 倍収集が推奨される．感度を必要とするダイナミック収集では，高感度型コリメータが使われ，そのシステム分解能は 9〜11 mm であるので，画素サイズは 4.5〜5.5 mm が望まれる．このときの収集マトリックスは，64×64 の 1.5 倍が上限であるが，対象臓器が大きい場合には，1 倍収集でもやむをえない．

　SPECT の分解能測定についても，NEMA Standars で決められている[15]．1994 年版では，空気中での散乱線がない場合を，Performance Standards として，また水中での散乱線がある場合を，Class Standards として規定している．

　空気中での測定は，図 3.34 に示すように，三つの点線源のうち一つを回転中心に置いて，水平に空中に配置する．テーブルが間に入ると吸収，散乱の影響を受けるので，テーブル上に線源を置いてはならない．エネルギーウィンドウ 20 % で，計数率 20 kcps 以下の強さの ^{99m}Tc または ^{57}Co の点線源を，内径 1 mm のチューブで作成する．測定精度を確保するために，画素サイズは 2.5 mm 以下，サンプリング角度は 3 度以下のステップ回転モードで，回転半径 150 mm で収集する．収集は，各方向で 20 kc 以上計測する．収集データの回転中心の線源を中心に，三つの線源を含むように，トランスバース (transverse)，サジタル (sagittal)，コロナル (coronal) の各断層像を，おのおの 130 mm, 180 mm, 30 mm の幅を ramp filter を用いて filtered back projection 法で再構成する．得られた各断層面の三つの点状線源画像について，点広がり関数 PSF より，固有分解能の測定と同様に FWHM を求める．中心と周辺の 2 点について，おのおの必要な方向 X, Y, Z について計算する．

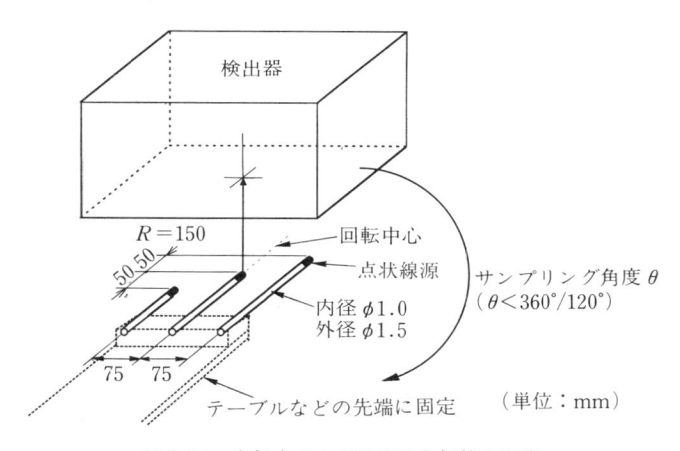

図 3.34　空気中での SPECT 分解能の測定

　つぎに，水中に線状線源を入れ，散乱線がある場合の分解能の測定方法を図 3.35 に示す．内径 200 mm，長さ 200 mm の円筒ファントムに水を満たし，その中心と中心から 75 mm 離れた位置でおのおの 90 度をなし，回転中心に平行に，線状線

図3.35 水中でのSPECT分解能の測定

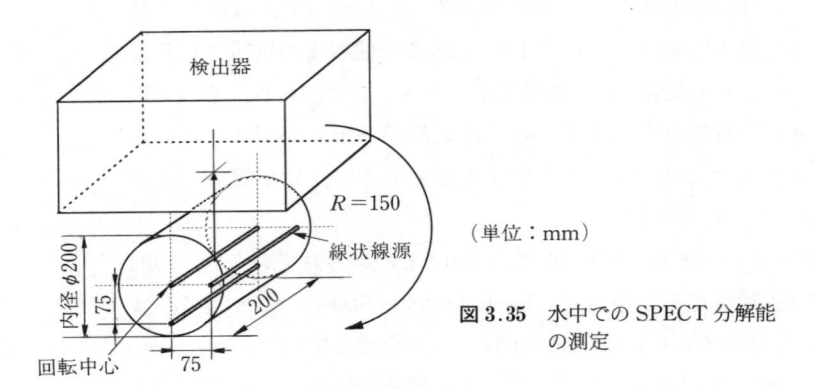

源を設置する。この線状線源は，エネルギーウィンドウ20%で，計数率20kcps以下の強さになるような^{99m}Tcまたは^{57}Coの線状線源を，内径1mmのチューブで3本作成する。収集条件の回転半径，画素サイズ，サンプリング角度は，空気中の測定と同様である。ただし，各方向の全計数値は，100kc以上とする。これは散乱により線広がり関数LSFに広がりが生じて，画素当りの最大計数値が下がり，データの信頼度が低下することを防ぐためである。収集したデータから，ファントムの中心とその両側40mmの位置のtransverse断層像（10mm幅）を空気中と同様に再構成し，その線広がり関数LSFより，分解能（FWHM）を求め平均する。

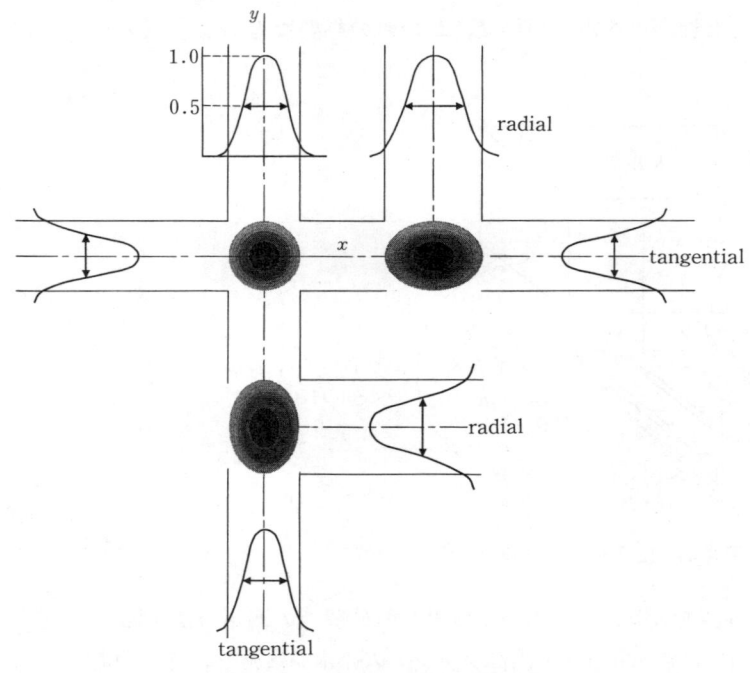

図3.36 散乱がある場合のSPECT分解能

周辺の線状線源像からは，図 3.36 に示すように radial，tangential として報告する。コリメータを装着したときのシステム分解能は，コリメータの幾何学的分解能に影響され，コリメータ表面と被検体，ここでは線状線源までの距離により変化する。したがって，図に示すように，コリメータ（検出器）から，つねに等距離にある回転中心に置かれた線状線源の断層像は，円形になるが，周辺に置かれた線状線源像は，距離の影響があり変形している。変形の形状は，サンプリング角度の粗さ（大きさ）にも影響を受ける。

3.5.2 SPECT の感度

シンチレーションカメラの感度は，3.4.5 感度の項で述べたように，単位放射能，単位時間当りの計数能力であり，1 μCi(kBq) の線源で，1 分間計測したときの計数値と定義され，cpm/μCi または cpm/kBq と表される。

SPECT の場合には，3 次元の断層像を対象に感度をとらえ，単位放射能，単位時間，単位容量，かつ断層面当りの計数能力をいう。システム容積感度（system volume sensitivity）と呼ばれ Class Standards として，NEMA でも評価方法が決められている[15]。図 3.37 に示すように，内径 200 mm，長さ 200 mm の円筒ファントムに，20 % ウィンドウで 10 kcps 程度の計数率になるような線源の強さの水溶液を満たす。感度測定であるので，正確な線源強度〔kBq/cm³〕と時間の測定が大切である。ファントムの中心を回転中心に一致させて設置し，回転半径 150 mm で円軌道の 360 度の SPECT 収集を行う。サンプリング数は 120 以上 128 以下で，各方向の計数値は，100 kc 程度となるまで収集する。このとき計数値に影響を与える補正がある場合には，それを外しておく。

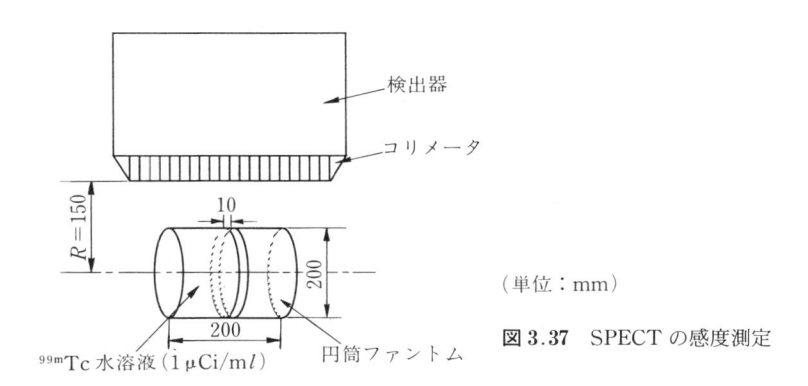

図 3.37 SPECT の感度測定

収集後，すべてのプロジェクションデータを加算し，全計数値〔cts〕を求め，すべての実収集時間〔min〕で割ることで，1 分当りの平均計数 A〔cts/min〕を求める。線源強度は，収集開始時の強度に対し，全収集時間の 1/2 の時間経過時の減衰した線源強度をもって平均の強度 B_c〔kBq/cm³〕とする。これは最初の線源強度から，経過時間と半減期により時間経過後の線源強度を計算する。これらの計

算から，システム容積感度 SVS＝A〔cts/min〕/B_c〔kBq/cm³〕が求まる。通常，このシステム容積感度は，回転軸方向の1 cmスライスの感度 VSAC（volume sensitivity per axial cm，単位スライス容積感度）で評価され，円筒ファントムの軸方向の長さ L〔cm〕で割って VSAC＝SVS/L で求まる。この1 cmスライスの容積感度 VSAC〔cts/min/kBq/cm²〕は，おのおのの核種とコリメータについて行われる。

3.5.3 アーチファクト

SPECTは，被検者の回りに検出器を回転して，各方向から投影データを収集した後，断層像を再構成する。このとき，通常のスタティック像では，見掛け上あまり識別できない数％の視野不均一も，再構成画像では強調されて，リング状のアーチファクトとなって現れる。したがって，視野均一性も重要な性能である。最新の装置では，均一補正機能によって2～3％の性能をもっているので，臨床条件では統計変動分以下となり，表面に出てこないが，ファントム実験のように，十分に時間をかけて統計変動（ノイズ）を1％以下に抑えたデータでも，リング状のアーチファクトが観察される（**図 3.38**）。一般に，リング状アーチファクトを生ずる原因となる視野均一度は，サイノグラム上で，縦筋の有無で容易に確認できるので，日常の点検項目に入れておくとよい。視野均一性の補正データ収集は，比較的短時間にできるので，特に，SPECTに使用する核種に対しては，定期的に補正データの収集と評価をすることが推奨される。

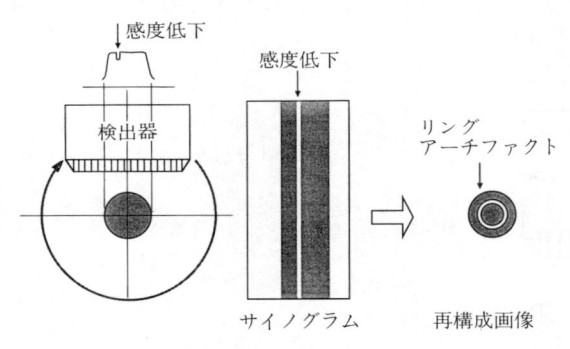

図 3.38 感度不均一によるアーチファクト

SPECTに関するアーチファクトとしては，回転中心ずれに起因するものがある。このずれとは，検出器の視野の中心と回転中心とのずれをいい，このずれがSPECTの再構成画像のぼけとなって現れ，ずれ量がさらに大きくなると，画像上にアーチファクトを生ずる。**図 3.39**に示すように，中心ずれが1画素を超えると，点状の線源は，再構成画像ではリング状になってしまう。この中心ずれは，基本的には0がよいが，0.5画素以下を一つの基準値としている。これは，リングアーチファクトが生じる1画素以上のずれの1/2以下に抑えるためである。

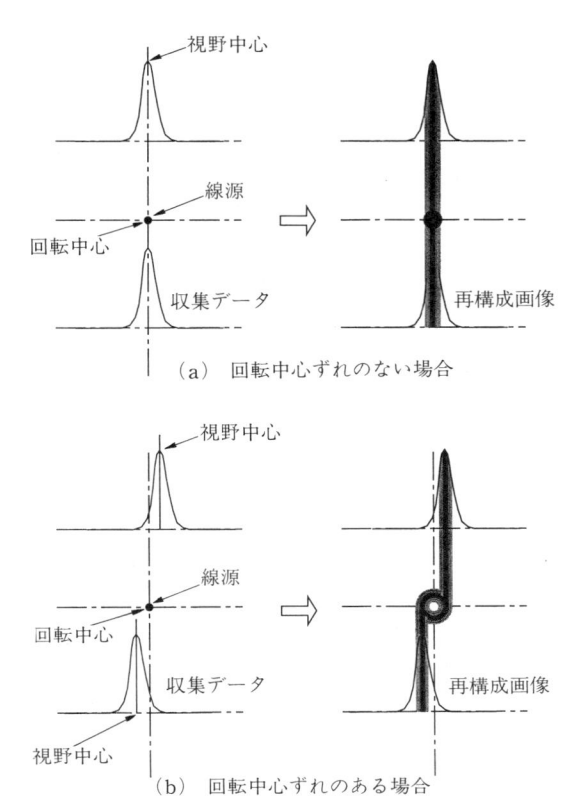

図 3.39 回転中心ずれによるアーチファクト

　中心ずれ量の測定は，点線源を回転中心付近に置き，360度方向からSPECT収集を行い，収集された点線源画像の中心（カウント重心）を計算し，視野中心と回転中心のずれを求める。x方向のずれは，カウント重心の軌跡とsin近似曲線との差から求める。回転中心に対して常に一定のずれ量は，検出器自体の機械的中心と，視野の電気的中心の回転中心とのずれによる。回転角度によって変化するずれ量は，検出器支持機構の機械的なたわみやガタにより，不規則または不連続に現れる。したがって，この回転中心ずれ補正は，各角度ごとにその補正データをあらかじめ作っておき，実時間で補正するほうがよい。特に，128×128マトリックスのように，1画素が4mm程度と小さい場合には，各角度ごとの補正は必要である。

　y方向のずれは，回転軸方向と検出器のy方向の平行度による。回転軸は，水平になるように設置されるので，検出器支持機構のたわみなど機械的要因で，検出器が水平でないことによりy方向のずれが生ずる。このy方向の単純な位置ずれは，補正できるが，回転軸に直角な断層面の傾きの補正は難しい（**図3.40**）。最新の補正技術により，かなりの部分について補正は可能であるが，ずれ量の経年変化などにより，補正データの更新が必要になるので，元来ずれの少ないことが大事なことである。

80   3. 核医学画像処理装置

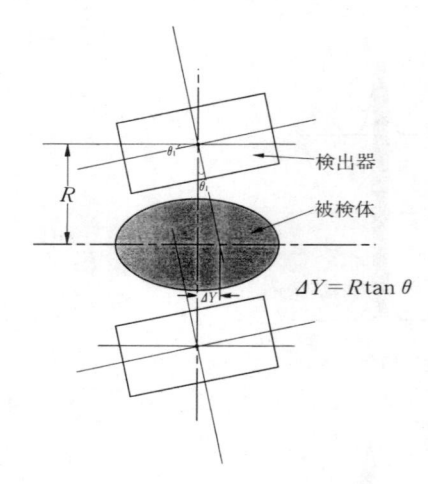

図3.40 断層面の傾き

最近のシンチレーションカメラは，2個の検出器を持つものが主流である。さらに，SPECT専用機になると，3個，4個の検出器を備えている。このような装置では，検出器間の感度補正が必要になる。例えば，2個の検出器をもつ装置で，同一の入射 γ 線量に対し，計数される γ 線量はまったく同一にはならない。これは，

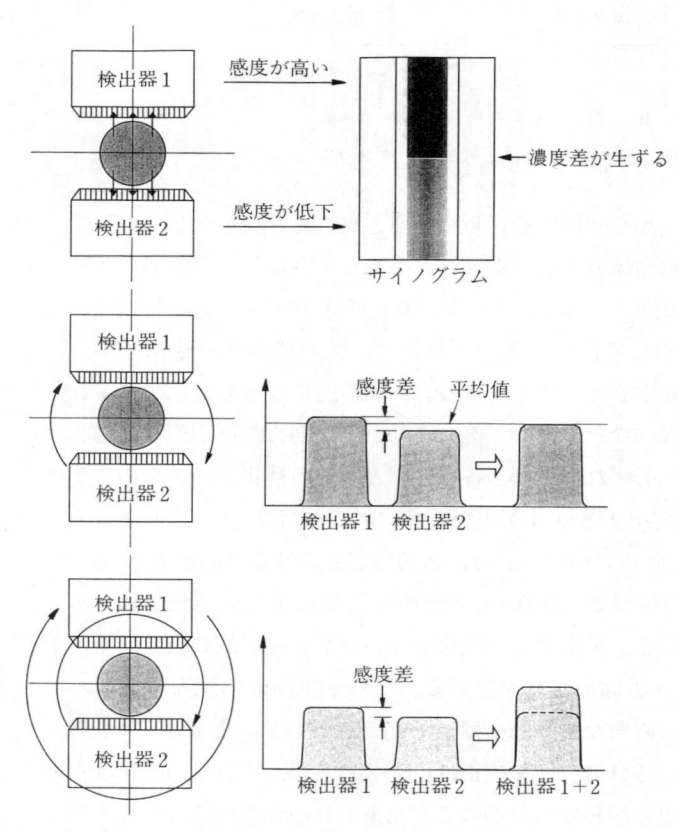

図3.41 検出器間感度差と補正

検出器およびそれ以降の回路系の特性の違いによって，数％の相違が生じている。その感度の違いのある装置でSPECTを行うと，図3.41に示すように，二つの検出器の感度差により，サイノグラム上で検出器間の濃度差が見られ，再構成後の断層像にも濃度差が生じる。これは，対向する二つの検出器で180度ずつ回転し，360度方向のデータを得た例を示す。この感度差を補正するために，均一補正データの収集時に，個々の検出器内の不均一を補正する補正データを作るとともに，検出器間の感度差を調べ，その感度差を合わせ込む補正も加える。これにより，検出器間感度差を補正することができる。検出器間感度補正機能のない装置では，おのおのの検出器を360度回転して，二つの検出器のデータを加算すればよい。

3.5.4　サンプリング数

SPECTの場合には，被検者の回りに検出器を回転してデータを取り込むが，そのときの画素サイズ a〔mm〕と，サンプリング数（プロジェクション数）N にはつぎのような関係がある[23]。

$$N = \frac{\pi D}{2a} \tag{3.18}$$

ここで，D〔mm〕は，視野（被写体）の直径である。

この式の物理的な意味合いは，図3.42に示すように，サンプリングが最も粗い被写体の最外周（πD）で，少なくとも2個の画素でサンプリングすべきということである。すなわち，サンプリング数が N のとき，最外周（πD）は N 等分され，サンプリング角度 θ は，$360/N$ となる。この N 等分された円弧の長さ l〔mm〕の 1/2 にほぼ等しい長さを，1画素サイズとするような収集マトリックスで収集すべきことを示している。サンプリングがこれよりも粗いと，画素サイズ a〔mm〕の細かさで収集をする意味がなく，逆にサンプリングをこれよりも細かくしても，画素サイズ a〔mm〕では，微細なサンプリングの効果がないことを示している。

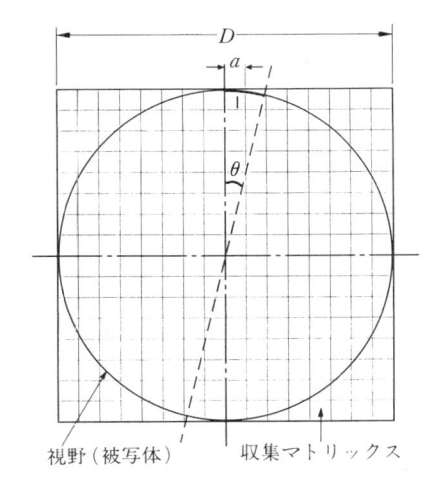

図3.42　サンプリング数と画素サイズ

具体的な例を，頭部と腹部について**表3.5**に示す。頭部の外径を200mmとして，収集倍率を2倍とすると，64×64マトリックスでは，画素サイズは4mmとなり，128×128マトリックスでは，画素サイズは2mmとなる。式（3.18）より，最適なサンプリング数を計算すると，おのおの79，157となる。腹部の外径を400mmとして同様に計算すると，サンプリング数は，おのおの79，157となる。収集マトリックスとしては，64×64または128×128が一般的に使われるのが，サンプリング数（プロジェクション数）は任意に設定できない装置もある。その場合は，最適サンプリング数に近い数を選択すればよい。

表3.5 最適サンプリング数

部位	被写体の大きさ〔φmm〕	収集倍率	マトリックス	画素サイズ〔mm〕	最適サンプリング数 (N)
頭部	200	×2	64	4	79
			128	2	157
胸部	400	×1	64	8	79
			128	4	157

3.5.5 吸収補正

被検者に投与されたラジオアイソトープから放射されるγ線は，被検者自身の体の中で吸収を受ける。体内では同時に散乱も生じている。体内で吸収されずに体外に出てきたγ線が，コリメータを通過してシンチレータに入射し，体内のラジオアイソトープの分布情報としてとらえられる。散乱してエネルギーが大きく減弱したγ線は，波高分析で除かれるが，エネルギーの減弱の少ない1次散乱線は，エネルギーウィンドウ内に入ってくる。このように吸収，散乱によって，体内のラジオアイソトープの分布状態は，つねに正しく得られているとはいい難い。体内での吸収，散乱にかかわる相互作用である光電効果，コンプトン効果は，γ線のエネルギーや体内の物質の密度分布に依存している。

γ線が減弱係数 μ〔cm^{-1}〕の物質を厚さ t〔cm〕通過するときに受ける減弱は，次式で表される。

$$I = I_0 e^{-\mu t} \tag{3.19}$$

ここで，I_0 は入射γ線の光子数，I は減弱後の光子数である（**図3.43**）。減弱係数は，光電効果，コンプトン効果，電子対生成のおのおのの減弱係数の和である。

核医学で通常用いられる核種のエネルギー範囲70～400keVでは，光電効果とコンプトン効果によって減弱が起こるが，減弱の主体は光電効果である。減弱係数は，γ線のエネルギーによって変わり，一般にエネルギーが高いほど減弱係数は小さくなる。また，光電効果は物質の密度によって異なり，密度が高いほど減弱係数は大きい。一方，コンプトン効果は，物質の密度にあまり影響されず，ほぼ一定である。

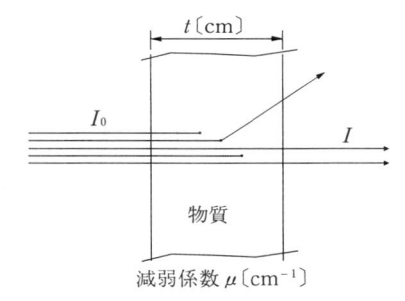

図 3.43 γ 線の減弱

　さて，人体の厚さは部位によって異なるが，大きい人では 40 cm もまれではない。人体を水の減弱係数で代表して体内の減弱を試算すると，例えばよく使われる ^{99m}Tc の 140 keV の γ 線は，人体の 10 cm 深さから体外に出てくるものは 1/5 に過ぎない。4/5 は体内で吸収されてしまう。したがって，体表面に近い線源から放射される γ 線ほど内部吸収が少なく，多くの γ 線が検出器に入射して画像情報として得られる。SPECT の断層面における減衰（吸収）補正の必要性がここにある。

　さらに複雑なのは，体内の物質の密度分布であるが，普通は人体をおもに水と見なし，体内は密度が均一として取り扱っている。この減弱係数を一定の吸収体と見なした吸収補正法として，Sorenson[23]，Chang[24),25]，田中[26] らの方法がある。これらの手法は，1 次の定量性改善には役立つが，人体を均一の吸収体と見なすところに限界がある。

　Sorenson 法は pre-correction 法とも呼ばれ，対向する投影データの幾何平均をとり，体厚と減弱係数による補正 $\mu l/(1-e^{-\mu l})$ を乗算し，FBP (filtered back projection) するものである。ここで，l は体厚に基づく γ 線の減衰距離，μ は減弱係数である。これはあくまで均一吸収体とラジオアイソトープの均一分布が条件であり，実際の体内の吸収体と分布には正確には当てはまらない。

　平均をとることから補正自体は極端でない反面，体輪郭に対する補正感度が低く，特に中央部でのコントラストも落ちる。計算時間が短く対向データが得られた後に再構成処理ができるので，初期のころは多用された。

　Chang 法は post-correction 法とも呼ばれ，再構成後の断層像に対して，体輪郭と減弱係数から求めた補正値を掛けて補正する。補正値は断面の各点についてマトリックスとして持っており，それぞれの点は，各投影方向について減衰距離と減弱係数から求めた平均の γ 線透過率の逆数である。Sorenson 法と比べコントラストの低下がなく，小さなコールドスポットもよく描出されるが，集積部周辺での補正の強調と中央部での盛上りがある。この方法も，体内の減弱係数を一定と見なして補正値を計算するが，透過型 CT で体内の減弱係数分布がわかれば，より正確に補正データを作ることができる。かつては再構成後の処理であり，時間もかかることから敬遠された時期もあったが，CPU の進歩により画像処理時間が速くなったこ

とで，現在でも多く使われている。Sorenson 法も Chang 法も減衰距離 l で補正するので，この l を正確に求めることが重要であり，楕円に近似して設定する方式から画像処理して自動的に体輪郭を抽出する方式までいろいろな方法が提案され実用化されている。

田中らの開発した WBP 法（weighted back projection）は，荷重逆投影法であり，基本的に体内の吸収の影響により得られる投影データは，検出器に近い側の情報を多く持っていることに注目し，それに大きな重みを掛けて再構成するものである。つまり反対側の投影データに含まれる散乱線や統計変動（ノイズ）の影響の少ない画像が得られることになる。この方法の特徴は，最初に計測された投影データ $P_0(x)$ に $\exp(\mu l)$ を掛けて，座標原点に対し規格化した投影データ $P_n(x)$ を作り，体輪郭に無関係とするところにある。ここで，l は体輪郭の $P_0(x)$ における y 座標である。後に，RPC 法（radial post correction）を提案し，荷重逆投影にかかる時間を短縮する手法として，被写体の大きさに依存しない工夫をしている。いずれにしても両法とも補正ひずみの少ないコントラストのよい画像を得ている。

以上のような体内の吸収分布が一定と見なした補正には，おのずと限界があり，最近では体内の吸収分布を外部線源を用いた透過データより求め，これをもとに，より正確な吸収補正の試みが進んでいる。特に，吸収補正が重要な部位は，減弱係数が大きく異なる胸部であり，心筋の SPECT においては，定量性の向上に期待が寄せられている。心筋の SPECT 検査では，ほとんど空気で占められている γ 線透過の大きい肺と吸収の大きい脊椎では，減弱係数が 1 桁異なるため，その補正効果は大きい。

透過型 CT は，一般に TCT（transmission computed tomography）と呼ばれているが，検出器に対向して外部線状線源を配置し，その線源から照射される γ 線が被検者を透過して検出器に入射する γ 線をとらえ，体内の吸収分布を求めるものである[27),28)]。外部線源には ^{153}Gd の 100 keV が提案されている。半減期がおよそ 241 日と比較的長く実用的である。また心筋 SPECT に使われる ^{201}Tl の 71 keV より高いエネルギーを持ち，フォトピークの分離にも適している。その他の線源としては ^{139}Ce が試されている。これは 166 keV のエネルギーピークを持ち半減期が 138 日であり，例えば ^{99m}Tc の 140 keV との分離ができる特長がある。線状線源の配置には検出器に対して固定しているものと検出器に対し走査する構造のものがある。

図 3.44 は，線源を走査する方式の概略図である。走査機構によって線源は被検者の上を走査される。散乱線の影響を減らすため，γ 線は細いビーム状に絞られ，線源と同期して移動する幅数 cm の収集ウィンドウのみで TCT データを収集する。収集ウィンドウ以外の領域では，放射型 CT（emission CT）の画像が同時に取り込まれる。線源は 7.4 GBq（200 mCi）程度が使われる。

図 3.45 に線源を複数個使った照射例を示す。複数の線源を固定して配置し，一

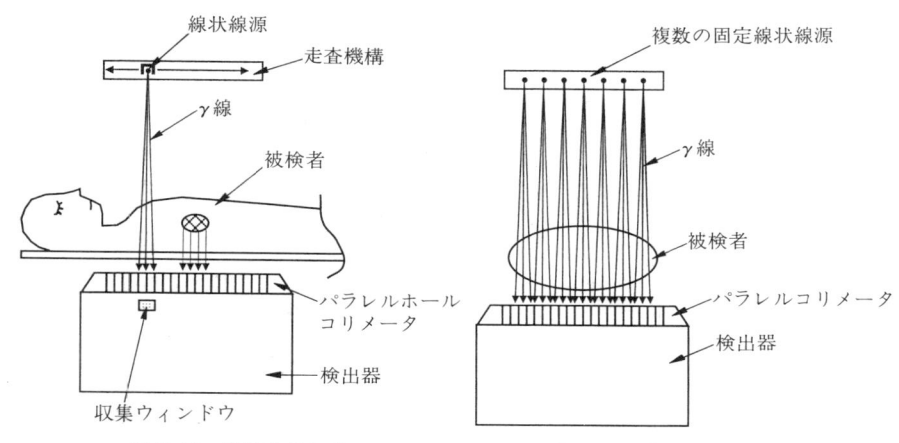

図 3.44 線源走査方式

図 3.45 複数線源固定方式

度に全身を照射する。ECTは同時に行わないので，散乱やクロストークの影響はないが，TCT収集の時間だけ余計にかかる。体厚の大きい体の中心付近には強い線源を使い，減衰して弱くなった線源は，体側部の体厚の薄いところに使用するなどの使い分けができる。

図3.46は，線源を1本，ファンビームコリメータの焦点近傍に配置し，一度に全身を照射して，短時間にTCTデータが得られるように改良されたものである[29),30)]。線源の照射口には，スライス方向に開口しているスリットコリメータが付けられており，散乱線の影響を低減している。ファンビームコリメータの焦点付近に線源を置くことで，原理的に数倍の感度向上が図れ，短時間のTCT収集が可能である。TCTデータより体内の吸収係数分布を求め，再構成アルゴリズムML-EM (maximum likelihood expectation maximization) などを用いて吸収補正と再構成を行う。

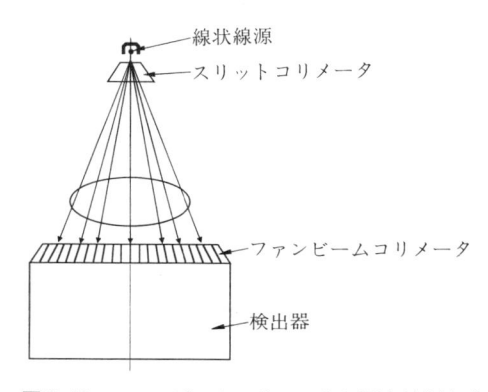

図 3.46 ファンビームコリメータと固定線源方式

これらの方法の試みは以前より提案されていたが，ML-EMアルゴリズムは処理時間がかかるため，十分普及するには至らなかった。しかし，近年のコンピュータ技術の進歩は，医療器の応用に限らず急速に進んでおり，最新のワークステーシ

ョンでは，これらの演算処理が実用的な時間で可能となってきたため見直されつつある。

X線CTのデータより吸収分布を求め，吸収補正に利用するアイディアは古くからあるが，1スライスだけのデータでは，実際のSPECTにおけるマルチスライスへの応用は実用的でないが，今後X線CTのマルチスライスが一般的になれば，その応用の可能性が高い。

3.5.6 散 乱 補 正

γ線は，物質との相互作用であるコンプトン効果によって，主として最外殻電子または自由電子にエネルギーの一部を与える。γ線自身は，エネルギーが減少し，方向を変えられて散乱する。散乱γ線の散乱角度は，クライン-仁科の式から求められる。

$$\theta = \cos^{-1}\frac{1+(E_s-E_i)}{1.96 E_s E_i} \tag{3.20}$$

ここで，E_i は入射光子のエネルギー，E_s は散乱光子のエネルギー，θ は散乱角である（図3.47）。この式からいえることは，(E_s-E_i) が0に近い，すなわち散乱光子のエネルギーが入射光子のそれに近いということは，散乱角 θ は0に近いということである。そのようなγ線は，散乱しても散乱による方向の変化が少ないので，最初のγ線の放射位置からあまりずれていないため，放射線源の分布情報としては有効である。一般に，エネルギーが高いほど前方散乱が多くなる。

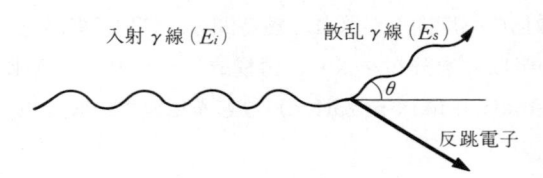

図3.47　コンプトン効果

人体の内部での散乱のほか，コリメータ，NaI(Tl)シンチレータ内部でも散乱が生じており，かつ散乱は1回でなく複数回生ずるため，その補正には難しさがある。人体で複数回散乱したγ線は，そのエネルギーを減少してシンチレータに入射すると，エネルギーウィンドウからは外れるので，計数からは除外される。しかし，1次散乱線はフォトピーク内に混入してくるので，エネルギー分解能の良否，エネルギーウィンドウの設定の仕方により，取り込まれる散乱線の量は大きく影響する。エネルギー損失の少ない散乱角の小さな前方散乱は，位置情報が多少ずれているが，画像を構成する分布情報としては有効である。これが今まで散乱線補正なしに，それなりの画像情報が得られてきた由縁である。

コリメータは一般に鉛で作られており，140keV程度の低エネルギー領域では，コンプトン効果は光電効果の1/10程度であるが，400keVではコンプトン効果は

光電効果の1/2倍程度になる。コリメータは，シンチレータに入射するγ線の方向を制限する一種のフィルタであり，コリメータと相互作用を起こすγ線は，コリメータ穴に対して斜めに入射するγ線が主である。この斜めに入射するγ線を1〜5％以下に遮へいするよう鉛厚をもたせているので，コリメータによる散乱線の画像への影響は比較的少ない。

シンチレータ内においては，140 keVの低エネルギー領域では，コンプトン効果は光電効果の1/3程度であるが，400 keVでは3倍と逆転する。シンチレータ内でも複数回の散乱を生じ，その過程で光電効果を起こしてすべてのエネルギーを失うことも起こる。これはシンチレータが大きく，厚いほど確率が高くなる。このとき各コンプトン効果と光電効果で生ずる発光の総和は，最初に光電効果を起こした場合と同様なエネルギー波高となる。したがって，エネルギーウィンドウ内に取り込まれるγ線の数としては増えるが，何回か散乱を起こしているのでγ線の入射位置情報としては正確でなく，空間分解能を落とし画像ぼけを生ずる要因となる。

人体をほとんど水として考えると，通常よく使われる ^{99m}Tc の 140 keV に対して，減弱係数は $0.15\,cm^{-1}$ と，NaI(Tl)シンチレータの1/15，鉛の1/150程度であり透過しやすい。しかし人体の厚さは30〜40 cmもあり，人体の内部より出てくるγ線は，複数の散乱を起こしている確率が高く，これが画像を悪くする大きな要因である。人体はその方向により厚さが異なり，正確にいえば減弱係数も一定でないので，特にSPECTのように体の各方向から収集される投影データは，その方向ごとさらには画素ごとに散乱線の量が異なっている。それは放射線源の位置と散乱体の厚さが方向によって異なるので，エネルギースペクトルも変化し，一定のウィンドウ内に入り込む散乱線の比率が変わるためである。したがって，定量性を求めるならば各方向，各画素ごとに散乱線の補正が必要になる。

この散乱線の補正は，古くからいろいろな手法で試みがなされているが[31),32),33)]，上述のように散乱そのものが複雑で，原理的に難しさがある。基本的には散乱線のエネルギーウィンドウ内への混入を減らし，最初から散乱線を取り込まないことが重要であり，エネルギー分解能が高いことが要求される。エネルギー分解能の高い装置は，フォトピーク内に混入する散乱線の比率が少ないので，散乱線成分の少ない明瞭な画像が得られることになる。

散乱線のエネルギーはそのγ線のピークエネルギー値より必ず低いほうに減少しているので，エネルギーウィンドウをフォトピークより高めに設定することで，散乱線の取込みを減らすことができる。この方法はコントラストの改善を認めるが，計数自体を減らすことになり，エネルギーウィンドウの設定を極端に高いほうにシフトすると，統計変動（ノイズ）の多い画像となってしまう。エネルギー損失の少ない散乱線は，散乱角が小さいので，もともとのγ線放出位置に近い位置信号を持っており，画像データとしては有効であることから，ウィンドウシフトでこの1次散乱線を除くことは，見掛け上画像を粗くする。また，この方法は，フォト

ピークに対してエネルギーウィンドウをシフトして設定するので，視野均一性が悪くなるため，あらかじめシフトしたウィンドウで均一補正データを収集しておく必要がある．しかしながら，最近のエネルギー分解能が9〜10％の装置では，フォトピークが先鋭にとらえられるので，エネルギーウィンドウのシフトに対しエネルギー弁別感度が高く，シフト量の設定と再現性が難しく，むしろエネルギーウィンドウそのものをエネルギー分解能に合わせて狭めたほうがよい．

フォトピークのγ線を取り込むメインのエネルギーウィンドウとは別に，サブウィンドウを設定して散乱線成分を推定し，積極的に引算する手法も提案されている．1980年代中ごろに提案された2ウィンドウ方式は，エネルギーウィンドウを2種類設定し，2核種同時収集ができる機能が必要で，図3.48に示すように，コンプトン領域にサブウィンドウを設け，散乱線データを同時に取り込み，この散乱線データのある一定の比率（K）でメインウィンドウ内に散乱線が混入すると仮定して，メインウィンドウのデータから引算する方法である[34]．その引算する比率（K）は実験的に求められた．この方法は，フォトピークに設定したメインウィンドウに含まれる散乱線は1次散乱が主であるのに対し，サブウィンドウに含まれる散乱線は2次散乱が増えてくるので，正しい補正とはいえず，おのずと限界がある．メインウィンドウで取り込まれたγ線の中から，散乱線と推定される数だけを単純に引算したものである．

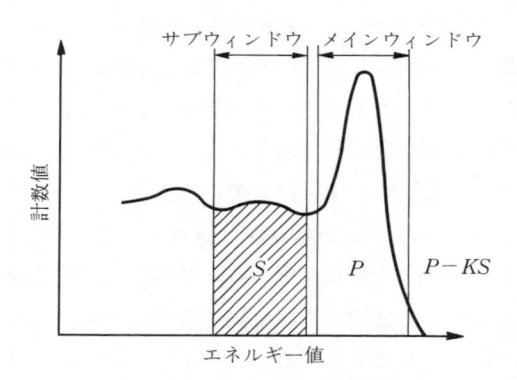

図3.48　2ウィンドウ散乱線補正

つぎに，メインウィンドウの両側に散乱線データを取り込むためのサブウィンドウを二つ設け，このサブウィンドウの散乱線データより，メインウィンドウ内の散乱線成分を台形または楕円形に近似して，メインウィンドウデータから引算する3ウィンドウの手法が提案され実用化されている[35]．この方法は，2ウィンドウ方式より高い精度の補正が可能であるとの評価から利用が増えてきている．図3.49にその例を示す．この方式はサブウィンドウをメインウィンドウの両側に近接して設定し，メインウィンドウ内の散乱線にできるだけ近い情報を得ようとしている．また，ウィンドウ数が多く設定できる装置では，複数ピークの同時収集に対しても応用ができ，例えばクロストークの補正も可能であるといわれている．ただ，この方

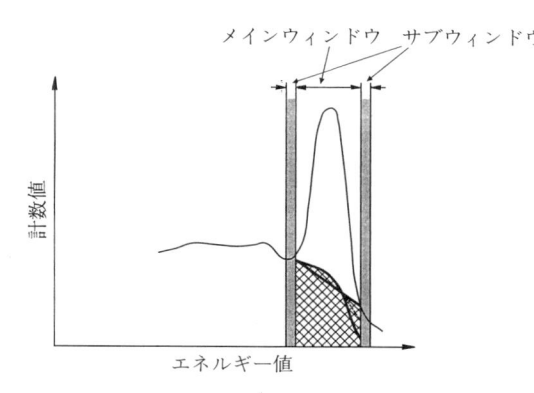

図3.49 3ウィンドウ散乱線補正

式でもフォトピークを形成するγ線の中で，真のフォトピークか散乱線成分かを識別できないため，計数値の数そのものは補正されるが，真の補正とはいい切れない。しかし，数の補正ができるという意味では，濃度の異なる線源を用いて濃度直線性を評価した実験においては，非常によい結果が得られている。その理由の一つは，メインウィンドウの両側に設けた狭いサブウィンドウで，メインウィンドウ内の散乱線成分をより正確にとらえようとしていることによる。一方，狭いサブウィンドウに取り込まれるγ線数は，非常に少ないため，統計変動（ノイズ）が多いことに考慮が必要である。

その他の手法として，あらかじめ散乱線によるLSFを求めておき，これをもとにデコンボリューションを行う方法も提案されている[36],[37]。この方法の限界は，実際の人体では，線源の位置や散乱体の厚さが各方向によって異なるので，特定の条件でのLSFだけでは正確な補正ができないことである。しかしながら，それらしい補正結果が得られるのは，前述したように，エネルギー損失の少ない散乱線は散乱角が小さいので，放射線源の位置からの変化が少ないため，エネルギーウィンドウを通って画像上に現れる散乱線は，放射線源の近傍ほど強いからである。すなわち，散乱の影響は，放射線源位置から遠く離れた位置で生ずるほど，アーチファクトとして問題となるが，複数回の散乱を起こしたり散乱角が大きくエネルギーの損失が大きい不要なγ線は，エネルギーウィンドウで選別削除されるので，画像上には現れてこないということである。

散乱線補正は，体内での複雑な放射線源分布と，その複雑な散乱体と散乱過程から補正そのものが難しさを持っている。しかしながら，定量化を進めるうえで重要な処理であり，特に外部線源を用いて被検体を照射し，吸収補正データを同時に収集する場合には，外部線源による散乱線の影響を除去するために必須となる。今後も，さらにこの分野の研究が推進され，精度の高い補正が期待される。

4 核医学データ処理装置

4.1 はじめに

　核医学診断装置は，被検者より放射されるγ線を1個ずつ計数し画像化している。シンチスキャナの画像化の始まりは，検出器で1個のγ線が検出されたとき連動して動く打点記録装置で1個の点として打点記録し，その点の集まりにより画像を得た。フィルムへの記録では，打点の代わりに光源をパルス状に光らせてフィルム上に記録した。シンチレーションカメラも，γ線が1個検出されるごとにCRT上の対応する位置に輝点を光らせ，その輝点によりフィルム上に輝点の集積を形成して画像を作っており原理的には同じである。γ線を1個ずつ計測し記録・画像化する核医学の情報そのものは基本的にディジタルである。また，核医学は微量の放射性医薬品を投与し，その体内での動きや分布を調べて診断するものであり，単なる画像情報にとどまらず時間的な変化や取込みの度合いを数値として把握する必要がある。

　このような背景から，他のモダリティに先駆けて1960年代よりコンピュータを使った核医学データ処理が始められた。1970年代に入るとCPUメモリ4KW（キロワード）のミニコンピュータを使った核医学データ処理が本格化した[1]。半導体メモリのない時代でありCPUの処理能力から32×32マトリックスのデータ処理が限度であったが，関心領域の計数値を求めたりスムージング処理や微分処理，立体表示など，現在でも通用する処理が行われ画像情報の中から診断に必要な情報を取り出すことができた。

　その後マイクロプロセッサの出現でコンピュータの概念が一変し，人々の生活までも変えてしまったことはここであえて述べるつもりはない。コンピュータ関連技術の進歩は目覚ましく，核医学データ処理装置においてもその応用により処理能力は飛躍的に向上した。アナログ型シンチレーションカメラの時代に始まった核医学データ処理装置には，必ずA-D変換器とデータ収集，表示機能が必要であったため，専用の核医学データ処理装置が作られたが，現在ではシンチレーションカメラ自体がディジタル化され，カメラ側にディジタルデータとして収集されており，さらに科学技術計算や画像処理用の超高速なワークステーションがコンピュータ専門メーカより製品化されているので，核医学データ処理装置といえばこのワークステ

ーションに解析処理ソフトを搭載したものを指す。ちなみに最近の装置はCPUメモリが標準でも128 MBと10^4倍にも達し，処理速度はかつて20分を要した処理が1秒以下となり，3次元表示（3D）などの大容量データの処理もルーチンでの使用が可能となってきている。ここでは，核医学データ処理装置の基本構成と基本処理について概説する。

4.2 核医学データ処理装置の構成

　核医学専用のデータ処理装置は，ミニコンピュータを用いて1970年初頭から本格的に始まったことは先に述べたが，その構成はシンチレーションカメラの構成の変化，コンピュータの技術革新によって大きく変化してきた。

　図 4.1に比較的古いが，理解しやすい基本的な構成を示す。CPUは当初ミニコンピュータの利用から始まったが，その後70年代の後半からは，マイクロコンピュータも使われた。図中破線で囲まれた部分がデータ処理装置の構成である。シンチレーションカメラから出力されたデータを受けるカメラインタフェース，データ収集回路，A–D変換回路，表示回路などは，核医学データ処理の専用回路として作られている。それらはコンピュータ関連LSIとして，同時に進歩を遂げた高密度高速メモリICや各種論理演算素子が使われ，核医学データの収集と表示に最適化された専用の構成となっている。

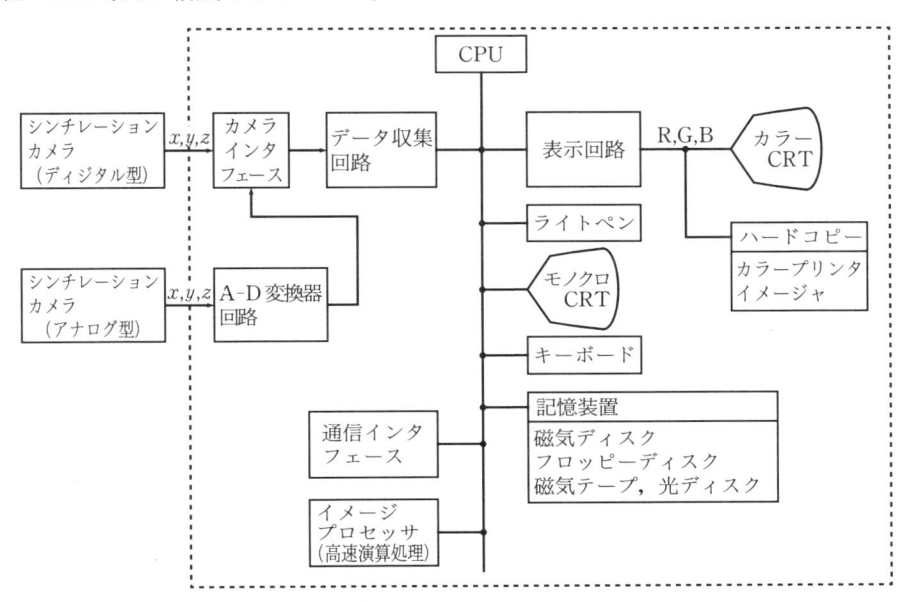

図 4.1　データ処理装置の構成例（旧型）

　アナログ型のシンチレーションカメラとの接続は，A–D変換回路を介して行われる。アナログの電圧で入力される位置信号x, yは，タイミング信号zでA–D変換され，ディジタル化されてカメラインタフェースを通してデータ収集回路へ送ら

れる。

図4.2に画素とA-D変換ビット数の関係を示す。A-D変換器は当初8ビットが用いられたが，視野（FOV：field of view）は38cm程度であり1ビット（画素）は1.4mmほどであった。実際にはコンピュータの演算速度が遅かったことも起因し，データ処理は上位6ビットを使って64×64マトリックスで行われた。その後の有効視野の拡大，空間分解能の向上から1画素1mm以下とするため，10ビット以上のA-D変換器が使われている。実際にはA-D変換器の変換精度を上げる目的で，12ビット以上の変換器の上位10ビットを使用するなどの工夫をしている。これにより高精細なスタティック像が収集できる。しかしながら，データ処理を行うダイナミックデータやSPECTデータは，現在でも7ビット（128×128マトリックス）が最大である。これはマトリックスを大きくし画素を小さくし過ぎると，1画素当りのカウント数が減り，統計的にデータの信頼度が低下してしまうからである。A-D変換器の変換時間がシンチレーションカメラのデッドタイムより長い場合，変換中につぎの信号が入力され数え落としと同じ結果となるので，A-D変換器の選定には注意を要す。

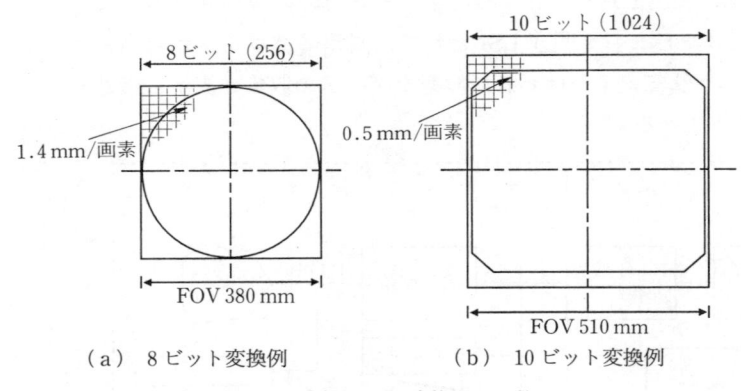

（a） 8ビット変換例　　　（b） 10ビット変換例

図4.2 画素とA-D変換ビット数

データ収集回路では3.3.2データの収集の項で詳述されている各種収集が行われる。特にデータ処理解析の必要なダイナミック収集やSPECT収集，リスト収集がこの回路で行われる。最近ではこのデータ収集回路は，シンチレーションカメラ側に装備されており，データ処理装置には装備されていないものが多い。ディジタル型のシンチレーションカメラでも収集機能のない装置では，ディジタルのx,y信号はカメラインタフェースを通してデータ収集回路に送られる。

表示回路は収集されたデータの表示，解析処理結果の画像，グラフ，コメントなどのカラーCRTへの表示を制御する回路で，その出力はカラープリンタやレーザイメージャに出力され紙やフィルムに記録される。その主たる構成は，表示用メモリとRGBカラーコード変換テーブル，D-A変換器，表示全体をコントロールする表示制御回路からなる。

記憶装置としてはプログラムおよびデータの一時保管として磁気ディスクが装備されている。数 MB の容量の磁気ディスクから始められたが，コンピュータ関連技術の進歩により，現在では数 GB と 1 000 倍以上の容量を持っている。データの保管として 2 400 ft の 800 または 1 600 bpi（bit per inch）のオープン型磁気テープや 2.6 GB の光ディスクが使われた。磁気テープは書込みや読出しのアクセスが遅いため，後に大容量でアクセスの速い光ディスクが一時使われたが，光ディスクは書換えができないため，つぎに書換え可能な光磁気ディスク（600 MB〜2.6 GB）に取って代わられている。SPECT の画像再構成など大容量のデータを扱うようになると，16 bit のミニコンピュータでは処理能力に限界があり，イメージプロセッサを付加して高速演算処理が行われた。これによりおよそ 1 桁の高速化が図れた。また，他の CPU との通信のため専用の通信インタフェースが付けられている。

図 4.3 に最新のデータ処理装置の構成例を示す。破線で示す部分がデータ処理装置の構成であり，CPU，表示回路，カラー CRT，記憶装置，インタフェースを含んだ標準のいわゆるワークステーションを採用している。このような変化は核医学のデータ容量が多くなるとともに複雑な処理を行うようになり，特に高速な処理速度が要求されてきたことが一因である。また核医学装置メーカが核医学用に専用のデータ処理装置の開発を行ってきたが，1990 年代になるとコンピュータ専門メーカから数値計算や画像処理に適したワークステーションが開発され，これが核医学データ処理に応用可能となったことも一因である。ワークステーションの採用により処理速度の向上と，他の CPU との通信などを含んだ汎用性に富んだ装置となっている。

操作はマウスにより行われ，従来の装置にあった専用のファンクションキーはない。基本ソフト（OS）には UNIX が用いられ，C 言語などにより臨床に使われる

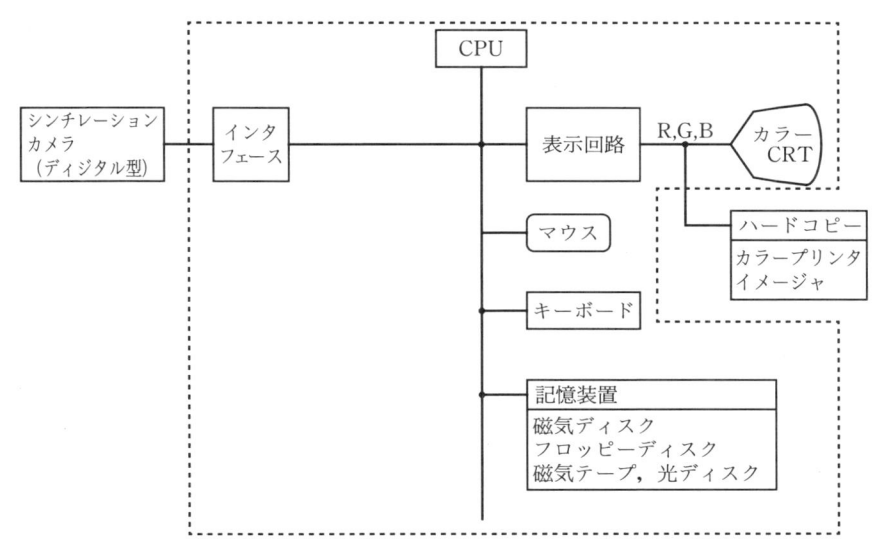

図 4.3　データ処理装置の構成例（新型）

応用プログラムが作られている。収集回路はシンチレーションカメラ側に装備されており，データ処理装置へは収集されたデータが自動転送されてくる。また標準のインタフェースにより他の CPU と接続が容易となっている。最近では DICOM (digital imaging and communications in medicine) のネットワーク規格による接続が一般化しつつあり，異なるメーカ間のオンラインデータ転送や院内ネットワークへの接続が容易となってきている。

4.3 基本性能

データ処理の性能で重要なものは処理速度である。核医学では単なる画像による診断のみならず，画像情報から臓器の機能情報を取り出して診断する。この過程で各種の画像処理を行う必要があり，そのため処理時間が短いほど良い。処理速度はハードウェアに起因するものとソフトウェアに起因するものがあるが，基本的にハードウェアの処理能力が高くなければソフトウェアでカバーしきれない。

ハードウェアとしては，CPU の語長（word length）やクロック周波数，メモリの容量が処理速度に大きくかかわる。語長は従来コンピュータの 16 bit であったが，現在ではほとんど，いわゆるワークステーションが使われており 64 bit である。通常収集されるデータの深さ（画素当りの計数値）は，16 bit（65 536）用意されており，これを超えることはないが，加算，乗算の処理の過程でこれを超える場合は，語長が長いほど良い。分割処理も可能であるが，計算精度と処理時間のロスが生じる。

クロック周波数は CPU の動作を行う基本パルスの周波数であり，処理を実行するときの命令/サイクルの時間を決めている。周波数が高いほど原理的に速い処理ができる。かつて数百 kHz であったが現在では数百 MHz と約 1 000 倍になっており，複雑な計算，処理も瞬時に終了する。最近の CPU には，RISC (reduced instruction set computer) と呼ばれる，簡単な演算だけを高速に処理できるように開発されたものがあり，さらに並列処理によりクロック周波数以上の高速化が図られている。

CPU メモリは，実際に処理を実行するときに，磁気ディスクより必要なプログラムとデータをこのメモリ上に読み出し，必要な処理を行うために使われるコンピュータの必須構成要素である。最近は複雑な処理が増え，かつ操作性を上げるためプログラム自身の容量が増加している。さらにダイナミック SPECT などデータ容量が大きいデータ処理を行う場合には，メモリ容量は十分大きくしておく必要がある。容量不足の場合には，磁気ディスクをアクセスしながら処理をすることも可能であるが，ディスクアクセスに時間がかかるため，結果的に処理が遅くなってしまう。4 KW のミニコンピュータで始められた核医学データ処理であるが，最近の装置では標準的に 128 MB が装備されており，さらに増設も可能である。

処理速度の評価としては mips などが使われるが，これは一つの目安であり実際の個々のプログラムの実行時間は，使用する言語やプログラムの作り方に左右される。SPECT の画像再構成処理は比較的時間を要するので，処理速度比較に取り上げられることが多い。SPECT の初期には，64×64 マトリックスで 64 方向のデータから 1 断面を再構成するために数秒を要したが，現在の装置では 0.1 秒以下で再構成できる。したがって，前処理のフィルタ処理から sagittal, coronal 像を含めて 10 秒以内に再構成処理は完了する。3 次元表示も一方向 1 秒以下で表示可能となり，3 次元表示が日常の診断にも使えるようになってきている。処理速度が速いということは，いろいろな条件で再処理ができる時間的な余裕ができることであり，また操作者の拘束時間も減り総合的に使いやすいといえる。CPU にかかわるエレクトロニクスの技術的進歩は日進月歩であり，処理速度の速い装置を期待できるが，反面ハードウェアの変遷が早いので，基本ソフトを含めたメンテナンス体制をよく確認しておくことが大事である。

データを一時保管する磁気ディスクは，最新の装置では数 GB の容量があり，1 日平均数十 MB を使うとして半年弱の保管に耐える十分な容量がある。さらに永年保存したいデータは外付けの光磁気ディスク（0.6〜2.6 GB など）や小形のカートリッジテープ（2 GB など）に書き込んで保存できる。

4.4 基 本 処 理

核医学診断装置はラジオアイソトープをトレーサに用いた診断装置であり，トレーサを追跡する手法自身は追いかける対象が明確であるので，感度が高い側面をもつ。しかしながら，原理的に崩壊過程におけるポアソン分布に従う時間的確率の変動があり，その変動は計数値 N の平方根に比例する。したがって計数値が少ないほど，この統計的な変動成分比率($1/\sqrt{N}$)が高くなり信号成分が明瞭でなくなる。この統計変動（ノイズ）は，ラジオアイソトープの存在する領域ではどこでも起こりうるので，空間的に高い周波数成分をもっている。一方，被検者に投与できるラジオアイソトープの量には制限があり，検査時間にも制約があるので，十分な SN 比が得られることは少ない。特に，フレーム当りの計数時間が少ないダイナミック収集や SPECT 収集においては，統計変動（ノイズ）の影響が大きく，このノイズ除去の前処理が必要になる。

また，シンチレーションカメラは，シンチレータと光電子増倍管を組み合わせた検出器の基本構成とその回路系により，空間分解能の限界がある。コリメータを除いた検出器の固有分解能（FWHM）はおよそ 3〜4 mm，コリメータ付きのシステム分解能（FWHM）はおよそ 7〜11 mm である。これは直径 1 mm の線線源を，シンチレーションカメラで測定したときの線広がり関数の半値幅（FWHM）であ

る。つまり1mmのものが幅広くぽけて見えてしまうということである。これは散乱線がない場合であり，実際の被検者の場合には，体内での散乱があり，分解能はさらに悪くなる。さらにコリメータからの距離や核種によってもシンチレーションカメラの応答は異なる。以上のような統計変動成分やシンチレーションカメラ自身の応答の悪さによって，真の画像情報はぼかされている。そのため，得られた原画像に対して適当なフィルタ処理を行い，隠れた情報を取り出す操作が必要になる。

また，核医学診断は他のモダリティと異なり，ラジオアイソトープをトレーサとして，いろいろな臓器の機能診断ができることが特長である。各臓器，部位への取込み，排泄，流れを追跡し機能診断を行うため，任意に設定できる関心領域（ROI：region of interest）と，そのROI内の計数値の変化，すなわち時間-放射能曲線（TAC：time activity curve）を求めることが処理の基本となる。最近では心臓，脳血流のほか，肝臓，肺さらに全身の腫瘍SPECTの応用も増加しており，断層像再構成における画像処理のウェイトが大きくなってきている。それらの画質や定量性の向上のために，いまなお多くの研究が続けられている。

4.4.1 フィルタ処理

シンチレーションカメラの空間分解能には限界があり，検出器の前面に点状線源や線状線源を置いたとき，それらは実際の線源より大きくぽけて見える。得られた画像より点広がり関数PSF（point spread function）や線広がり関数LSF（line spread function）を求めて，このぽけの程度を定量的に測定することができる。シンチレーションカメラの空間分解能は，線広がり関数LSFの半値幅（FWHM）〔mm〕で定義されている。

図4.4(a)に示すように，理想的な検出器の前面に点状線源を置いた場合には，その点広がり関数PSFは方形パルス状で，点状線源の実寸法と半値幅（FWHM）は一致する。しかし実際の検出器では空間応答が悪いため，点広がり関数は図(b)に示すようにすそ広がりの形状で，実際に観測される点状線源の画像はぼけて大きめに見える。すなわち点状線源は，この点広がり関数でフィルタ処理されて観測されていることになる。

実際の被検体の場合は，濃度の異なる点状線源の集まりと考えればよい。図4.5はx'を被検体の座標，$t(x')$を被検体の濃度分布の1次元のみ示している。検出器を通して観測される座標をxとすると，観測される像$o(x)$は点広がり関数$b(x)$の重ね合わせ積分であることがわかる。したがって，次式のように表現できる。

$$o(x) = \int b(x') t(x-x') dx' \tag{4.1}$$

式（4.1）は2次元平面でも同様な形でつぎのように書き表せる。

$$o(x,y) = \iint b(x',y') t(x-x', y-y') dx' dy' \tag{4.2}$$

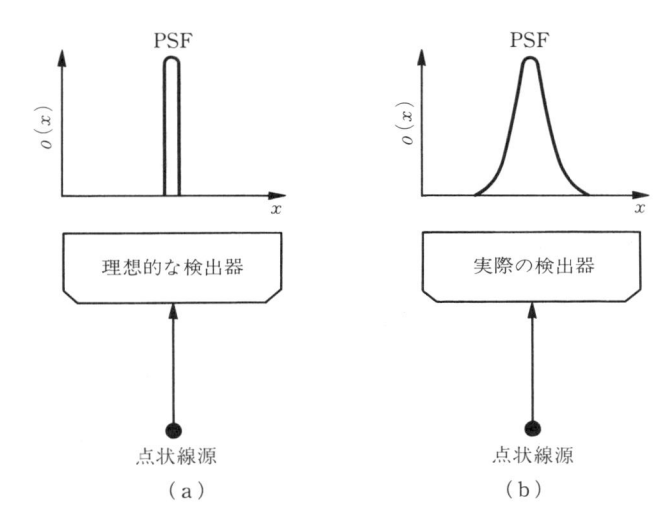

図 4.4 点広がり関数

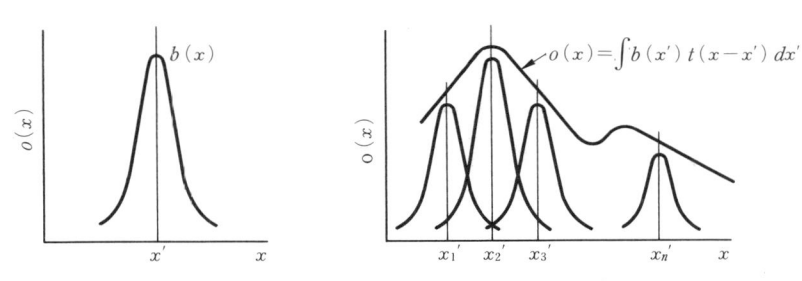

図 4.5 点広がり関数による観測画像の合成

ここで畳込み積分を＊で表すと，式（4.2）は次式のようになる。

$$o(x,y) = b(x,y) * t(x,y) \tag{4.3}$$

これは，観測される画像 $o(x,y)$ は，真の画像 $t(x,y)$ が点広がり関数 $b(x,y)$ でフィルタ処理されたものであることを示している。

一方，画像信号はさまざまな空間周波数〔cycle/pixel〕の波で合成されている。したがって，実空間領域の画像は，空間周波数領域でスペクトルによって表すことができる。この変換がフーリエ変換である。真の画像を $t(x)$，点広がり関数を $b(x)$ とし，おのおののフーリエ変換を $T(u)$，$B(u)$ とすると

$$T(u) = \int t(x)\exp(-i2\pi ux)\,dx \tag{4.4}$$

$$B(u) = \int b(x)\exp(-i2\pi ux)\,dx \tag{4.5}$$

と定義される[2),3)]。ここで u は空間周波数を示す。

式（4.1）を $T(u)$ を用いて変形すると

$$o(x) = \int b(x')\left\{\int T(u)\exp(i2\pi u(x-x'))\,du\right\}dx'$$

$$= \int T(u) \left\{ \int b(x') \exp(-i2\pi u x') \, dx' \right\} \exp(i2\pi u x) \, du \qquad (4.6)$$

となる。ここで｛ ｝内は $B(u)$ であるから

$$o(x) = \int T(u) B(u) \exp(i2\pi u x) \, du \qquad (4.7)$$

これはフーリエ逆変換の形であり，$O(u)$ を $o(x)$ のフーリエ変換とすると式 (4.7) は

$$O(u) = B(u) T(u) \qquad (4.8)$$

となり，式 (4.1) の空間領域での畳込み積分は，周波数領域では積の形で表される。

2次元フーリエ変換では

$$O(u,v) = B(u,v) T(u,v) \qquad (4.9)$$

となり，O, B, T はそれぞれ o, b, t のフーリエ変換を示し，(u,v) は空間周波数を示す。

ぼけを除いた真の画像を求めるには，式 (4.9) より

$$T(u,v) = \frac{O(u,v)}{B(u,v)} \qquad (4.10)$$

と表され，点広がり関数の逆関数を掛ければよいことがわかるが，実際には点広がり関数以外のぼけ要因やノイズがあり，完全な復元は難しい。

実空間領域でのいわゆるフィルタ処理は

$$t(x,y) = o(x,y) * f(x,y) \qquad (4.11)$$

と表現でき，$f(x,y)$ がフィルタ関数である。このフィルタ関数の特性を変えることにより，平滑，復元，鮮鋭化などの画像操作ができる。

ぼけを除くためには，収集された画像に鮮鋭化のためのフィルタを掛ければよい。その概念を図 4.6 で説明する。点状線源の真の画像の応答は，点状線源の大きさに一致し，パルス状の関数となる。理解を容易とするために，点状線源の大きさとパルス幅は同じで，これを1画素と考えてもよい。実際の点広がり関数は正規分布状の関数であるが，図(a)に示すような簡単な階段状 (0.5, 1.0, 0.5) 波形に置き換えて説明する。実際のディジタル処理においても細かく見ればこのような階段波形である。真の画像とこの点広がり関数の畳込み積分（*）の結果が，収集画像として得られる。この場合は真の画像を振幅が1で単位パルス幅のインパルスとしているので，点広がり関数そのものが収集画像として得られる。1次元で示しているが実際には2次元平面で畳込み積分される。

このようにして真の点状線源像に対し，収集される画像は広がったものになる。復元のためのフィルタ処理例を図(b)に示す。収集画像に対し図(b)に示すような復元フィルタを畳込み積分（*）すると，真の画像に近い復元画像が得られる。復元フィルタとしては中心の重みが2で両側で-1の重みとした関数を用い，復元画像が1に戻るようにしている。このフィルタの例では-0.5の画像が生じている

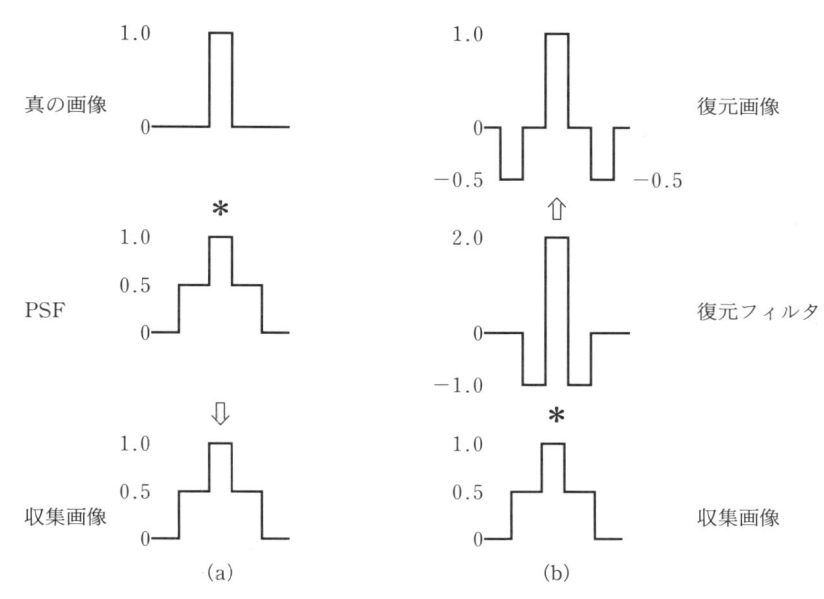

図4.6 収集画像と復元フィルタの概念

が，フィルタの重みによって大きさが変わる．仮に，真の画像には-はないと考えて0と置けば真の画像と同一となる．実際にはもっと複雑なフィルタを使う．これが実空間でのフィルタ処理の基本概念である．ここで使用したフィルタの重みを変えることにより，画像を滑らかにする平滑化や逆に画像の特徴を強調したり，輪郭抽出を行うことができる．また，ここでは1次元3点のフィルタで説明したが，実際のフィルタ処理では2次元の多点で行われる．

式(4.11)の畳込み積分を，実際にディジタルフィルタ処理演算が行われる具体的な式で表現すると，次式のように表せる．

$$t(i,j) = \sum\sum f(m,n) o(i-m, j-n) \tag{4.12}$$

ここで $f(m,n)$ は2次元のフィルタマトリックスであり，フィルタの目的に合わせて重み付けされた数値が並んでいる．この式は，収集画像 $o(i,j)$ に対しフィルタマトリックス $f(m,n)$ の積と総和を求めることを示している．収集画像 $o(i,j)$ ももちろんγ線の計数値が並んでいるマトリックスである．**図4.7**のフィルタマ

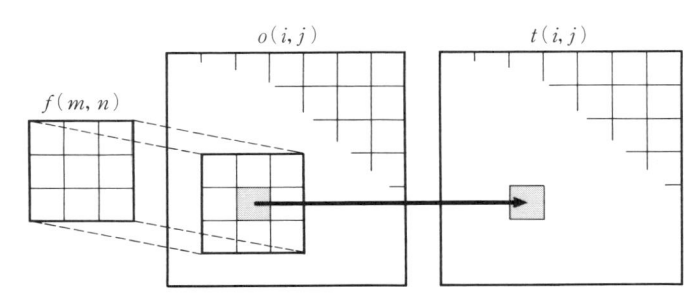

図4.7 畳込み積分によるディジタルフィルタ処理

トリックス 3×3 の例で説明すると，収集画像 $o(i,j)$ 上にフィルタマトリックス $f(m,n)$ を重ね合わせて，対応するマトリックスの積を求め，さらにその総和を求めて $t(i,j)$ とする。フィルタマトリックスをシフトして，この演算を収集画像 $o(i,j)$ 全画素について行うことでフィルタ処理が完了する。また，フィルタマトリックスの大きさは任意に広くできるが，広いほど処理の計算に時間がかかる。また，フィルタマトリックスの重み付けを変えることにより，処理画像の空間周波数特性を変えることができる。

つぎに，画像の空間周波数特性を変えるという物理的な意味合いを図 4.8 で説明する。音がいろいろな周波数の音から合成されており，発生源によりさまざまな音色があるように，画像もいろいろな空間周波数〔cycle/pixel〕の成分から合成されている。まず，原画像を各周波数成分に分解する。つぎにフィルタの周波数特性に応じて，各周波数に対応した振幅で乗算する。この例では，周波数が高いほど振幅を小さくしており，高周波成分が除かれるスムージングの特性を示す。周波数処理後の各周波数成分を再合成すると，周波数特性が変えられた処理画像が得られる。このようにフィルタの周波数特性を変えることで，画質が変えられる。

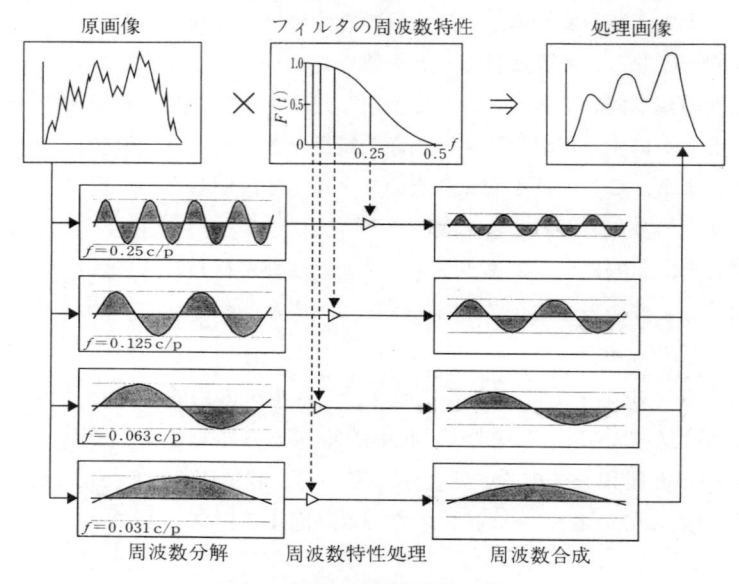

図 4.8 画像の周波数特性の変更

図 4.9 によく使われるフィルタの特性例を示す。図（a）のバターワース（Butterworth）フィルタは次式で表され，指定したカットオフ周波数 f_c を境に高周波成分をカットできる[4]。

$$B(f) = \frac{1}{\sqrt{(1+(f/f_c)^{2n}}} \tag{4.13}$$

ここで n は次数である。

本式より明らかなように $f_c < f$ でかつ n が大きいほど $B(f)$ は急激に低下する。

(a) バターワースフィルタ　　(b) ウィーナーフィルタ

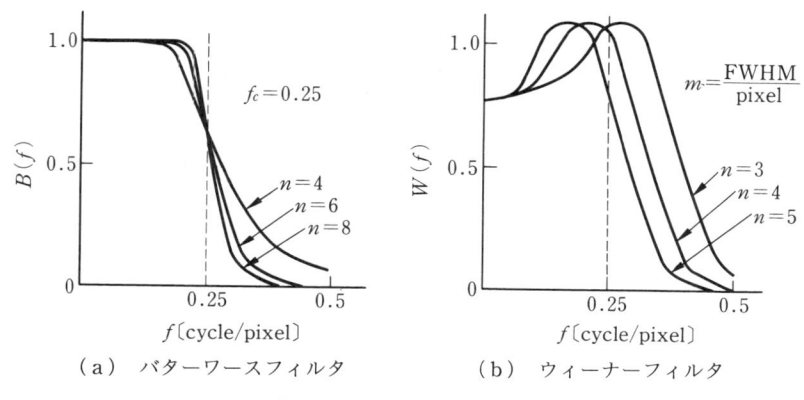

図 4.9　フィルタの特性例

すなわち高い周波数成分はカットされる。統計変動（ノイズ）による高い周波数成分をカットするのに都合がよく，通常，次数 n は 6～8 が使われている。それ以下では高周波成分が残り，いわゆる切れが悪い。このカットオフ周波数 f_c を画像のもつ特性に合わせて設定できるが，カットオフ周波数 f_c を画像のもつ信号成分以下に設定すると，必要な情報もカットされてしまい，ぼけた画像となるので注意が必要である。ちなみに次数 n を無限に大きくするとカットオフ周波数 f_c 以上では $B(f)=0$，f_c 未満では $B(f)=1$ であるローパスフィルタとなる。同様に特定の周波数のみ通過させるバンドパスフィルタも画像加工用フィルタとして使うことができる。

図 (b) のウィーナー（Wiener）フィルタは，バターワースフィルタと同様に高い周波数成分をカットするが，特定の周波数成分を強調し，ぼけを補正する効果があり次式で表される[4],[5]。

$$W(f) = \frac{\mathrm{MTF}(f)}{\{\mathrm{MTF}(f)\}^2 + P_n(f)/P_t(f)} \tag{4.14}$$

ここで，MTF (modulation transfer function) は変調伝達関数で，広がり関数をフーリエ変換したものである。$P_n(f)$, $P_t(f)$ はそれぞれ統計変動（ノイズ）と対象画像のパワースペクトルであり，ノイズがない理想的な場合には，$P_n(f)=0$ で式 (4.14) は $W(f)=1/\mathrm{MTF}(f)$ となり，広がり関数の逆関数で復元できることを示している。

実際の収集画像では，シンチレーションカメラの一定の条件下での広がり関数のほかに，画像を悪くするいくつかの要因がある。臨床における被検者の検査においては，装置の性能評価を行うための決められた条件とは異なり，被検者の体内での散乱線が検出器に入るため，見掛け上の点（線）広がり関数はさらに悪くなる。また，コリメータの応答関数は，被検者とコリメータ表面との距離に比例して応答（幾何学的分解能）が悪くなるので，20～45 cm ほどの厚みをもつ被検者の画像化においては，注目する深さでの応答が異なる。また，被検者自身の体内での γ 線

吸収により，得られる計数値は深さにより異なっている。一方，広がり関数や散乱線などによる画像のぼけとは別に，放射線計測にまつわる統計変動（ノイズ）が画像上に加わっている。特に統計変動比率の高い低計数値の場合は，このノイズ除去が重要である。したがって，観測される画像は真の画像から隔たりを生む各種の要因が絡み合い，単にシンチレーションカメラの特定条件下の広がり関数を知り得ても真の画像を復元することは難しい。そうした条件を踏まえて，フィルタ処理とはいかに真の画像に近づけるか，いかに必要な情報を引き出すかの処理といえる。

ウィーナーフィルタと同様な効果をもつフィルタとして，メッツ（Metz）フィルタがある[6]。これらは，強調する周波数の設定を間違えると，辺縁での盛り上がりや統計変動（ノイズ）の強調などのアーチファクトを生じ，逆に高周波成分をカットし過ぎ，平滑化し過ぎると画像の本来の信号成分までぼかしてしまうので注意を要する。

図4.10にバターワースとウィーナーのフィルタ処理結果の例を示す。

（a）バターワースフィルタ　　　　（b）ウィーナーフィルタ

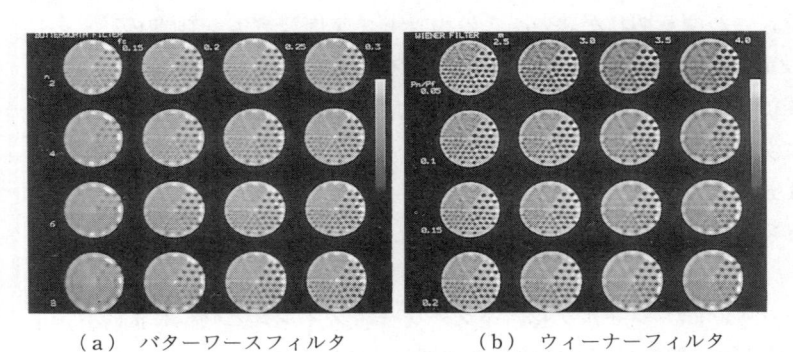

図4.10　フィルタ処理結果例

一般に核医学画像では統計変動（ノイズ）が多く含まれており，このノイズを除く平滑化処理が行われるが，このとき同時に濃度の境界もぼかされてしまい，コントラストが低下する。この境界線を保持するための非線形フィルタも提案されている。その一つはVフィルタと呼ばれるもので，注目している画素の周りの数個，例えば4箇所の小領域（$k \times k$）について分散を求め，分散の最も少ない領域の平均値を注目している画素の値とする処理である。分散が少ないということは，その小領域内には濃度変化の大きい境界を含まないという事実に基づいており，境界線を明瞭に検出できる。この手法は境界の検出感度が高い反面，境界のあいまいな領域，すなわち分散の差が少ないところではノイズを強調しやすい。一方，メディアンフィルタは注目している小領域（3×3，5×5など）の濃度値の中央値（median）を，その中心画素の値に置き換える処理をする。単純平均のようなぼけを生じないし，飛び抜けた大小の値に影響を受けない。濃度境界の領域では，どちらかの濃度に近い値をとるので，比較的境界を残すことができる。これらの境界検出処理や輪郭強調の微分処理，しきい値処理（％カットなど）の手法により，臓器

や体輪郭の抽出ができる．フィルタ処理により抽出された輪郭が正しいかどうか，ファントムなどにより事前に確認しておくことが必要である．

4.4.2 ROIとカーブ処理

核医学画像の処理で基本となる関心領域 ROI と，時間-放射能曲線 TAC などのカーブ処理について簡単に触れる．関心領域とは，収集画像の中で操作者が関心をもっている領域であり，画像処理に際しては CRT 上に表示された画像に対し，操作者はその領域を指定する．その領域指定は，かつてライトペン，ジョイスティック，トラックボールなどが使われたが，現在ではマウスにより画面上に表示された画像を見ながらなぞる．基本的な形状である方形，円，楕円などはあらかじめテンプレートとして登録されているものが多い．ROI は1画面上で複数箇所設定できる．また，ある ROI の左右対称形のものを自動作成することもできる．臓器の輪郭に沿って ROI を描く場合には，輪郭強調処理やしきい値処理により自動処理することが多い．これは操作者の主観によらず，つねに同一条件で ROI を設定するという再現性の確保の狙いもある．一方，投与されたラジオアイソトープの体内での取込みが悪く，自動では輪郭がうまく描けない場合には，後から手作業で修正もできる．バックグランドの補正処理に使用するバックグランド ROI も，ある一定のアルゴリズムにより自動設定し，再現性を確保しているものが多い．通常，ROI 内の計数値を算出し，局所領域の計数比較からラジオアイソトープの集積量の定量比較をする．ROI 内の最大値，最小値，平均値，標準偏差，分散なども算出できる．また，膀胱にたまっているラジオアイソトープのように，診断上不要な特定の部位の画像（計数値）を削除したい場合には，ROI で囲んだ領域を削除することもできる．

ROI のより重要な役割は，ダイナミック収集データのように時系列情報をもつデータから，時間-放射能曲線 TAC を求めることにある．図 4.11 に ROI と TAC の例を示す．あるサンプリング時間で収集したダイナミックデータに対し，注目する領域に ROI を設定する．この場合は脳の3箇所に ROI を設定したものである．これらの ROI は，時間経過とともに収集された n 枚のフレーム（$F_1 \sim F_n$）上で，おのおののフレームに対して同一の位置に同一の ROI が設定され，ROI 内の計数値が求められる．縦軸にその計数値，横軸に時間をとってプロットしたものが時間-放射能曲線である．こうした処理がダイナミックデータ解析の基本である．この曲線に対し，スムージング処理や微分，積分，さらに指数近似，多項式近似の処理を行うことができる．また，曲線間の四則演算もできる．こうした基本的処理の組合せにより，さらに種々の解析が行われ，血流量，摂取率，分泌率，容量などが求められる．

カーブ処理の一種にプロファイル曲線（profile curve）がある．これは画像の1断面の計数値を縦軸に，画像の x 座標，または y 座標を横軸にとって描いたもの

図 4.11　ROI と TAC

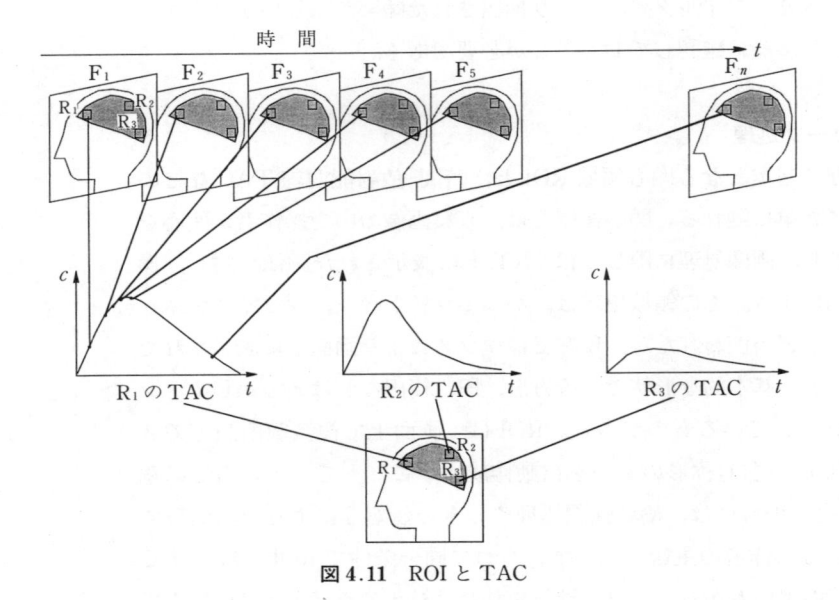

である。実際には x 軸, y 軸に限定されず, 斜めに軸を設定でき, 任意の方向のプロファイルが得られる。例えば線状線源に直角方向のプロファイルを描くと線広がり関数が得られ, 半値幅 (FWHM) より空間分解能を定量できる。また, 画像の計数値を縦軸にプロットしているので, 画像のコントラストをよく評価できる。

4.4.3　SPECT 画像再構成

核医学の分野では, 1980 年代より SPECT が急速に普及し始めたが, 原理は 1960 年代初めに Kuhl らによって始められた対向型スキャナの原理そのものである[7]。多方向の投影データから断層像を再現する逆投影法の基本原理を**図 4.12** で説明する。

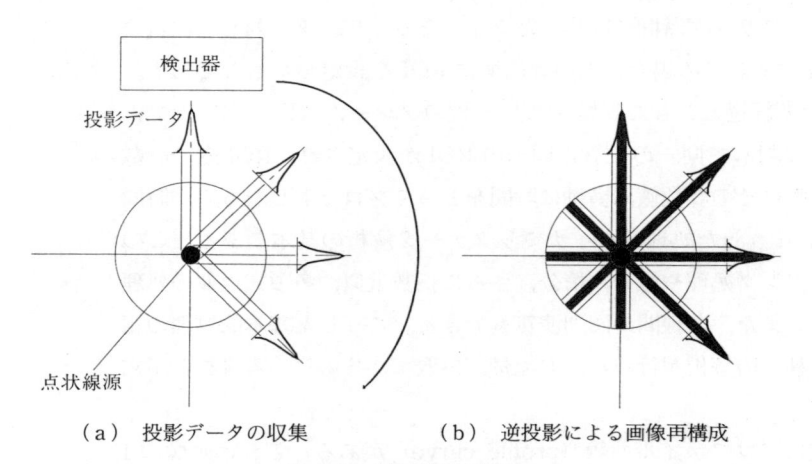

（a）投影データの収集　　　　（b）逆投影による画像再構成

図 4.12　逆投影法の原理

投影データは，検出器を被検体の回りに回転しながら，多方向から得る。通常は被検体の回り360度の方向から，適当なサンプリング角度ごとに投影データを収集する[8],[9]。ここでは原理を理解しやすいように，中心に点状線源を置いた例を示している。投影データは検出器の応答である点広がり関数によりぼかされて取り込まれる。図中には各方向の取り込まれた投影データを点広がり関数で示しており，点状線源の中心ほど濃度（計数値）が高い。Kuhl らは，各投影データを単純に蓄積型 CRT 上に逆投影表示し，重ね合わせ表示された逆投影像から断層像を合成した。

現在のコンピュータによる断層像再構成処理においては，再構成マトリックス上に投影データに比例した数値で，投影方向と逆方向に数値を埋め込んでいく。これを各方向について繰り返し，再構成マトリックス上で加算する。その結果，点状線源のあった中心部は，逆投影が重なり濃度（CT 値）が高くなる。それ以外は薄い放射状の線として現れるが，濃度の高い中心に比べて濃度が低いので，中心の点状線源像が再構成されて見える。これが逆投影による断層像再構成の原理である。

この点状線源の像を詳しく見ると，投影数と収集および再構成マトリックスに依存する多角形である。投影数やマトリックス数が大きいほど，点状線源の再構成断層像は滑らかな円に近づく。点状線源像の周りに現れる放射状の線は投影数が少ないほど目立ち，投影数を増やしても原理的に残る。この放射状の線（アーチファクト）が生じない点では，逐次近似型の断層像再構成法がよい。点状線源自身の再構成像も，点広がり関数の逆投影による重ね合わされた画像であるから，中心が濃く周辺にいくほど薄いぼけた点として再構成される。

ここまでは，逆投影法の物理的な意味を図 4.12 によって，直感的に理解しやすい説明をしたが，つぎにもう少し一般化して数式で説明する。図 4.13 の被検体から放射される γ 線の投影データを考える。被検体のある断面の濃度関数を $t(x,y)$ とすると，核医学においてはラジオアイソトープの分布密度を示しており，これは

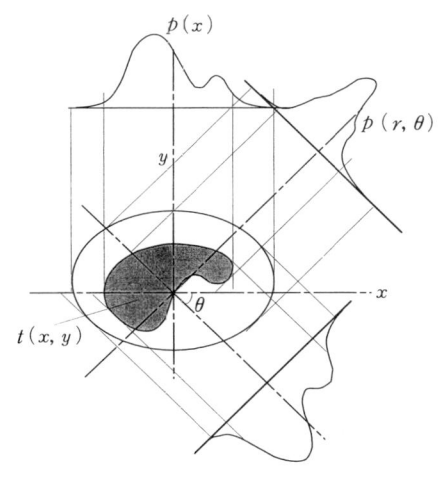

図 4.13　投影データ　　　　　図 4.14　単純逆投影

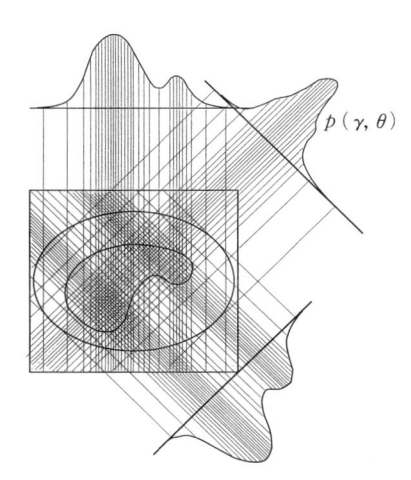

(x, y) で指定される場所のラジオアイソトープの濃度に比例した数値である。図中 x 軸方向に平行な投影データは，y 軸方向へ積分することによって得られ次式で表される。

$$p(x) = \int t(x, y)\, dy \tag{4.15}$$

座標 (x, y) に対して角度 θ 回転した投影データは，$p(r, \theta)$ と表せる。被検体の周りに，ある一定のサンプリング角度ごとに投影データを収集し，その投影データを逆投影することで断層面の濃度関数 $t(x, y)$ を復元でき，次式で表される。

$$t(x, y) = \int p(r, \theta)\, d\theta \tag{4.16}$$

ここで，$r = x \cos \theta + y \sin \theta$

逆投影の様子を**図 4.14** に示す。これは投影データをそのまま逆方向に投影する単純逆投影の例を示す。実際の画像処理上では，再構成マトリックス上に $p(r, \theta)$ に比例した数値を足し込んでいく。再構成マトリックスと逆投影方向とはつねに直交しないので，再構成マトリックスと投影データとのずれは，隣の投影データとの補間演算により補正する。

さて，以上が逆投影による断層像再構成の基本であるが，画像のぼけを除き，真の断層像に近づけるための画像処理（フィルタ処理）が行われる。フィルタ処理については，すでに 4.4.1 項で述べた通りであるが，Ramachandran らが提案した畳込み積分逆投影（FBP：filtered back projection）法は，実空間処理する最も簡単な方法である。その概念を**図 4.15** に示す。広がり関数でぼかされた投影データに，ぼけ補正フィルタを畳込み積分して真の画像に近い投影データを得る概念を図 (a) に，ぼけ補正された投影データを用いた逆投影の様子を図 (b) に示す。図 4.14 と比較すると，再構成像の濃淡がはっきりしており，ぼけ補正の効果がわか

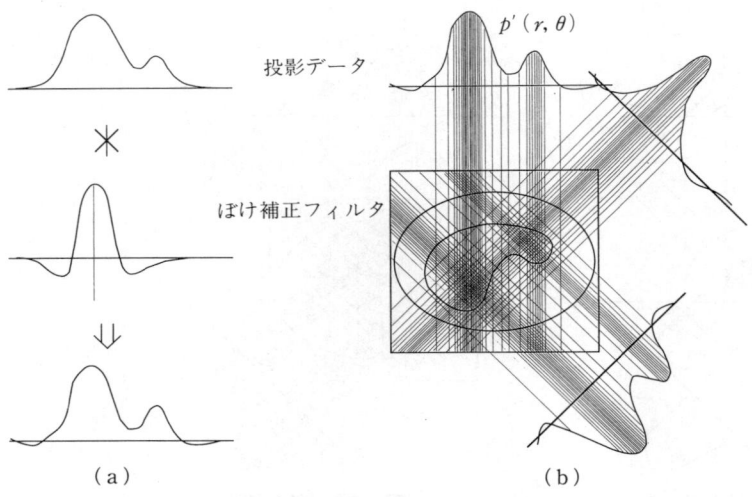

図 4.15 畳込み積分逆投影

る。これを数式で表すと，各方向の投影データ $p(r,\theta)$ に補正関数（フィルタ）$f(r)$ を畳み込んだ後，逆投影処理する方法であるので，次式のようになる。

$$t(x,y) = \int p(r,\theta) * f(r) d\theta \tag{4.17}$$

この補正関数 $f(r)$ により画像の質が変化するので，その目的に合わせて使い分ける。再構成処理の場合，一般的に投影データは情報量（計数値）が少なく，統計変動（ノイズ）を含んでおり，かつ信号画像はもともと点広がり関数によりぼかされているので，ノイズ除去と復元または鮮鋭化の両者の補正が必要である。通常，SPECTにおいては，4.4.1項で取り上げたバターワースやウィーナーフィルタが多用されている。

畳込み積分逆投影法（FBP）と数学的には等価なフーリエ変換法がある[2),3)]。逆投影法と同様に図 4.16 の y 軸方向へ積分した x 軸方向に平行な投影データを示す式（4.15）が基本である。この投影データのフーリエ変換 $P(u)$ は

$$P(u) = \int p(x) \exp(-i 2\pi u x) dx \tag{4.18}$$

と表せる。これに式（4.15）を代入すると，

$$P(u) = \iint t(x,y) \exp(-i 2\pi u x) dx dy \tag{4.19}$$

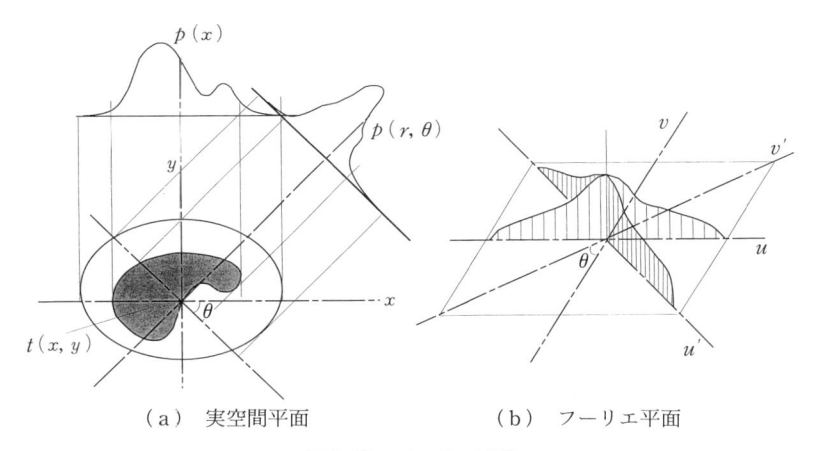

（a）実空間平面　　　　（b）フーリエ平面

図 4.16 フーリエ変換

一方，断層面の濃度関数 $t(x,y)$ の2次元フーリエ変換 $T(u,v)$ は次式で表される。

$$T(u,v) = \iint t(x,y) \exp(-i 2\pi (ux+vy)) dx dy \tag{4.20}$$

ここで，$v=0$ のとき式（4.19）と同じになる。2次元フーリエ面において $v=0$ は，u 軸上の断面を示す。ここまでは，式（4.15）で示された x 軸方向に平行な投影データの1次元フーリエ変換を例として説明した。つぎに xy 座標系を角度 θ 回転した座標系 $x'y'$ を考える。x' 軸方向に平行な投影データは，次式で表され

る。

$$p(x') = \int t(x', y') dy' \qquad (4.21)$$

これは式（4.15）の x, y が x', y' に変わっているだけであり，同様に u, v を u', v' に置き換えると，式（4.18）から（4.20）までがそのまま成り立つ。つまり θ 回転した方向の投影データの1次元フーリエ変換は，θ 回転した2次元フーリエ面 $T(u', v')$ の $v'=0$，すなわち u' 軸上の断面となる。このことはすべての角度について成り立つので，SPECT 収集において，360°にわたって得られる多方向の投影データに対してフーリエ変換すればよい。したがって，各サンプリング角度ごとの多方向からの投影データに対して，これらを1次元フーリエ変換すると，フーリエ平面の u, v 座標上には，元の濃度関数の2次元フーリエ変換の投影方向に対応した原点を通る断面の集まりができる。これを2次元逆フーリエ変換すれば，断層面の濃度関数が求まることになる。

　断層像再構成とは，投影データから断層面の濃度分布を求めることであり，濃度分布を未知数として連立1次方程式を解けば求まるが，画素数（未知数）が多く計算は容易でない。そのため，前述の畳込み積分逆投影法 FBP やフーリエ変換法が使われているが，その他の手法として逐次近似法がある。これは基本的には逆マトリックス法であるが，これを繰り返すことにより未知数の解を近似する方法である。まず断層面マトリックスに適当な初期値を想定し，各投影方向に対し加算して計算上の投影データを作る。この投影データと実際に収集された投影データとの差を小さくするよう初期値を修正する。これをすべての投影データについて繰り返して，断層面マトリックス上のデータを修正していく。この操作を何回か繰り返して真の値に近づけていく。修正の方法は加算，乗算，最小2乗法による修正などいろいろ提案されているが，原理的に繰返し計算のため処理時間がかかるので，あまり実用にはなっていなかった。

　最近のコンピュータの処理速度の高速化により，再び見直され実用化が図られつつあるが，核医学では ML-EM（maximum likelihood-expectation maximization）アルゴリズム[10]やさらに高速処理を目指した OS-EM（ordered subsets EM）[11]が注目されている。断層面マトリックス上におのおのの投影方向データと，想定したラジオアイソトープの濃度と，そこから放出される γ 線が検出器で計数される確率から，一番もっともらしい値を求めていく。例えば一つの投影データを考えると，その投影ライン上のある点（画素）の投影データへの寄与は，その投影ライン上のすべての点（画素）の総寄与との比であるとみて，これを全投影方向について計算する。もちろん断層面マトリックスの全点（全画素）について計算する。これを繰り返して近似していく。

　ML-EM はすべての投影データの投影角度ごとに計算するので，原理的には計算量から処理時間がかかる。そこで投影データをある角度ごとにいくつかのサブセ

ットに区分けして，そのサブセットごとに近似計算することにより，計算速度を速める手法がOS-EMとして提案されている。投影データの情報量によって多少の調整が必要であるが，ML-EMの数十回の計算に対し，OS-EMではサブセットの投影数を数個，数回の近似計算で同等な画像が得られている。

これらの手法は断層面のラジオアイソトープの濃度マトリックスから，各方向の投影データへの寄与（確率）を計算に含めるので，ここに吸収係数と深さを考慮すれば，吸収補正が可能である。また，計算上使用する実際の収集投影データや，確率的に計算されたもっともらしい投影データに散乱成分を考慮すれば，散乱補正も可能である[12]。また，収集投影データに含まれるコリメータの深さ特性（コリメータから離れるほど空間分解能が下がる）を考慮して，深さに応じて隣の投影データへの寄与も計算に加えると，空間分解能の補正も可能である。

このようにML-EM，OS-EMアルゴリズムは各種補正が可能であり，今後の研究によりSPECTの再構成画像の画質改善が期待されている。

4.5 画像表示

図4.17に表示回路の基本構成を示す。表示するためのデータを書き込んでおく画像，グラフィック，文字用のメモリがあり，処理中もこのメモリを使って画面に表示された画像に対し，ライトペンやマウスで処理を指示しながら解析を進めていく。このメモリ上に書かれた情報は，CRT表示するためにH sync（水平同期信号）およびV sync（垂直同期信号）に同期して順次読み出される。同期信号は，1 024×1 024マトリックスの画像を表示するために1Hは約13 μsであり，この時間内でメモリの横方向の1行分のデータが読み出される。メモリの先頭より順次読み出され，最後の行を読み終えるとV sync信号が出て先頭に戻り，この動作を繰り返す。1行おきに読み出し2Vで1画面を表示するインタレース（飛越し）方式では1秒間に60V以上，すなわち30を超える画面を表示している。この1行おきに

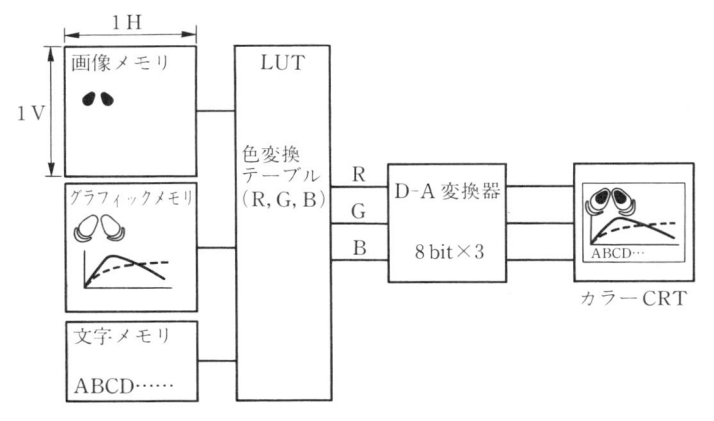

図4.17 表示回路の基本構成

表示し2回の表示（2V）で1画面を表示するインタレース方式は原理的にちらつきが生じるため，最近では間引き表示しないノンインタレース方式がワークステーションなどの高精細表示では主流である。

　各メモリの後には，希望する色に変換するLUT（look up table）がある。ここにはそれぞれR（red），G（green），B（blue）に対応したテーブル（メモリ）があり，指定された変換コードを随時書き込むことで表示される画像，グラフなどの色を変えることができる。R，G，Bはそれぞれ8ビット（256階調）の深さをもち，その組合せで16万色の微妙な色合いが表示できる。

　カラーコードの一例を図4.18に示す。変換コードは入力がカウント数（C）で出力がR，G，Bに対応する8ビットの数値である。カウント数に対しR，G，Bの値を任意に出力でき，R，G，Bの色の組合せでそのカウント数に対応する色が決まる。R，G，Bをカウント数に比例したリニアなコードに変換すると白黒のグレースケールとなる。データ処理装置には，標準的な変換コードがあらかじめ登録されており，そのコードを選択するごとにLUTが書き換えられて，指定したカラーの表示が行われる。一般によく使われるカラーコードに虹色を模したものがある。濃淡のわかりやすい色として，物質を熱したときの色，すなわち低温で赤，高温で白，中間で黄色のカラーコードが，濃淡の説明がなくても感覚的に最もよく理解できるといわれている。

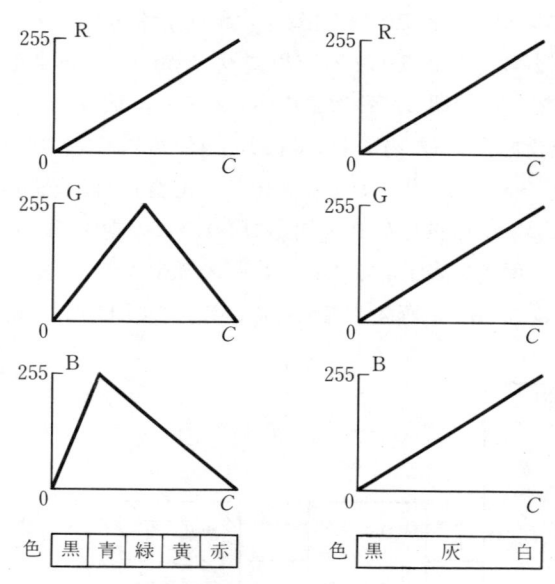

図4.18　カラーコード例

　濃淡を単純にリニアに表示するだけでなく，フィルムのガンマ特性に合わせたり，一部を強調したりする表示もできる。図4.19に示すようにAのリニアな変換だけでなく，Bの低カウント部を強調したり，逆にCの低カウント部を抑え高カウント部の濃淡を強調するように，非直線的なコードを作ることで濃淡の強調がで

図 4.19 ガンマ特性

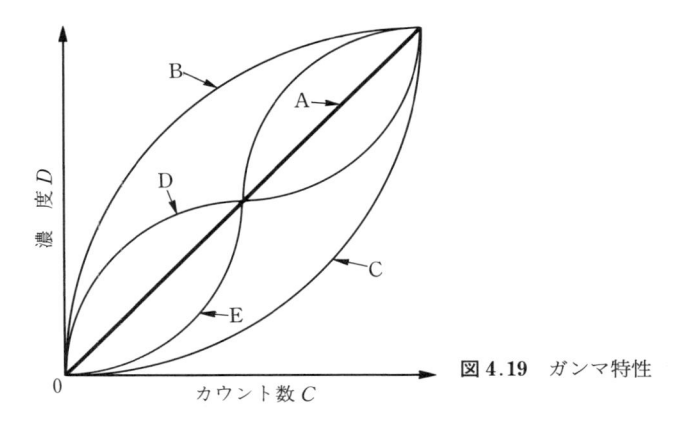

きる。また，一般にフィルムの黒化度特性はEのようなS字特性をもっており，これを補正してフィルム上で黒化度がリニアになるようにDのような補正コードを作ることもできる。これらの補正は特にイメージャでフィルムに焼き付ける場合に利用されるが，最近のレーザイメージャでは，フィルム特性を補正する機能を備えており，データ処理装置はリニアなコードで出力すればよいことが多い。

LUTのR，G，B出力（8ビット）はそれぞれD-A変換器に送られ，アナログの電圧信号に変換される。アナログのR，G，B信号はカラーCRTに入力され表示が行われる。高精細なCRTになるほどデータの読出しと表示が速くなるので，高速なD-A変換器が要求される。画面上で表示される位置とタイミングは，表示制御信号でコントロールされている。カラーCRTは当初14インチのモニタが主流で，512×512表示が限界であったが，現在では21インチ前後のものが使われている。高精細モニタでは1 024×1 024マトリックスの画像の表示も可能である。

R，G，B信号をカラープリンタに接続しカラーハードコピーを作ることができる。このときカラーCRT上に表示された画像の色調とカラーハードコピーに印刷された画像の色調を一致させることが大切であり，カラープリンタの調整を注意深く行う必要がある。CRTやレーザイメージャ，プリンタの濃度，階調，分解度，ひずみの調整，管理にはアメリカテレビジョン技術学会（Society of Motion Picture and Television Engineers）のSMPTEテストパターンが利用できる[13],[14]。そのパターンを図4.20に示す。特に接続時の調整と以後の点検に有用である。中心部に12段階の濃度パターンがあり，目視ですべて識別できるようにCRTのコントラストとブライトネス（輝度）を調整する。また，フィルムを現像し黒化度計で各濃度パターンの黒化度を測定し，0％から100％の濃度が直線上に乗るようにイメージャの調整を行う。全体の格子状のます目から縦横の比率が1：1なるように調整する。さらに分解能パターンや文字の鮮明度も目視にて確認が必要である。

前述の表示回路を使って，表示プログラムが画像やカーブ，文字の表示を行っている。画像の表示で多用されるものに，複数画像の表示がある。核医学では体内の

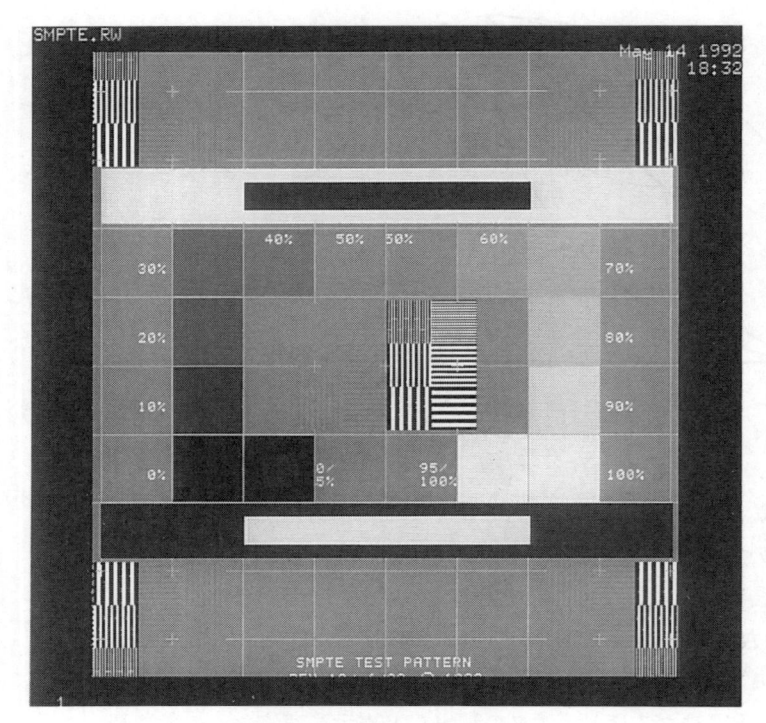

図 4.20　SMPTE テストパターン

ラジオアイソトープの分布をとらえるので，SPECT においては各断面を並べて表示して体内分布を認識する[15]。また，各断面の個別の表示でなく，全断面画像から立体（3D）表示も高速でできるようになってきた。また，3D データを任意の方向にリアルタイムに回転表示できるので，あらゆる方向から観察が可能である。さらにラジオアイソトープの体内での動きを見るので，ダイナミックデータは時系列データである。これを同一画面上で順求表示するいわゆるシネモードでの動画表示もできるので，体内のトレーサの動き，流れを把握しやすい。特に，心電図に同期して得た画像は，1 心拍の心臓の動きを繰り返して見られる。

そのほか，微妙な濃度差を観察しやすくするために，1 画面上で同一画像の濃度を変えたものを並べて表示する機能もある。これを利用した並列表示は，濃度のダイナミックレンジの広い全身像の表示に有効である。収集した画像をフィルム記録する場合には，複数の画像を 1 枚のフィルムに記録することが多いので，画像を縮小表示する機能もある。また，小さな画像を見やすい大きさに拡大もでき，最新のコンピュータグラフィックにかかわる技術により，画像の拡大，縮小は任意に行える。最近では，他のモダリティ画像との重ね合せ表示による総合的な診断の方向に進んでいるが，DICOM の普及で各画像情報が共通化されつつあるので，画像の寸法や位置合せはしやすくなってきている。

4.6 解析処理

核医学データ処理は，収集された生データをデータベースから読み出し，CRTに表示した後，適宜画像処理（フォーマット変換，拡大縮小，フィルタ処理，画像再構成など）して，必要な情報を取り出す．処理内容によっては，関心領域ROIを設定し，時間-放射能曲線（TAC）を求めて，そのピーク時間や傾きを求めたり，血流量や代謝率を解析的に算出して診断情報を導いている．

それぞれの臓器に対して処理方法が確立したものは，基本処理を組み合わせて，一連の手順に従った処理の流れを一つにまとめてプロトコル化している．そのおもなものを表4.1に示す．さまざまな臓器の機能的診断に利用されているが，特に ^{201}Tl と SPECT 装置の組合せにより発展し，実績のある心臓核医学分野の処理プロトコルが多い．最近では，脳関係のプロトコルも増えてきている．プロトコルは複雑なものからより簡単なものへ，また侵襲的なものから非侵襲的なものへと改良提案，実用化されている[16]．つぎにこれらの解析の基本について述べる．

表4.1 臨床解析プログラム

部位	解析プログラム	解析内容
脳	Patlak 法 マイクロスフェア法 脳血流量分布解析	脳血流量算出 脳血流量算出 セグメントヒストグラム
心臓	ファーストパス解析 マルチゲート解析 心筋解析	EF 算出，左右シャント率，心拍出量 カーブ解析，フェーズイメージ，局所 EF 解析，壁運動 washout 解析，circomferential profile 解析，segment 解析
甲状腺	甲状腺解析	摂取率，重量算出
肺	肺機能解析	換気，容量，血流ファンクショナルイメージ，平均換気時間
肝臓	ヘパトグラム 肝血流量解析	肝摂取率，肝排泄率，血中消失率 肝血流指標
腎臓	レノグラム解析 糸球体ろ過率 有効腎血漿流量	腎機能測定 糸球体ろ過率算出（GFR） 有効腎血漿流量（ERPF）
唾液腺	唾液腺解析	唾液蓄積率，分泌率

核医学はラジオアイソトープをトレーサとした診断が特長であり，このトレーサの体内での動態を解析することにより診断情報を得る．一言でいうと，診断する目的の臓器を一つのまとまり（系）としてとらえ，その系へのラジオアイソトープ（トレーサ）の入出力から，その系のトレーサ量の変化を見る．トレーサと系のかかわり方にはいろいろな種類があり，注入されたトレーサが，単に流れの中で希釈されて系を通過していくものや，系の中ですみやかに拡散し洗い出されていくもの，さらには系に捕獲されて流出しないものがある．これらのかかわり方の違いにより，解析の方法が異なる．

図4.21 の容積 V〔ml〕のある系（臓器）を考える．この系に一定の流量 F

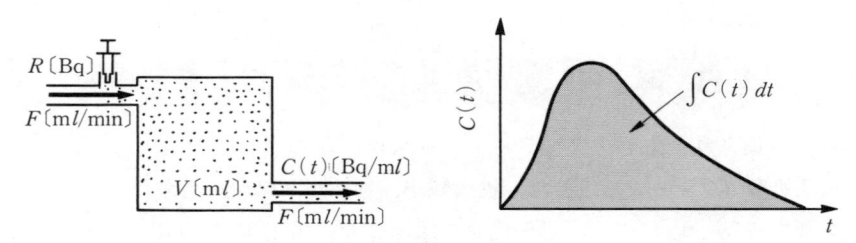

図 4.21 Stewart-Hamilton の希釈原理

〔ml/min〕の液体（血液）が流れているとする．これに既知のラジオアイソトープ（トレーサ） R〔Bq〕を注入したとき，出口から流出する濃度 $C(t)$〔Bq/ml〕を知ることができれば，流量 F〔ml/min〕は次式で求まる．

$$F = \frac{R}{\int C(t)\,dt} \qquad (4.22)$$

これは，注入されたトレーサ R〔Bq〕がこの系の中で希釈され，dt 時間内にこの系を通過するトレーサ量 dR は，dt 時間内に流出する量 $FC(t)dt$ に等しいという事実に基づいている．これを全時間について積分すれば全注入量 R〔Bq〕が求まり，式 (4.22) が導かれる．ここで，分母は濃度関数 $C(t)$ の積分であり，希釈面積を示し，流量 F〔ml/min〕は注入量 R〔Bq〕を希釈面積 S〔min・Bq/ml〕で除して得られるという Stewart-Hamilton の希釈原理そのものである．

ある系内のトレーサの平均通過時間 t_m〔min〕は次式で表される[17),18)]．

$$t_m = \frac{V}{F} \qquad (4.23)$$

これは希釈容量 V を流量 F で除して得た時間であるから，この時間で希釈容量内の液体（血液）が入れ替わることを示す．したがって平均通過時間の逆数 $(1/t_m)$ は，単位時間当りの希釈容量内の入れ替わる割合を示すので，これを交替率と呼ぶことがある．この式より，平均通過時間 t_m と希釈容量 V がわかれば流量 F が求まることになる．もし，流量 $F=0$ であれば注入されたトレーサ R〔Bq〕は系内で拡散希釈され，一定濃度 C〔Bq/ml〕で安定となり，希釈容量 V〔ml〕は R/C となる．

つぎに，ある系（臓器）に注入されたトレーサ（ラジオアイソトープ）がすみやかに拡散し，後から流入するトレーサを含まない液体（血液）によってトレーサが洗い出されていく洗出し（washout）の例を図 4.22 に示す．この系をトレーサが均質に拡散している混和状態のコンパートメントと見なすと，ここから流出するトレーサ量はコンパートメント内のトレーサ量に比例する．したがって，この系内の時間 t におけるトレーサ量を $R(t)$ とすると dt 時間に流れ出るトレーサ量 $dR(t)$ は

$$\frac{dR(t)}{dt} = -kR(t) \qquad (4.24)$$

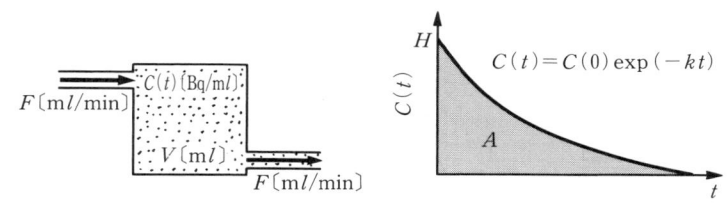

図 4.22 トレーサの洗出し

と表される.

これを積分し初期値を $R(0)$ とすると,

$$R(t) = R(0)\exp(-kt) \tag{4.25}$$

となる.

このとき,コンパートメント内の希釈容量を V とすると,トレーサ濃度 $C(t)$ は $R(t)/V$ であるから式 (4.25) はつぎのように書き表せる.

$$C(t) = C(0)\exp(-kt) \tag{4.26}$$

ここで $C(0)$ はコンパートメント内の初期濃度であり, k は平均通過時間 t_m の逆数 (F/V) でコンパートメント内の液体 (血液) の入れ替わる速さ (交替率) を示し,単位容積当りの流量を表している.

洗出しの半減期を $T_{1/2}$ とするとつぎのような関係がある.

$$k = \frac{1}{t_m} = \frac{F}{V} = \frac{0.693}{T_{1/2}} \tag{4.27}$$

式 (4.26) を t について積分すると,この関数 $C(t)$ の t 軸との間の面積 A が得られる.

$$A = \int C(t)\,dt = \int C(0)\exp(-kt)\,dt = \frac{C(0)}{k} \tag{4.28}$$

ここで $C(0)$ は $t=0$ のときの初期値であり,グラフ上では縦軸との交点 H (高さ) であるから

$$k = H/A \tag{4.29}$$

と書き換えられる.さらに $t_m = 1/k$ より, $t_m = A/H$ となり,これは height-over-area 法と呼ばれ,交替率 k,平均通過時間 $t_m = 1/k$ を求める方法として利用される.

複数のコンパートメントが存在する場合には,洗出しはそれぞれの和となり,式 (4.26) はつぎのように表すことができる.

$$C(t) = \sum C_i(0)\exp(-k_i t) \tag{4.30}$$

つぎに注入されたトレーサが,臓器の組織内に捕獲されて流出しない例 (マイクロスフェア) について図 4.23 に示す.濃度 $C_i(t)$ のトレーサが流量 F で組織内に注入されたとき,組織内の濃度変化 (増加) は流入する濃度 $C_i(t)$ と流量 F に比例する.したがって次式が成り立つ.

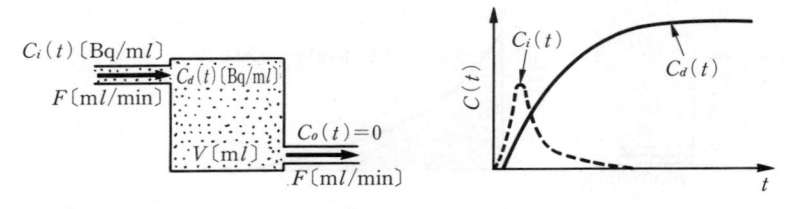

図4.23 マイクロスフェアモデル

$$\frac{dC_d(t)}{dt} = FC_i(t) \tag{4.31}$$

これを積分して

$$C_d(t_a) = F\int C_i(t)\,dt \tag{4.32}$$

を得る。ここで，$C_d(t_a)$ は注入後 t_a 分での組織内の濃度であり，$\int C_i(t)\,dt$ は t_a 分までの注入トレーサ濃度の積分を示す。したがってこれらを測定すれば流量 F が求まることになる。実際の測定においては，注入のトレーサ濃度は，動脈からの採血をウェル型カウンタで測定し，また組織内濃度データは SPECT の再構成画像の CT 値として得るので，事前にファントム実験で両者の相互補正係数（cross calibration factor）求めておく必要がある。

ここまでラジオアイソトープをトレーサとした希釈原理に基づく基本を述べたが，実際の体内のトレーサの挙動は単純ではない。コンパートメントとしてモデル化したとき，逆拡散のパラメータもあり，複数のコンパートメントとパラメータが存在する場合は複雑になる。例えば，2,3 のコンパートメントが存在する場合の例を図4.24 に示す。2 コンパートメントの場合，臓器内濃度の変化 $dC_d(t)\,dt$ は，臓器内に流入する濃度から臓器内から戻る逆拡散を考慮して次式のように示される[16]。

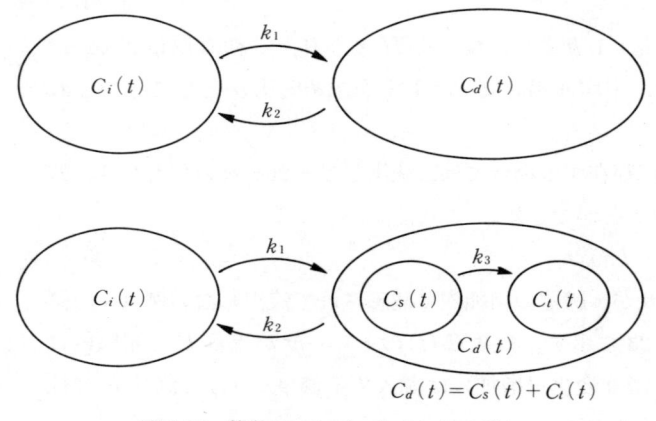

図4.24 複数のコンパートメントモデル

$$\frac{dC_d(t)}{dt} = k_1 C_i(t) - k_2 C_d(t) \tag{4.33}$$

同様に3コンパートメントでは,

$$\frac{dC_s(t)}{dt} = k_1 C_i(t) - (k_2 + k_3) C_s(t) \tag{4.34}$$

$$\frac{dC_t(t)}{dt} = k_3 C_s(t) \tag{4.35}$$

と表される。

　測定のターゲットが高度な機能検査になるほど複雑化する傾向にあるが,コンパートメントを細分化するほど,コンパートメントの情報量が減るので一概に精度が上がるとは言い難いところがある。コンパートメントの解析には,入力の濃度関数 $C_i(t)$ と臓器内濃度関数 $C_d(t)$ から計算した時間放射能曲線をグラフ上にプロットし,その傾きと y 切片から k 値と分布容量を求めていく Patlak 法などが提案され実用化されている[19]。

5

PET

5.1 原理と特徴

　PET（positron emission tomography）は，陽電子（positron）放出核種で標識された薬剤の生体内での挙動を画像化する技術である[1)2)3)4)]。他の計測技術では得ることのできない生理学的パラメータの測定や，生体内の微量物質の検出が可能であるため，さまざまな生体機能の研究にPETが用いられている。また，一部のPET検査については保険適用も認められ，日常の臨床への応用も活発になっている。

　PETを特徴づけているものは，放射性薬剤に使われる陽電子放出核種と，その計測方法である同時計数法である。この節では，PETの原理とその特徴について説明する。

5.1.1 消滅γ線の発生と検出

　代表的な元素である炭素を例にとると，自然界に存在するほとんどの炭素原子は ^{12}C であり，その原子核は陽子6個と中性子6個から成り立っている。小形サイクロトロンで加速された高エネルギーの陽子を窒素原子 ^{14}N に照射すると，陽子6個と中性子5個の原子核をもつ炭素の同位体 ^{11}C が生成される。

　自然界に存在しない ^{11}C はきわめて不安定で，原子核内の陽子1個が β^+ 崩壊して中性子に変わり，陽子5個と中性子6個の安定なホウ素 ^{11}B になる。その際，陽電子（正の電荷をもつ電子の反物質）とニュートリノ（中性微子）が放出される

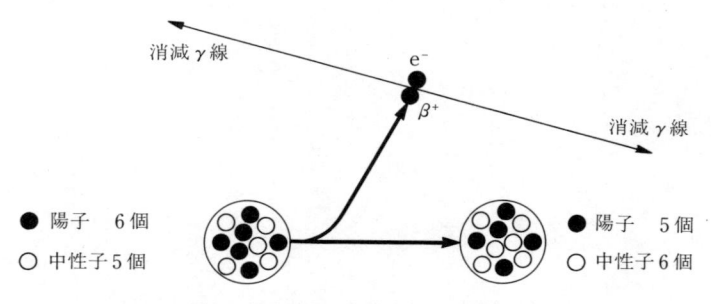

図 5.1 陽電子放出核種（^{11}C）からの消滅γ線の発生

（図5.1）。このような核種を陽電子放出核種という。

　陽電子放出核種から放出された陽電子は，近傍の電子と結合して対消滅し，2本の消滅γ線（annihilation radiation）を放出する。これら2本のγ線は，運動量とエネルギーの保存則に従ってたがいに180°反対方向に放出され，各γ線のエネルギーは電子の静止エネルギー（511 keV）に等しくなる。

　陽電子放出核種のごく近傍から2本のγ線が同時に放出されるので，一対の検出器が同時に511 keVのγ線を検出した場合，その検出器を結ぶ線上に核種が存在すると考えることができる。このような検出方式を同時計数法（coincidence detection）という（図5.2）。

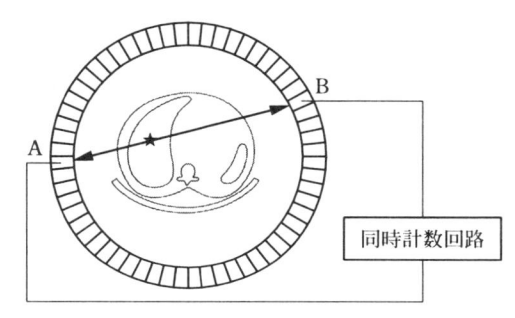

図5.2　同時計数法

　実際のPET装置では，被検者を取り囲むように検出器をリング状に配置するのが一般的である。こうすれば，断層面内のあらゆる角度の同時計数を計測することが容易になる。被検者に陽電子放出核種で標識した放射性薬剤を投与し，一定時間の同時計数を計測した後，得られたデータをX線CTと同様の原理で画像再構成する。これによって，放射性薬剤の生体内分布を断層像として得ることができる。

5.1.2　同時計数法の特徴

　PET装置はSPECT装置と比較して高い分解能，高い感度，高い定量性を有している。これらはいずれも同時計数法の特徴であるが，一方で同時計数に特有の誤差やノイズも存在する。

〔1〕**高感度・高分解能**

　PETは同時計数によってγ線の入射方向を直接決めることができるため，SPECT装置に必要なコリメータが不要となる。SPECTの機械的コリメータに対して，同時計数方式を電子的コリメータともいう。機械的コリメータは入射するγ線のほとんどを吸収してしまうことから，PETのほうが格段に感度が高くなる。また，SPECTでは機械的コリメータの穴径によって空間分解能が制限され，コリメータからの距離が増すに従って分解能が劣化するといった問題が生じるが，PETでは視野全体にわたって高い分解能を実現することができる。

〔2〕 高い定量性

被検体の深さ d にある線源から放出された γ 線は，その一部が生体内で吸収（光電効果あるはコンプトン散乱）され，残りが検出器に到達する。SPECT 装置で検出される γ 線の計数は，γ 線が放出された生体内の深さ d に依存して吸収の影響を受けているため，その正確な補正は困難となる。一方 PET において消滅 γ 線が同時検出される確率は，おのおのの γ 線が被検体を透過する確率の積となる（図 5.3）。

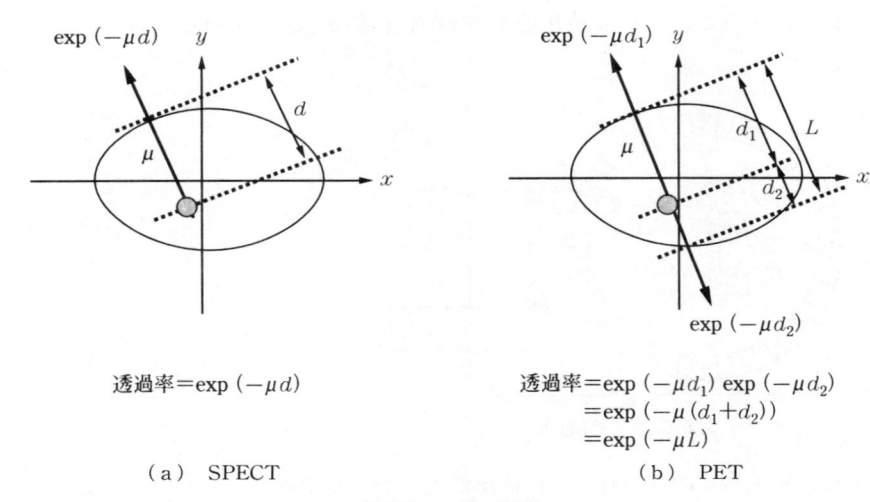

透過率 $= \exp(-\mu d)$

(a) SPECT

透過率 $= \exp(-\mu d_1) \exp(-\mu d_2)$
$= \exp(-\mu (d_1+d_2))$
$= \exp(-\mu L)$

(b) PET

図 5.3 γ 線の吸収

この確率は，二つの消滅 γ 線が被写体を横切る全距離 L と吸収係数 μ のみで決まり，γ 線の放出位置によらないことがわかる。同様の関係式は吸収係数が一様でない場合（不均一吸収体）や線源が被検体の外部にある場合にも成立する。したがって，放射能濃度があらかじめわかった線源を被検体の周りに配置し，その同時計数が受ける吸収量を測定しておくことで，被検体内から放出された γ 線の吸収を正確に補正することができる。このため PET で得られたデータは，SPECT と比較して高い定量性をもっている。

〔3〕 陽電子飛程と角度揺動

PET 装置では同時計数された検出器を結ぶ線 (line of response：LOR) 上に陽電子放出核種が存在すると仮定している。しかし実際には，陽電子の生体内での飛程と消滅 γ 線の角度方向の揺らぎが存在するために，この仮定は近似的にしか成り立たず，PET の空間分解能の限界を決める物理的要因になっている[5]。

陽電子が電子と対消滅するまでに進む距離を陽電子飛程 (positron range) といい，放出された陽電子のエネルギーが大きいほど飛程が長くなる。消滅 γ 線が放出される位置は陽電子放出核種の位置と飛程の分だけずれるため，結果として分解能が劣化する。表 5.1 に各陽電子核種の水中における最大飛程を示す。実際には，放出される陽電子のエネルギーは最大エネルギーより低い値に連続的に分布するた

表5.1 代表的な陽電子放出核種

核種	半減期〔min〕	陽電子最大エネルギー〔MeV〕	水中の最大飛程〔mm〕	おもな生成反応
^{11}C	20.39	0.96	4.18	^{14}N(p,α) ^{11}C
^{13}N	9.965	1.20	5.40	^{16}O(p,α) ^{13}N
^{15}O	2.037	1.72	8.19	^{14}N(d,n) ^{15}O, ^{15}N(p,n) ^{15}O
^{18}F	109.8	0.63	2.42	^{18}O(p,n) ^{18}F, ^{20}Ne(d,α) ^{18}F
^{62}Cu	9.74	2.93	14.3	^{62}Zn $\xrightarrow{9.2\,h}$ ^{62}Cu
^{68}Ga	68.1	1.90	9.32	^{68}Ge $\xrightarrow{271\,d}$ ^{68}Ga
^{82}Rb	1.127	3.37	16.3	^{82}Sr $\xrightarrow{25.6\,d}$ ^{82}Rb

め，平均飛程の長さは表5.1の値よりかなり小さくなる[6]。

また，対消滅する直前の陽電子と電子の運動量は必ずしも0にならないため，消滅γ線が放出される方向は180°からわずかにずれる。これを角度揺動（angular deviation）といい，その大きさは平均で約0.5°と推定されている。これが分解能に及ぼす影響は検出器間の距離に依存し，60 cm径で約1.3 mm，100 cm径で約2.2 mmとなる。

〔4〕 偶発同時計数と散乱同時計数

実際の同時計数回路では，10〜20 ns（ns＝10^{-9} s）という非常に短いタイムウィンドウ内に検出されたγ線を「同時」と見なしている。そのため，異なる2点でほぼ同時に発生した消滅γ線のそれぞれ一方を「同時」計数する可能性が生じてしまう。これを偶発同時計数（random coincidence）という（図5.4）。一方，各検出器が計測するすべての信号パルスの計数率をシングル計数率（single count rate）という。

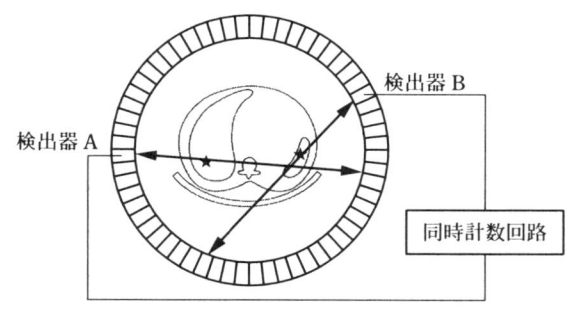

図5.4 偶発同時計数

検出器の時間信号の幅がτのとき，同時計数回路は2τのタイムウィンドウ幅を持つことになる。このとき，検出器iとjのシングル計数率をそれぞれN_i, N_jとすると，これらの検出器間の偶発同時計数率R_{ij}は次式で与えられる。

$$R_{ij}=2\tau N_i N_j \tag{5.1}$$

N_i, N_j は被検体の放射能に比例するので，R_{ij} は放射能の2乗に比例して増加することがわかる。

また，一対の消滅γ線の一方あるいは双方が被検体内でコンプトン散乱を起こした後に同時計数された場合，これを散乱同時計数(scatter coincidence)という(**図5.5**)。コンプトン散乱の角度に応じてγ線のエネルギーは減少するが，実際には検出器のエネルギー分解能が有限であるため，これらをすべて取り除くことは困難である。

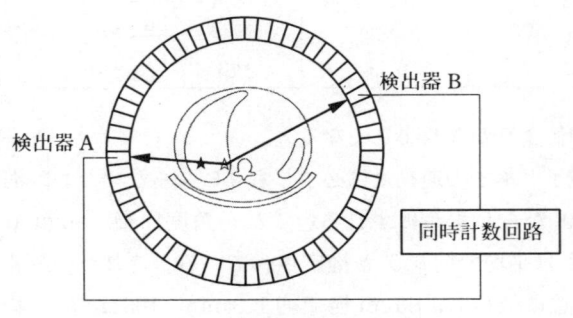

図5.5　散乱同時計数

散乱同時計数も偶発同時計数も検出器を結ぶ直線が実際の対消滅の位置を通らない。そのためこれらをノイズ成分として取り除く必要があるが，一つ一つの同時計数について真の同時計数（true coincidence）であるかどうかを判別することは困難である。したがって一定時間計測された全同時計数から偶発同時計数と散乱同時計数を差し引いた値を真の同時計数として取り扱う。これらの補正方法については後述する。

5.1.3　ポジトロン製剤

PET検査のもう一つの特徴は，陽電子放出核種で標識した放射性薬剤（ポジトロン製剤）を用いる点である。

陽電子放出核種には酸素，窒素，炭素といった生体構成元素が含まれており，生理学的パラメータを求めるのに適した放射性薬剤を比較的容易に得ることができる。また，半減期が非常に短いものが多く，体内に取り込まれた放射性薬剤は急速にその放射能を失う。したがって患者の被ばくが少なく，短時間で繰り返し検査を行うことも可能になる。さらに短半減期の核種を使って高い比放射能（単位重量当りの放射能量）の放射性薬剤を得ることができ，ごく微量な生理活性物質の測定にも適している。

一方で化合物の合成にかけられる時間は短く，これらで標識された放射性薬剤を薬剤メーカから各病院に供給することは一般には困難である。そのためPET検査を行う施設で，陽電子核種の製造，標識化合物の合成，品質管理といった一連の作業を行う必要がある。

5.1 原理と特徴

〔1〕 核種の製造

陽電子放出核種は，サイクロトロンによって加速された荷電粒子をターゲットに衝突させることで製造される。

サイクロトロン（cyclotron）は円形の荷電粒子加速器である。中心部に配置されたイオン源で生成されたイオン粒子は，垂直に磁場をかけられた二つの半円形の電極（ディー電極）内でらせん軌道を描きながら加速される。ディー電極の電位は粒子の回転周期（サイクロトロン周波数）にあわせて高周波で反転するしくみになっている。最大半径に達したイオン粒子はサイクロトロンより引き出され，ターゲット部に打ち込まれる。打ち込まれた粒子は，ターゲット部内の標的物質に衝突し核反応を起こす。

陽電子放出核種の生成に使われる加速粒子は陽子（proton）あるいは重陽子（deuteron）で，加速エネルギーはそれぞれ 10〜20 MeV，5〜10 Mev である。現在ではそれらを負イオンにして加速する方式が主流になっている。これによってビームの取出し効率が高くなり，サイクロトン本体の放射化も抑えられる。また，超伝導磁石を用いたり，陽子の加速エネルギーを下げるなどして，サイクロトロンの小形化が進んでいる。さらにコンピュータ制御によって運転も簡略化されており，病院内への設置が比較的容易になっている。

一部の核種については，放射平衡によって半減期の長い親核種から製造することも可能である。このような核種をジェネレータ核種といい，サイクロトロンを用いずに PET 検査を行うことが可能である[7]。

〔2〕 陽電子放出核種

PET 検査に用いられる代表的な陽電子放出核種は表 5.1 に示してある。^{11}C, ^{13}N, ^{15}O などは，多くの生理活性物質を構成する元素の放射性同位体であるので，これらを利用することで生物学的にまったく同一の特性を有する放射性薬剤を得ることができる。特に ^{11}C は ^{14}C 標識化合物を使ったトレーサ実験をそのまま応用できるという利点がある。^{18}F は水素や水酸基と置換して標識合成できるが，標識化合物の生物学的性質は変化する可能性がある。逆にこの変化を積極的に活用した標識化合物も得られている。また，^{18}F は半減期が長く陽電子のエネルギーも低いので鮮明な画像を得ることができる。

ジェネレータ核種である ^{82}Rb，^{62}Cu，^{68}Ga はいずれも金属元素であり，生理活性物質にほとんど含まれていない。しかし ^{82}Rb は一価の陽イオンとして心筋血流の評価に利用されている。ただし，陽電子のエネルギーが高く画質が低下する，半減期が短く合成上の制約があるなどの問題点がある。^{62}Cu は半減期が 9.7 分と合成にも適当な長さであり，繰返し検査にも対応できる。ただし，親核種 ^{62}Zn の半減期が短い（9 時間）のが難点である。^{68}Ga は親核種 ^{68}Ge の半減期が長い（271日）という利点があり，校正用の線源として広く利用されているが，適切な製剤の開発には至っていない。

〔3〕 放射性薬剤の合成

生成された陽電子放出核種は被検者に投与できる標識化合物に合成される。合成時には，核種の半減期を考慮して高い放射能を扱ううえに，放出されるγ線のエネルギーも比較的高いため，できるだけ無用な被ばくを避ける必要がある。そのためコンピュータ制御により遠隔操作が可能で，再現性良く合成できる自動合成装置 (chemical black box：CBB) が利用されている[8]。反応器やチューブを各合成ごとに組み直して合成するのが一般的だが，最近キット式の合成装置も現れている。この装置では反応器やチューブなどの合成に必要な部品を一体のキットに組み込み，合成のたびにキットごと交換するため，準備時間を大幅に短縮することができる。

現在までに，^{15}O標識一酸化炭素，^{15}O標識二酸化炭素，^{15}O標識酸素ガス，^{13}N標識窒素ガス，^{18}F標識FDG，^{13}N標識アンモニア，^{11}C標識メチオニン，^{11}C標識メチルスピペロンなどの自動合成装置が開発され，臨床測定に用いられている。

5.1.4 PETの測定対象

PETでは臓器の血流量や代謝量を測定する検査が代表的であるが，神経伝達系物質などの微量物質の検出にも測定対象が広がりつつある。表5.2に代表的な標識化合物と測定対象を示す[9]。特に局所酸素消費量や局所ブドウ糖消費量は，PET以外の測定では得ることが難しい。

表5.2 代表的な標識化合物

核種	標識化合物	機能画像
^{15}O	^{15}O$_2$, C^{15}O, C^{15}O$_2$	血流量，酸素消費量
	H$_2$^{15}O	血流量
^{13}N	^{13}NH$_3$	血流量
^{11}C	^{11}C-メチオニン	アミノ酸代謝
	^{11}C-酢酸	好気性代謝
	^{11}C-N メチルスピペロン	ドーパミンD$_2$受容体
^{18}F	^{18}F-FDG（フルオロデオキシグルコース）	ブドウ糖代謝
	^{18}F-FDOPA	DOPA

〔1〕 血流量，血液量

水は拡散性に優れた化合物で，血管内から脳，心臓，その他の組織に移行し，再び血液中に還流される。したがってH$_2$^{15}Oの動態を解析することで局所血流量を算出することができる。C^{15}O$_2$ガスは肺ですみやかに水と酸素置換されるため，H$_2$^{15}Oと同様に局所血流量の測定に使用できる。

^{13}Nアンモニアは生体膜を自由に透過して脳や心臓に移行した後，グルタミン酸合成酵素により迅速に^{13}Nグルタミン酸その他のアミノ酸に変換される。それらの生物学的半減期が長いのに対して，血中からの消失速度は非常に速いため，局所血流量に比例した集積像を得ることができる。しかし脳では高血流領域での組織への抽出率が低下すること，グルタミン合成酵素がグリア細胞にしか存在しないこと

などから，脳血流の検査にはあまり使用されない。

$C^{15}O$ は血液中のヘモグロビンと結合して血管外に拡散しないので，局所血液量の測定に用いられる。

〔2〕代　謝　量

$^{15}O_2$ ガスはヘモグロビンに結合した形で脳まで運ばれ，その一部が脳組織に取り込まれる。これによって脳組織の局所酸素代謝を測定することができる。

^{18}F-フルオロデオキシグルコース（FDG）はブドウ糖類似物質で，細胞内でヘキソキナーゼによって6-リン酸化されるが，ブドウ糖と異なりそれ以上の代謝を受けない。したがって，^{18}F の放射能は6-リン酸化体として組織にとどまり，糖代謝に応じた放射能の集積を得られる。^{18}F-FDG は脳や心臓のほか，糖代謝の盛んな腫瘍の診断に広く利用されている。

^{11}C-酢酸は血流に応じて局所心筋組織に摂取された後，アセチル CoA となって TCA 回路に入り，組織の好気性代謝速度に応じて $^{11}CO_2$ に代謝され，洗い出される。^{11}C-パルミチン酸は心筋の脂肪酸代謝の測定に使われる。^{11}C メチオニンは血液中からアミノ酸トランスポータによって組織中へ取り込まれるため，代謝の活発な腫瘍の抽出に有用である。

〔3〕神経伝達系物質

^{11}C や ^{18}F で標識された神経伝達系物質が数多く合成されている。これらの製剤は，生体の動態を乱さないために投与量をごく微量にする必要があり，高い比放射能が得られる陽電子核種による合成が有利になる。現在までに，ドーパミン系をはじめ，セロトニン，アセチルコリン，ベンゾジアゼピン，ムスカリン，オピオイド系といったさまざまな神経伝達系物質の標識化合物が開発されている。

これらの物質で神経伝達機能を画像化することで，精神神経疾患や痴呆疾患の病体解明に役立つものと期待されている。

5.2　PET装置の概要

現在市販されている PET 装置は，多層リング型 PET 装置が主流である。図5.6 に装置の外観を示す。円周状の検出器リングを含むガントリー部，被検者を乗せるベッド，データ収集回路を納めたラック，データ処理を行うコンソール（ホストコンピュータ）から構成される。

この節では，多層リング型 PET 装置を中心にその仕組みを説明する。

5.2.1　検出器ユニット

PET 装置用の検出器はガンマカメラと同様にγ線をパルス計測するが，特に PET の場合は，511 keV のγ線に対する高い検出効率と同時計数に必要な高い時間分解能が要求される。これらの要求を最も満たすものとしてシンチレーション検

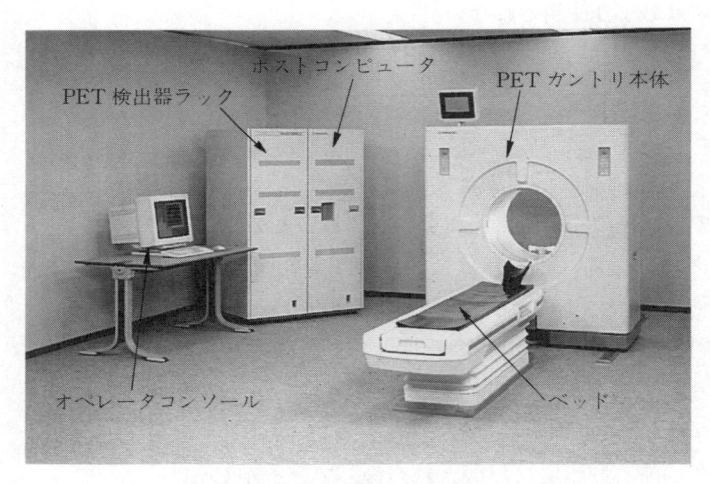

図5.6 PET装置の外観

出器が一般に使われており，PET用検出器として独自の発展を続けている[10]。

〔1〕 シンチレータと受光素子

511 keVのγ線とシンチレータの相互作用は，光電効果かコンプトン散乱のいずれかである。エネルギー弁別や分解能の点では，γ線が全エネルギーを失って吸収される光電効果がより望ましいため，できるだけ実効原子番号が大きいシンチレータが求められる。また，発光量が多いほどエネルギー分解能が高くなり，発光減衰時間が短いほど時間分解能がよくなるため，これらの特性も重要な要素になる。

PET用シンチレータの例を表5.3に示す。現在PET用として最も広く使われているのは，BGO（$Bi_4Ge_3O_{12}$）結晶である。SPECT装置で広く使われているNaI(Tl)結晶は511 keVのγ線に対してはほとんど透過もしくはコンプトン散乱を起こしてしまうため，PET専用機にはあまり用いられない。

表5.3 代表的なPET用シンチレータ

	NaI(Tl)	BGO $Bi_4Ge_3O_{12}$	LSO Lu_2SiO_5 : Ce	GSO Gd_2SiO_5 : Ce	BaF_2	CsF
密度〔g/cm³〕	3.67	7.13	7.4	6.71	4.89	4.64
発光減衰時間〔ns〕	250	300	40	30-60	0.6, 620	2.8
相対発光量	100	15	75	18	8, 32	6
実効原子番号	50	74	66	59	54	53
潮解性	あり	なし	なし	なし	なし	あり

GSO（Gd_2SiO_5(Ce)）やLSO（Lu_2SiO_5(Ce)）結晶は，BGOと同程度の実効原子番号で，発光量が多く発光減衰時間も短いため，次世代のシンチレータとして期待されている[11]。これらのシンチレータを用いたPET装置では，発光量の増加によってエネルギー分解能が改善され，結果として散乱同時計数を減少させることができる。また時間分解能が向上すれば，同時計数のタイムウィンドウ幅を短くする

ことが可能になり，偶発同時計数が抑えられる。

シンチレータで生じた発光は受光素子で電気信号に変換される。シンチレータの発光量は微弱であるため，増幅作用の大きい光電子増倍管（photo multiplier tube：PMT）が一般に使われている。最近では発光位置の弁別が可能な位置検出型PMT（position sensitive PMT：PS-PMT）も開発されている[12]。また，PMTより小形で薄いアバランシホトダイオード（APD）も，増幅作用のある受光素子として研究が進められている。

〔2〕 **ブロック検出器**

NaI(Tl)は大形の連続結晶にしてγ線の入射位置を計測できるが，BGOの検出器は小形の結晶をいくつも並べ，γ線が入射した結晶を弁別することで位置を特定する。この場合，検出器の固有分解能は，視野中心ではBGO結晶の開口幅の1/2に等しくなる。したがって，PET装置では分解能を上げるために結晶の小形化が行われる。しかし，PMTの小形化は難しいため，現在では図5.7のように少ない数のPMTでより多くのBGOを弁別するコーディング方式のブロック検出器が用いられている[13]。

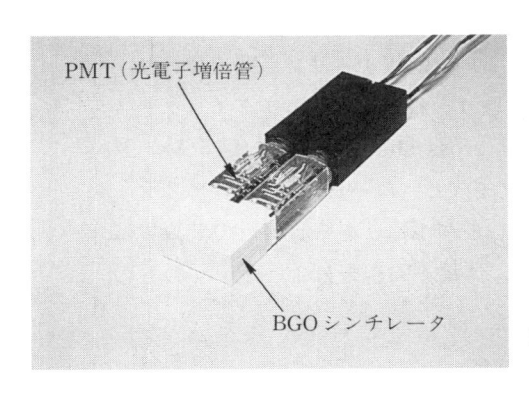

図5.7 ブロック検出器

一つのBGO結晶の大きさは3～6mm角，深さ20～30mmで，6×8～8×8程度のマトリックス配列になっている。これを複数の小形PMTによって位置弁別する。図5.7の検出器では2回路内蔵PMTを2本用い，合計四つの出力信号によって結晶を弁別している[14]。このとき，ある結晶で生じた発光が隣接の結晶にも広がり，各PMTに分配されるように，結晶間の切れ込みや反射剤の塗布面積を調整する。これによって各方向にほぼ直線の応答が得られるようになり，空間分解能の均一化を図ることができる。

一つの検出器ユニットの大きさを増すと，一定時間内に処理すべき信号の数が増大するため，計数率を上げるためにはできるだけ小さい検出器ユニットが好ましい。LSOなどの発光量の多いシンチレータを使うと，一つのユニットで弁別できる結晶の数を増やすことができるため，空間分解能を向上することができる。一方，計数率は多少犠牲になるが，PMTを隣接する四つのシンチレータブロックの

中間に配置することでも，分解能を向上させることができる[15]。

5.2.2 多層リング

現在主流のPET装置は，多数のブロック型検出器を円周上に配列し，それを体軸方向に複数個並べた多層型リングPET（multiple ring PET）である。この場合，直径70〜90cmの同一円周上に並んだシンチレータ結晶が一つの検出器リング（detector ring）を構成する。このような円筒型のPETのほかに，多角形型のPET装置[16]や円弧状の対向型検出器を回転させる方式のPET装置[17]も存在する。

検出器配列がリング円周に占める割合をパッキングフラクション（packing fraction）という。検出感度の点からは1.0となるのが理想であるが，シンチレータとPMTを遮光するケースなどのため，通常1.0よりも若干小さい値となる。多角形型や対向型のPETではその値がさらに小さくなる。

検出器リング間には，鉛やタングステンでできたドーナツ状のスライスシールド（セプタ：septa）が設けられている。通常厚さ1〜2mm，長さ5〜10cmで，これによってスライス面と大きい角度で入射するγ線を除去して，偶発同時計数や散乱同時計数を低減している。

同時計数データの収集は，同一のリング内あるいは隣接するリング間で行われ，それらは一つの断面（スライス）データとして取り扱われる。前者をダイレクトスライス（direct slice），後者をクロススライス（cross slice）という（図5.8）。N層のリングPETでは，N個のダイレクトスライスと（$N-1$）個のクロススライスが同時に測定できるため，総スライス数は（$2 \times N - 1$）となる。最近の装置では検出器リング数16〜32，総スライス数31〜63，体軸方向視野は10〜20cmのものが一般的である。

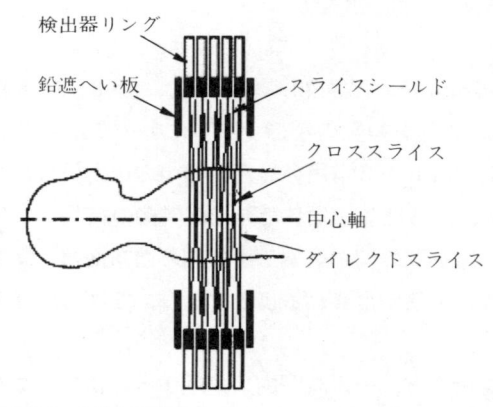

図5.8 2次元収集（スライスシールドとスライス）

各検出器リングの感度は，シンチレータ結晶の体軸方向幅の2乗に比例する。そのため，体軸方向の分解能向上のためにシンチレータのサイズを小さくすると，スライス当りの感度は大幅に低下する。そこで，同一リング内や隣接リング間の同

時計数のみならず，数リング離れたリング間も同時計数し，これらのデータを一つのスライスに束ねる方法も用いられる。束ねるスライス数を増やすほど感度は向上できるが，中心から離れた位置での体軸方向分解能が劣化する。

さらにセプタを視野外に退去させて，すべてのリング間の同時計数を収集する3次元データ収集（3-dimensional acquisition）も行われる。これに対して，従来のセプタを用いたデータ収集は2次元収集（2-dimensional acquisition）と呼ばれる。

N層リングPETの3次元収集では，N^2個のサイノグラムが計測され，全体の感度は5〜10倍に増加する。その一方，セプタを除くことによって，偶発同時計数と散乱同時計数も著しく増大する。また入射するγ線が飛躍的に増えるため，検出器の処理時間の限界によって，測定可能な線源強度が制限される。そのため，被検体の放射能レベルに応じてセプタを出し入れ可能にした装置が一般的である。

3次元収集されたデータは，2次元収集とは異なる方法でデータ処理する必要がある。そのための研究も独自に発展し続けている[18]（**図5.9**）。

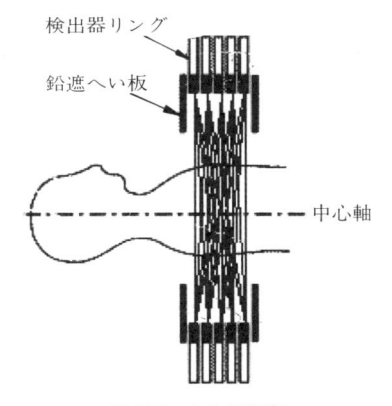

図5.9 3次元収集

5.2.3 データ収集部

データ収集部のブロック図の例を**図5.10**に示す。γ線が検出器に入射すると，エネルギー弁別が行われ，入射位置と時間情報がグルーピング回路を経て，同時計数回路に導かれる。二つの検出器からの信号が同時計数と判定されると，一つの事象として収集用メモリに転送される。一定の収集時間内にメモリに加算されたデータは，コンピュータに送られ画像再構成される。

〔1〕 **検出器信号処理回路**

検出器ユニットのパルス信号から，まずγ線の入射位置とエネルギーを決定する。処理回路の例を**図5.11**に示す。

γ線の入射で生じた発光光子は，シンチレータ内で乱反射を繰り返し，PMTの方向に導かれる。各PMTで検出されたγ線による発光パルス波高をそれぞれ，

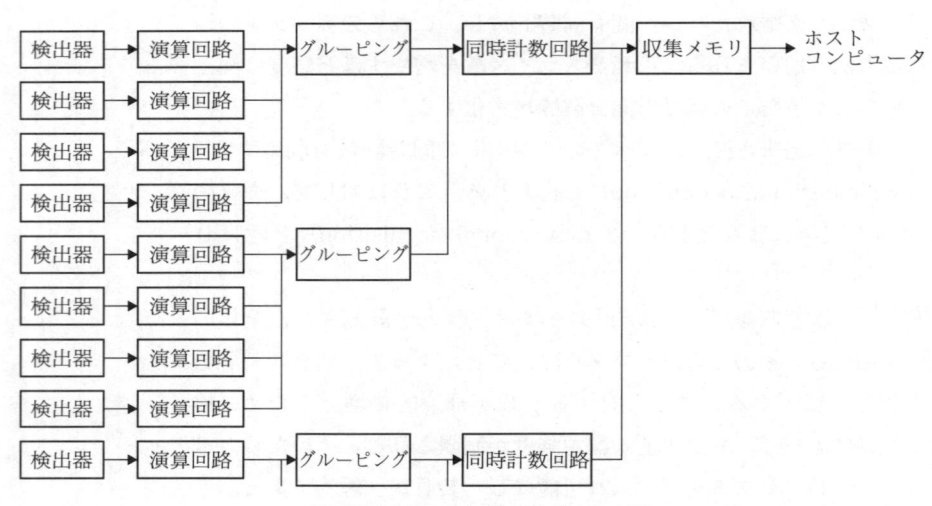

図 5.10 データ収集部のブロック図

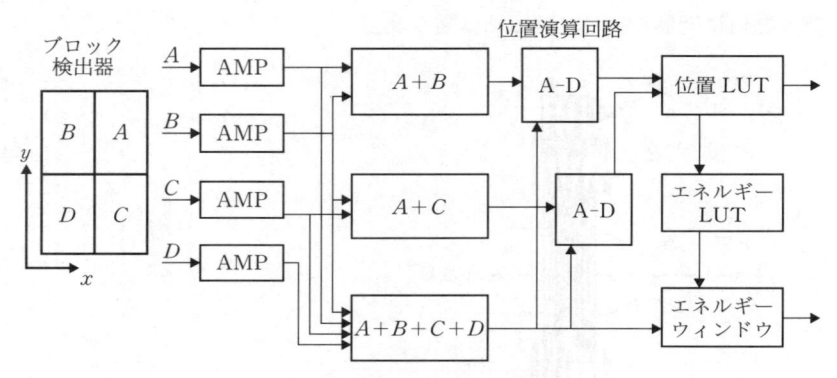

図 5.11 検出器信号処理回路

A, B, C, D とすると，$A+B+C+D$ はシンチレータ内のすべての発光光子数に相当するので，γ 線のエネルギーに比例する．すなわちエネルギー信号波高 E は，$E=A+B+C+D$ で表される．A-D 変換器で，X 方向の位置信号波高 $X=(A+C)/E$，Y 方向の位置信号波高 $Y=(A+B)/E$ を計算し，あらかじめ作成したルックアップテーブル（LUT）に従って直線性補正を行う．エネルギーの波高値も検出器ブロック内の位置で異なるため，同じようにルックアップテーブルを作成して補正する．エネルギー信号が設定したエネルギーウィンドウ内であれば，後段の回路に信号を送る．

また，タイミング回路によってパルスの立上りを検出し，同時計数の判定に利用する時間信号を作成する．時間情報をディジタルで管理する場合には，クロック信号発生器から全検出器に送られる信号の周期に同期させて，時間信号を出力する．

〔2〕 グルーピングと同時計数回路

全検出器数が n 個の装置で，一つの検出器が m 個の検出器と同時計数を行うとすると，同時計数対の総数は $n \times m/2$ となる．例えば 1 リングブロック内に 112

個の検出器ユニットがあり，それぞれが対向する 72 個の検出器ユニットと同時計数する場合には，4 032 個の同時計数回路が必要となる。そこで，同時計数回路の数を減らすために，信号のグルーピング処理を行う。グルーピング回路では，複数の検出器ユニットからの信号を OR ゲートによって一つに選別し，同時計数回路に送る。

同時計数回路では二つの検出器からの信号を比較して，設定したタイムウィンドウ内に到達したものを同時計数として判定する。時間情報をディジタル管理する場合には，周期 I に到達した検出器の信号を，例えば周期 $I-1$, I, $I+1$ のいずれかに到達した検出器の信号と同時計数させる[19]。

〔3〕 **収集メモリとホストコンピュータ**

同時計数をしたグループ間で，実際に信号を出した検出器（シンチレータ）の組合せを同定する。ヒストグラムモード（histogram mode）による収集では，同時計数した各事象を検出器の組合せで決まるアドレスに従って，メモリに加算する。一方リストモード（list mode）による収集機能をもつ装置では，各事象を位置情報や時間情報とともに一つ一つメモリに記録することができる。

ホストコンピュータ（コンソール）は定期的に収集の状況をモニタし，収集終了後にメモリからデータを転送する。検出器対（投影線）ごとに得られた計数値を，リング中心からの距離に応じて並べ替え，各方向ごとに平行投影データ（parallel projection data）を作成する。これらを投影方向の順に縦に並べて 2 次元配列とし，サイノグラム（sinogram）を作成する。このサイノグラムから画像を再構成し，得られた画像の表示・リスライス・定量解析などの一連の処理を行う。収集したデータと画像はハードディスクに蓄積し，必要に応じて光磁気ディスクなどの外部記憶装置に保存する。

〔4〕 **収集モード**

被検体に放射性薬剤を投与した状態で行うデータ収集をエミッション収集（emission scan）という。エミッション収集には以下のような種類があり，いずれも 2 次元収集と 3 次元収集の両方が可能である。ただし，消滅 γ 線のエネルギーは核種によらず一定であるため，エネルギーウィンドウごとに核種のデータを割り振る 2 核種同時収集は行えない。

① スタティック収集（static scan）：最も一般的な収集で，放射性薬剤が対象臓器に集積した後に，一定の時間だけ 1 回の収集を行う。

② ダイナミック収集（dynamic scan）：対象臓器における放射性薬剤の時間変化を調べるため，収集時間を細かい時相に区切り，複数フレームを連続的に収集する。

③ 心電同期収集（cardiac gated scan）：心電計と同期させることで，R–R 波間を分割した心拍の各位相ごとにデータを加算収集する。ただし，通常の PET 装置ではマルチバッファメモリによる収集機能がないため，不整脈があ

る場合に位相がずれたデータを取り除くことができない。リストモード収集機能をもつ装置では，収集後に時間情報を使ってデータを各位相ごとに並べ替えることが可能である。

④ 全身収集（whole body scan）：PETの体軸方向視野を越えた広い範囲の放射性薬剤の分布画像を得るために，ベッドを順次移動しながら複数ポジションの収集を行う[20]。このとき，ベッドのスライド動作をデータ収集と連動するようにコンピュータ制御する。実際には，体軸方向視野の端でスライス感度が若干低下するため，その部分をオーバラップさせながら収集を行う。体軸方向視野が大きいPET装置ほど，ベッド送りの回数を減らして収集時間を短縮できる。

5.2.4 その他のPET装置

PETの臨床応用が進むにつれ，SPECT装置でポジトロン製剤のイメージングを行う試みが盛んになり，コインシデンスカメラあるいはハイブリッドPET（hybrid PET）と呼ばれている。これに対して従来のPET装置は，PET専用機（dedicated PET）として位置づけられている。

一方，PETの技術的な可能性を示す装置として，TOF-PETや動物用PETがあげられる。

〔1〕 SPECT-PET兼用機

当初SPECT装置によるポジトロン製剤の画像化は，超高エネルギーコリメータを使ったSPECT収集によるものであった。しかし，511 keVのγ線の突き抜けを防止するには相当の厚さのコリメータが必要となるため，検出感度が著しく低下し，分解能も制限される。

そこでコリメータを使用せずに，多検出器SPECT装置に同時計数回路を搭載した装置が登場した[21]。この場合コリメータ方式に比較して，感度と分解能が大幅に上昇する。しかし，SPECT用シンチレータのNaI(Tl)は511 keVのγ線に対して検出感度が低く，9.5 mm厚の結晶では12％しか光電効果を起こさない。そこで，SPECT核種に対する分解能があまり低下しない程度に，結晶の厚さを増す必要がある。さらに，結晶内でコンプトン散乱したγ線も同時計数に利用することで，検出感度を上げる試みも行われている。この場合，収集時のエネルギーウィンドウを，光電効果に対応するフォトピーク（photopeak）ウィンドウと結晶内コンプトン効果に対応する低エネルギーウィンドウの二つに設定する。

一方，コリメータを取り去ることで検出器に入射するγ線が急激に増加するため，装置の計数率の限界が無視できなくなる。特にNaI(Tl)の発光減衰時間は長く，検出器も大形であるため，パルスクリッピング回路によるパルス波形の短縮や，局所的な位置演算回路の導入によって，計数率の向上を図っている。

〔2〕 TOF-PET

γ線（光子）の速度は約 30 cm/ns であるので，同時計数された消滅 γ 線の検出時間の差を正確に測定すれば，γ 線の放射位置を求めることができる。この原理に基づく PET を飛行時間（time of flight：TOF）型 PET という。

シンチレータには発光減衰時間の短い BaF_2 や CsF といった結晶が用いられるが，TOF 情報からは 5 cm 程度の距離しか分解されない。そこで，線源位置の絞り込みを含めた特殊な再構成法が用いられる[22]。TOF 情報を用いない画像再構成では，逆投影の際に LOR に沿って等濃度の線を長く書き込むため，遠くまでノイズが影響を及ぼすことになる。一方 TOF では局所的な書込みによって放射状のノイズの広がりが抑えられ，画像の SN 比が向上する。

TOF-PET は応答が速い結晶を用いて時間差を計測するため，通常の PET で同時計数のタイムウィンドウ幅を非常に狭めた場合と同じ効果も得られる。すなわち，偶発同時計数が大幅に抑えられ，高計数率のデータ収集に適している。問題点としては，高速な回路と大量のデータ処理が必要となること，CsF や BaF_2 の同時計数感度が BGO の 70 ％ 程度であること，結晶の小形化による高分解能化が困難

コラム

PET の歴史と動物用 PET

1970 年代に X 線 CT の原理が開発された後，現在の PET の雛形ともいえる装置がワシントン大学の Ter-Pogossian らによって開発された。この装置は 48 個の NaI(Tl) 検出器を 1 リング六角形に配列した構造であった。その後 BGO 結晶が PET 用のシンチレータとして有用であることが指摘され，さらに検出器の配列も多角形から効率のよい円形リングへと移行した。

日本国内でも放射線医学総合研究所（放医研）のグループや秋田県立脳血管研究センター（秋田脳研）のグループによって，早くから PET の開発が進められてきた。放医研は世界で 2 番目に BGO 結晶を使った PET 装置を開発し，TOF-PET の研究も活発に行ってきた。また，秋田脳研で最初に開発された PET は NaI(Tl) を用いた SPECT-PET 兼用機というユニークな装置であった。

これらは，すべてヒトを対象にした臨床用装置であるが，その一方で動物用 PET 装置の開発も盛んに行われきた。対象はサルやチンパンジーの中形動物からマウスやラットなどの小形動物までさまざまである。

動物の臓器は小さいので，それだけ高い分解能が要求される。そこで新しい検出素子を用いたユニークな動物用 PET の開発が世界中で行われている[23]。例えば小形の LSO 結晶を光ファイバを介してマルチチャネル光電子増倍管（MC-PMT）に接続した装置や，BGO にアバランシホトダイオード（APD）を組み合わせた装置などが開発されている。これらの検出器を使って，視野中心で 2 mm 以下の空間分解能を達成している装置もある。

動物用 PET は小形で開発コストが比較的低いため，新しい技術が臨床用 PET に先駆けて採用される傾向にあり，その意味でも注目に値する。

なこと，などが挙げられる。

5.3 装置の基本性能

PET装置の基本性能を表すものとして，空間分解能，散乱フラクション，感度，計数率特性および画像のSN比があげられる。そのほかにも，画像の均一性，吸収補正や散乱補正の精度，部分容積効果の評価などの項目があげられることもある。

検査の種類ごとに投与量や収集時間を決める場合や，得られた画像で診断や定量解析を行う場合には，その装置の性能を十分把握しておく必要がある。また，異なる機種間の性能を比較するときには，それらの値がどのような方法で測定されているかを理解しておくことが重要である。特に3次元収集では，装置によって収集時に設定できるパラメータも違い，それによって得られる性能が大きく異なる点に留意すべきである。

この節では，代表的な性能の評価法とそれら性能に影響する装置の要素について解説する。

5.3.1 平面内分解能

平面内分解能（transaxial resolution）は，断層画像上でどの程度小さい部位まで分解できるかを示す性能である。

視野中心から1, 5, 10, 15, 20 cmの位置に，スライス面に垂直になるように線状線源を設置して測定を行う。各位置の線状線源の再構成画像を使って，半径方向（radial）と接線方向（tangential）の分解能を半値幅（full width half maximum：FWHM）で求める。視野中心ではサンプリング密度の点から特別高い分解能が得られるため，装置の分解能は，視野中心から1 cmでの分解能で代表される

ノート

性能測定の指針

PET装置の性能は，開発メーカや施設ごとに異なる方法で測定されていたが，装置の普及と共に客観的に評価できる方法が求められるようになった。アメリカではNational Electrical Manufacturers Association（NEMA）がアメリカ核医学会の協力を受けて測定方法の規格化を進め[24)25)]，ヨーロッパではEuropean Economic Community（EEC）が性能評価法を作成している[26)]。この流れを受けて日本では，日本アイソトープ協会の医学薬学部会サイクロトロン核医学利用専門委員会がワーキンググループを設けて測定指針を作成した[27)]。これらの基準については，PET装置の進歩に合わせて順次改訂作業が進められている。

ことが多い。

　臨床測定時の画像再構成では，統計ノイズを抑えるために高周波成分を抑えた再構成フィルタが用いられるが，装置の固有分解能を測定する場合には，遮断周波数をナイキスト（Nyquist）周波数（投影データのサンプリング間隔で決まる最高周波数）に設定した再構成フィルタが用いられる。したがって，装置固有の空間分解能と通常の臨床で使用される画像の分解能の違いを認識しておく必要がある。

　再構成画像で十分な分解能を得るためには，投影データを180°の範囲にわたって十分細かい角度で測定し，かつ各投影データを十分細かい直線サンプリング間隔で測定しなくてはならない。これらの条件は最終的に得ようとする画像の半値幅と被検体の直径に関係し，次の式で与えられる。

$$直線サンプリング間隔 \leq \frac{半値幅}{2}$$

$$測定方向のサンプリング角度 \leq \frac{半値幅}{被検体の直径}$$

　リング型 PET では，測定方向のサンプリング数は一つの検出器リングに配列されているシンチレータ結晶の数に等しく，直線サンプリング間隔は隣接する平行投影線（LOR）の間隔に等しくなる。

　より密なサンプリングを得るために，検出器全体を小さく円運動させるウォブリング（wobbling）機能をもつ PET 装置も存在する。しかし検出器を走査すると，その1周期が完了しなければ完全なデータ収集ができないため，放射能分布が急激に変化する現象には適さない。また，機械的運動に伴う雑音が検査の妨げになるという欠点がある。現在では検出器の進歩で十分密なサンプリングが得られるようになったため，静止型の PET が主流である。

　リング型 PET 装置の視野中心から離れた場所では，同時計数される γ 線が斜め方向から入射するため，シンチレータの突き抜けによる空間分解能の劣化が生じる（図 5.12）。このとき，半径方向の空間分解能は中心から離れるほど劣化するが，接線方向の分解能は影響を受けない。そのため，中心から外れた位置での点状線源の形は，再構成画像上では楕円形になる。

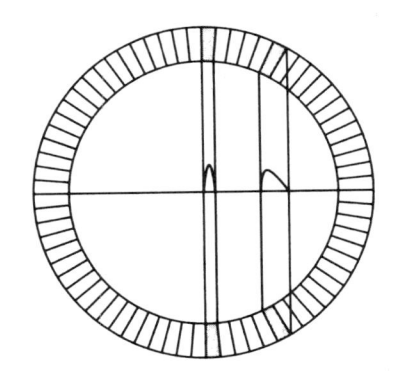

図 5.12　中心と端の分解能の違い

この分解能の劣化を抑えるため，シンチレータの深さ方向の情報（depth of interaction：DOI）を得る検出器も提案されている[28]。例えば，異なる種類のシンチレータを多層化し，各シンチレータの発光減衰時間の違いなどを利用してγ線によって発光した層の弁別を行う。DOI検出器によって，検出器リング径を小さくした場合でも分解能の均一性がよくなるため，特に頭部用のPETに有効であると考えられる。

5.3.2 軸方向分解能（スライス半値幅）

軸方向分解能（axial resolution）は，スライス面に垂直な方向，すなわち体軸方向での分解能を表す指標である。

視野中心から0,5,10,15,20cm離れた空気中で，点線源を軸方向に順次移動しながら測定を行う。各スライスのカウントから作成した1次元分布関数の半値幅を，スライス半値幅（axial slice width）と定義する。この方法は2次元収集に対しては有効であるが，3次元収集では各スライスごとのカウントを定義できない。そこで，点線源をスライスの中心面上に保持して収集を行い，再構成画像上での軸方向の1次元分布関数から分解能を求めるのが一般的である。

2次元収集の体軸方向分解能は，おもにシンチレータの軸方向幅できまるが，セプタのサイズや形状にも依存する。特にクロススライスにおいて視野中心から離れるほど，その影響が大きくなる。ただし，実際の装置ではいくつかの隣接リングを束ねて収集するため，ダイレクトスライスとクロススライスの分解能の違いはほとんどなくなっている。

3次元収集での体軸方向分解能は，おもにシンチレータの軸方向幅で決まるが，画像再構成法の違いによる影響も見逃せない。また，異なるリング間の同時計数をとるとγ線が斜めに入射するため，前述のDOI検出器は軸方向分解能の向上にも有効であると考えられる。

キーワード

部分容積効果とリカバリ係数

空間分解能の2〜3倍以下の小さな集積は，真の放射能濃度より低い値にしか観測されない。このような現象を部分容積効果（partial volume effect）といい，観測値と真の放射能濃度との比をリカバリ係数（recovery coefficient）という。

装置の分解能が悪いほど，また測定対象が小さいほど，部分容積効果の影響は大きくなる。したがって，測定対象の大きさとリカバリ係数の関係をあらかじめ測定しておくことは，定量測定において重要である。しかし実際の臨床検査では，測定対象の大きさを知ることに限界がある。部分容積効果の影響を小さくして定量性を高めるには，装置の分解能をより向上させることが求められる。

従来の装置ではスライス間隔に比べスライス厚が薄いため，スライス間に低感度の領域が存在し，この部分を測定するための補間スキャンが必要であった。しかし最近の装置では，スライス厚よりスライス間隔が小さくなったため，補間スキャンの必要はない。最近の装置では，平面内分解能と体軸方向分解能がほぼ同じになるように設計されており，その値は 4 mm から 6 mm 程度である。

5.3.3 散乱フラクション

散乱フラクション（scatter fraction）は，全同時計数から偶発同時計数を引いた計数に含まれる散乱同時計数の割合で定義される。

水を満たした円柱ファントムの中心軸に，線状線源を配置して測定を行う。得られたデータの線源位置に対応するピークから分解能の 4 倍の範囲にある計数を真の同時計数とみなす。一方，データの裾野部分は散乱成分とみなせるので，全計数から真の同時計数を引いた値を散乱同時計数とする。測定は線状線源を中心から離れた位置にも配置して行い，各位置での散乱フラクションの重み付け平均を計算する。例えば中心から 0，4，8 cm の位置でデータ収集を行った場合の平均散乱フラクション SF は，次式で定義される。

$$\mathrm{SF} = \frac{R_s(0) + 8R_s(4) + 16R_s(8)}{R_{tot}(0) + 8R_{tot}(4) + 16R_{tot}(8)} \tag{5.2}$$

ここで，R_s，R_{tot} は各位置における単位放射能濃度当りの散乱同時計数と全同時計数である。

散乱フラクションは被検体の大きさや線源の分布に依存するが，同一の被検体に対しては，測定スライスの厚さに比例し，セプタの長さに反比例する[29]。また，検出器のエネルギー選別レベルが高くなるほど減少する。

一般的な装置の散乱フラクションは，2 次元収集時には 10 % 前後であるが，3 次元収集では 40 % 近くにまで増加する。さらに実際の臨床時には，体軸方向視野外からくる散乱線も無視できないため，3 次元収集データには平均散乱フラクションを上回る割合の散乱線が含まれていると考えられる。

5.3.4 感　　　　度

感度（sensitivity）は，一定濃度の線源を視野内に配置したときの真の同時計数率で評価する。

線源を封入した直径 20 cm の円柱ファントムを視野中心に配置し，計数率を測定する。別に測定した散乱フラクションの値を用いて，単位放射能濃度当りの真の同時計数率〔cps/kBq/ml〕を算出する。測定時には検出器の感度補正や吸収補正は行わない。また装置の計数損失（数え落し）の影響を受けないように低濃度での測定を行う。

2 次元収集の場合，ダイレクトスライスとクロススライスではスライス感度が若

干異なる。一方3次元収集の場合は，中心スライスに近づくに従って感度は増大していく。収集したデータのうち実際に使用する最大リング差を調整することによって，中心付近の感度分布を見かけ上一様にすることができるが，全体としての感度は低下する（**図5.13**）。

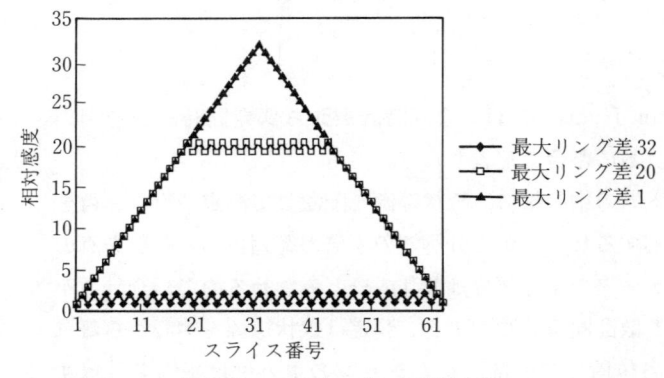

図5.13 スライスごとの感度分布

同時計数の感度は各検出器の感度の2乗に比例するため，装置の感度を決定する要因としては，検出器のシンチレータの材質と形状が第一にあげられる。また，被検体に対する検出器の立体角でも決まり，2次元収集の場合にはスライス厚が増し，セプタが短くなるほど，感度が増大する。3次元収集の場合には，体軸方向視野が2倍になると感度は約4倍になる。またリング径を小さくするほど立体角は増すが，同時に散乱同時計数や偶発同時計数も増え，前述のように分解の均一性が悪くなる。

一般的な装置の各スライス感度の総和は，2次元収集で5～8 kcps/kBq/ml，3次元収集で20～60 kcps/kBq/mlである。

5.3.5 計 数 率 特 性

計数率特性（count rate performance）は，PET装置の同時計数率が放射能濃度とともにどのように変化するのかを示す性能である。

計数率特性を決めているのは装置の不感時間（dead time）であり，これはおもに，シンチレータの発光減衰時間や収集回路の処理時間などに依存している[30]。例えば検出器回路においては，一つの信号パルスが減衰するまでの間はつぎの信号を処理することができない。また前述のグルーピング回路では，同時に来た複数の信号から一つの事象が選別される。したがって，放射能濃度が高くなり入射γ線の数が増えると，装置の計数損失（数え落し）が大きくなり，データの定量性が損なわれる。そのため，計数損失の割合を正しく評価しておくことが重要になる。

円柱ファントムに十分な放射能濃度の線源を封入し，核種の減衰に従って計数率が十分低くなるまでダイナミック収集を行う。各測定時間での全同時計数率から，

前述の散乱フラクションを用いて真の同時計数率 T を求める。一方，計数損失が無視できるような低い計数率の測定値から，高い放射能濃度における真の同時計数 T_{extrap} を外挿計算する。各測定点（放射能濃度）での計数損失係数％DT は，次式で与えられる。

$$\%\mathrm{DT} = 100 \times \left(1 - \frac{T}{T_{extrap}}\right) \tag{5.3}$$

計数損失は SPECT 装置でも同様に発生するが，PET 装置の場合は偶発同時計数の存在によって真の同時計数に与える影響がより大きくなる。これは，真の同時計数が放射能濃度に比例するのに対し，偶発同時計数は放射能濃度の2乗に比例するためである（式 (5.1)）。放射能濃度が増すと偶発同時計数が飛躍的に増える一方，装置の計数損失は大きくなる。そのため真の同時計数率が頭打ちとなり，ピーク値（最高計数率）が存在する（**図 5.14**）。現在の装置の最高計数率は全スライスでおよそ 200 kcps から 500 kcps である。

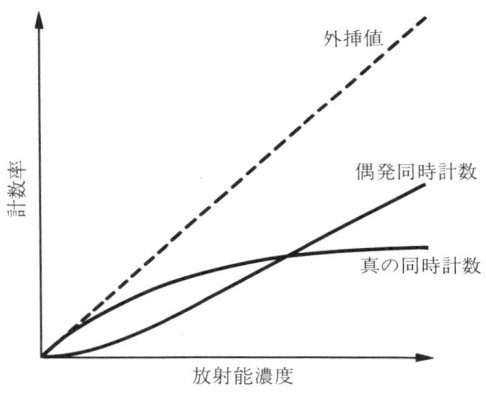

図 5.14 計数率特性

5.3.6 画像の SN 比

放射性同位元素の時間当りの崩壊数はポアソン（Poisson）分布に従い，総計数 N の事象の統計誤差すなわち標準偏差(SD)は $\sqrt{N}$ となる。したがって SN 比を（平均/SD）で定義すると，$N/\sqrt{N} = \sqrt{N}$ となる。PET の検出器で収集された計数の統計ノイズもこれと同様に考えることができるが，再構成画像の SN 比は，各画素値がたがいに独立でないためより複雑になる。均一な円柱線源を画像再構成した場合，中心画素の SN 比（SNR）は次式で表される[31]。

$$\mathrm{SNR} \propto \frac{(\mathrm{NEC})^{1/2}}{n_e^{3/4}} \tag{5.4}$$

ここで，n_e は円柱断面内の画素数，NEC は雑音等価計数（noise equivalent count）といい，次式で定義される[32]。

$$\mathrm{NEC} = \frac{T^2}{T + S + 2fR} \tag{5.5}$$

T は真の同時計数，S は散乱同時計数，R は偶発同時計数，f は円柱が視野内に占める割合である。信号成分は真の同時計数であるが，統計誤差を決める総計数には偶発同時計数と散乱同時計数も加わる。また，偶発同時計数を実測した場合の統計ノイズを考慮して R には係数 2 がかかっている。これらの計数が存在しない場合には，NEC は真の同時計数に等しくなる。

画素の各辺を 1/2，すなわち分解能を 2 倍にして画像の SN 比を保つには，式 (5.4) から，8 倍の計数（NEC）が必要であることがわかる。しかし前述の計数率特性によって，NEC の値も放射能濃度に対して頭打ちとなる（図 5.15）。したがって装置を最も有効に利用できるのは，NEC が最大値となる放射能濃度と見なすことができる。

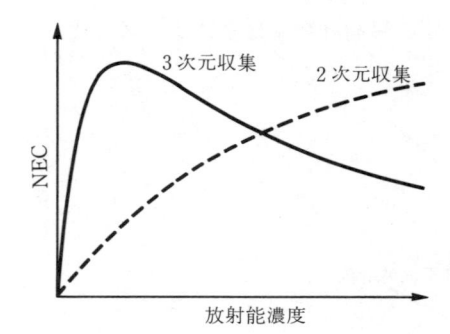

図 5.15 雑音等価計数（NEC）の比較

ただし，NEC は被検体の形状と放射性薬剤の体内分布に大きく依存するため，臨床条件にできるだけ近い形状のファントムで評価するのが望ましい。一般に被検体の大きさが大きくなるほど，NEC の最大値は小さくなる傾向にある。また，3 次元収集で NEC が最大値となる放射能濃度は，2 次元収集に比べてかなり低くなる（図 5.15）。したがって，3 次元収集はおもに低濃度での検査に適しているといえる。

さらに 3 次元収集では，視野外にある放射線源が散乱同時計数や偶発同時計数となって，NEC を低下させる場合があるので注意が必要である。とくに急速静注で放射性薬剤を投与した場合，心臓や頸部動脈からの消滅 γ 線によって，頭部の画像の SN 比が劣化することが知られている[33]。

5.4 データ補正と画像再構成

まったく補正を行わずにエミッション収集を行った場合，検出器 i,j を結ぶ投影線で得られるデータ Y_{ij} は次式で表される。

$$Y_{ij} = \eta_{ij}\varepsilon_{ij}A_{ij}M_{ij} + S_{ij} + R_{ij} \tag{5.6}$$

ここで，M_{ij} は投影線 ij 上の消滅 γ 線の総計，A_{ij} は消滅 γ 線の被検体透過率，ε_{ij} は真の同時計数に対する検出器の検出効率，η_{ij} は計数損失係数，R_{ij} と S_{ij} は

実際に検出された偶発同時計数と散乱同時計数である。定量性のよい画像を得るには，これらの要素を考慮してデータの補正を行い，なるべくノイズの少ない正確な M_{ij} を求める必要がある。

この節では，これらデータの補正方法と画像再構成法について解説する。

5.4.1 偶発同時計数補正

実際の装置で偶発同時計数を求めるには，つぎの二つの方法が考えられる。

一つは，同時計数をとる二つの検出器のうち片方の信号を適当な時間遅らせてから同時計数をとる方法である。これを遅延同時計数（delayed coincidence）といい，通常の同時計数を即発同時計数（prompt coincidence）という。偶発同時計数は時間によらずつねにランダムに発生しているため，即発同時計数と同じタイムウィンドウ幅で遅延同時計数を計測した場合，これを偶発同時計数と見なすことができる。

遅延同時計数は，即発同時計数からリアルタイムで差し引くこともできるが，両者は同程度の統計ノイズを含んでいるため，差分によって求めた真の同時計数のノイズが増大する。そこで遅延同時計数を別のメモリに収集しておいて，測定終了後に適当な平滑化処理やノイズ低減処理[34]を施すことで，差分に伴うノイズ増加を抑えることができる。

偶発同時計数を求めるもう一つの方法は，検出器ごとにシングル計数を測定し，測定終了後に式（5.1）を使って偶発同時計数を計算する方法である。この方法では，各検出器対のタイミングにばらつきがある場合，実際に計測される偶発同時計数とは異なる値となる可能性がある。しかし，シングル計数は同時計数に比べてはるかに多く検出できるため，統計精度はこの方法が勝っている。

5.4.2 計数損失補正と減衰補正

計数損失は検出器系回路の各段階で発生するため，真の同時計数率だけでなくシングル計数率や偶発同時計数にも影響される。また，被検体の大きさや放射性薬剤の分布にも依存する。そのため，計数損失補正（dead time correction）を厳密に行うには，複雑な処理が必要となる。

そこで比較的簡単で正確な補正方法として，遅延同時計数回路を使った実測データから補正値を求める方法が提案されている[35]。この方法では，視野内の線源強度を変えたときのスライスごとの遅延同時計数率と計数損失係数との関係を計測し，これをテーブル化しておく。実際のエミッション収集時に計測された遅延同時計数率から，テーブルを参照して補正係数を求める。

補正係数はデータ収集後の計数値にかけることもできるが，この場合は測定時間内の放射能濃度を一定と仮定したことになる。実際には放射能分布の変動や放射能の減衰による計数率の変化が考えられるため，1秒ごとに計数率をモニタし，リア

ルタイムで補正係数をかけるほうが精度はより高くなる。

　PETでは短半減期の核種を利用するので，計測時間中の放射能の減衰が無視できない。そのため核種の半減期データを使って，収集開始時刻（あるいは指定した時刻）に合わせて減衰補正（decay correction）を行う必要がある。通常はデータ収集後に行うが，計数損失補正と同様にリアルタイムで補正を行う機能を持つ装置もある。

5.4.3　散乱線補正

　現在のPETのエネルギー分解能では，すべての散乱同時計数を収集中に取り除くことは難しいため，データ収集後に散乱線補正（scatter correction）を行う。特に散乱フラクションの大きい3次元収集データでは，散乱線補正は非常に重要であり，数多くの手法が検討されている。代表的な手法を以下にあげる。

　コンボリューションサブトラクション（convolution subtraction）法[36),37)]では，あらかじめ水を入れた円柱ファントム内の棒状線源の投影データを実測しておく。これから求めた散乱成分の応答関数を，エミッション収集後の投影データに畳込み積分し，散乱フラクションをかけて散乱分布を推定する。この方法では，散乱の応答関数と散乱フラクションが，被検体の形状や線源の位置に依存することを考慮する必要がある。

　デュアルエネルギーウィンドウ（dual energy window）法[38)]では，511 keVを中心とするフォトピークウィンドウのほかに低エネルギー側にもエネルギーウィンドウを設けて散乱同時計数を計測する。その計数値に比例係数をかけてフォトピークウィンドウ内の散乱成分を推定する。しかし実際には，二つのウィンドウ内に存在する散乱計数の比は被検体の形状や放射性薬剤の分布に依存するため，比例係数を正確に決めることは難しい[39)]。

　被検体内でのγ線の散乱を物理モデルに基づいて，実際に計算する方法も開発されている[40)]。この方法では，被検体内の線源分布を仮定し，実測された吸収係数の分布（すなわち散乱媒体）のなかでγ線がどのように散乱されるかを計算する。初期推定の線源分布に対して数回の繰返し処理を行うことで，吸収係数が一様でない体幹部でも比較的正確に散乱補正ができる利点があるが，計算時間がかかるのが難点である。また3次元収集の場合には，体軸方向視野外の線源からくる散乱線も考慮する必要がある。

　2次元収集と比べて，3次元収集データの散乱成分はかなり平たんな分布になる。そこで，測定された投影データの裾の部分（被検体を通らない投影部分）にガウス（Gauss）関数などをフィッティングし，被検体内の散乱成分を推定する簡便な散乱補正法も考案されている[41)]。

5.4.4 感度補正

PET装置の多数ある検出器は，PMTの利得（gain）の違いや幾何学的配置によって検出感度が異なる。そのため各検出器対（投影線）ごとに感度補正を行う必要がある。感度補正用のデータは，視野内に均一な外部線源のみを入れて収集することで得られる。これをノーマライズ収集（normalize scan）あるいはブランク収集（blank scan）という（**図 5.16**）。

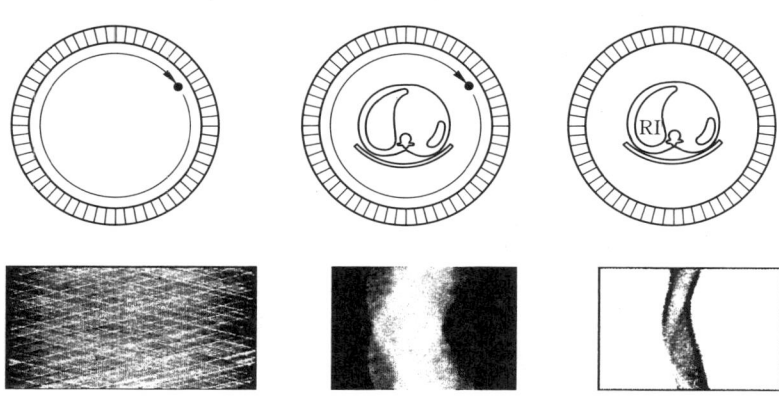

| ノーマライズ(ブランク)収集 | トランスミッション収集 | エミッション収集 |

図 5.16 ノーマライズ，トランスミッション，エミッション収集

均一な外部線源としては，陽電子放出核種でつくられた連続回転機構をもつ棒状や板状の線源が用いられる。このとき，線源自身からくる散乱線をできるだけ少なくする必要がある。例えば，半減期271日の ^{68}Ge-^{68}Ga でつくられた数mm径の棒状線源（rod source）は，1～2年に1度の交換ですみ，後述する吸収補正用のトランスミッション収集にも利用できる。

放射能濃度 f の棒状線源を回転させた場合のノーマライズデータ $B_{i,j}$ は次式で与えられる。

キーワード

パルスパイルアップ

二つ以上の γ 線が一つのブロック検出器にほぼ同時に入射して，検出器の信号パルスが重なり合う現象をパルスパイルアップ（pulse pileup）といい，放射能濃度が高くなるほど発生しやすい[42]。

ブロック検出器の場合，γ 線の入射位置とエネルギーの情報はPMTの発光パルス波高から得た出力信号を利用している。そのためパルスパイルアップによってパルス波高が変化すれば，位置やエネルギー情報のミスコーディングが生じることになる。このとき位置情報はブロックの中央付近にコーディングされる傾向があるため，検出器の感度むらの原因となる。また，波高値がエネルギーウィンドウの上限を超えた場合には，数え落しの原因にもなる。

$$B_{ij} = fr_{ij}\varepsilon_{ij} \tag{5.7}$$

ここで r_{ij} は回転線源が投影線 ij を横切る合計時間の違いによる係数で，線源の回転速度と検出器リングの形状から計算できる。上式から各検出器間の相対的な感度差を補正する係数 ε_{ij} を求める。ただし，これは真の同時計数に対する補正係数であり，厳密には散乱および偶発同時計数に対する係数とは若干異なる点に注意すべきである。

測定にあたっては，ε_{ij} の統計誤差を少なくするために十分な計数を収集するのが望ましい。ただし，感度補正用の線源強度が強すぎる場合には，パルスパイルアップによる感度むらが加わってしまうため，補正後のエミッションデータにアーチファクトを生じてしまう。そのため感度補正用の線源強度と臨床時の線源強度はなるべく近いほうが望ましい。3次元収集では，計数率特性の観点から強い線源が利用できないため，2次元収集用とは別の補正用線源を用意するのが一般的である。

検出器の感度は時間によって変動するため，週に1回程度ノーマライズ（ブランク）収集を行う。また検査前に短時間のテスト収集を行って，極端に感度低下した検出器がないかを目視でチェックするのが望ましい。

5.4.5 吸収補正

前述のように，消滅 γ 線が被検体を透過して同時計測される確率は，検出器と被検体の位置関係だけで決まり，γ 線の発生位置には関係しない。したがって，被検体に放射性薬剤を投与する前に外部線源を使って収集を行えば，吸収補正（attenuation correction）に必要な透過率を得ることができる。これをトランスミッション収集（transmission scan）という（図5.16(b)）。

通常は，^{68}Ge-^{68}Ga でつくられた1〜3本の棒状線源を被検者の周りに回転させながら測定を行う。トランスミッション線源は普段ガントリ内のシールドケースに格納され，遠隔操作によって自動的にセットされる。収集時に被検体で散乱される成分をできるだけ除去するため，線源を通る投影線のデータのみを収集（マスク収集）する。

投影線 ij 上のトランスミッションデータ T_{ij} は，

$$T_{ij} = fr_{ij}\varepsilon_{ij}A_{ij} \tag{5.8}$$

となり，式（5.7）とあわせて透過率 A_{ij} は次式で計算できる。

$$A_{ij} = \frac{T_{ij}}{B_{ij}} \tag{5.9}$$

トランスミッション収集時間は通常2〜10分と限られるうえに，被検体での吸収が大きいほど得られるカウントが少なくなる。したがって透過率データに含まれる統計ノイズによって，吸収補正後のエミッションデータのSN比が低下する。そこで，透過率データのノイズを低減するための方法がいくつか提案されている。

最もシンプルな方法は，サイノグラム形式の透過率データに2次元ガウスフィル

タなどの平滑化フィルタをかける方法である。ただし過度の平滑化を行うと，エミッションデータとの分解能の不整合によって吸収補正後の画像にアーチファクトを生じる恐れがある[43]。

一方，$\log(1/A_{ij})$ を計算して得られたサイノグラムを画像再構成すると，X線CT と同様の原理で被検体の吸収係数画像（attenuation coefficient image）を得ることができる。511 keV の γ 線に対する人体の吸収係数は，軟部組織，肺野，骨

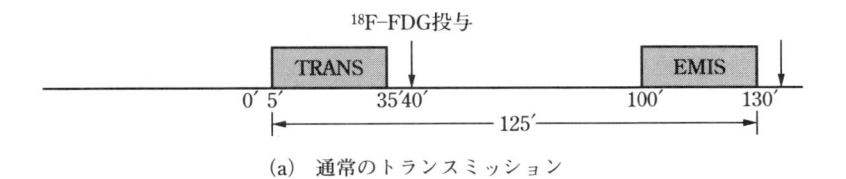

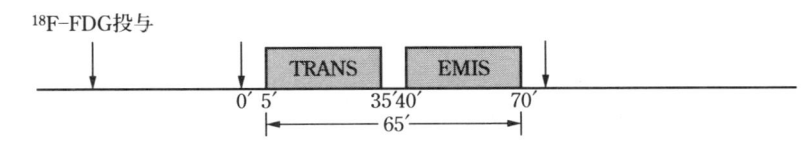

ノート
ポストインジェクショントランスミッション

通常のトランスミッション収集は被検者に放射性薬剤を投与する前に行われる。そのため，特に ^{18}F-FDG 検査のように投与後から数十分後にエミッション収集を行う場合などは，トランスミッションとの位置がずれないように注意する必要がある。具体的には，被検者に投光器の位置をマーキングして位置がずれていないことを確認するか，被検者にベッドに寝たままで待機してもらう必要がある。前者の場合，位置合せの精度が問題になり，後者の場合，被検者の負担が大きくなる。いずれにしても，全体の検査時間が長くなることは避けられない。

そのため検査によっては，放射性薬剤投与後のトランスミッション収集（post-injection transmission scan）も行っている。さらにこのとき，エミッションとトランスミッションの同時収集（simultaneous emission and transmission scan）[48] を行えば，検査時間を大幅に短縮することができ，位置ずれの問題も生じない。ただし，いずれの場合も，トランスミッションデータに混入するエミッションの成分を収集後に補正する必要がある。図 5.17 に ^{18}F-FDG の全身収集を例にした検査時間スケジュールの比較を示す。

(a) 通常のトランスミッション

(b) ポストインジェクショントランスミッション

(c) エミッション・トランスミッション同時収集

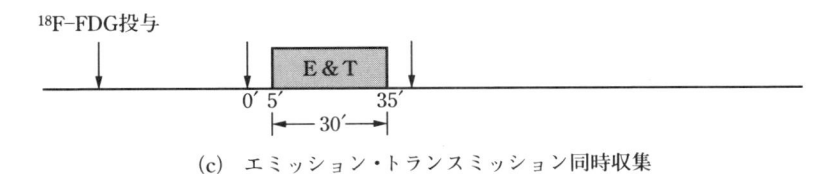

図 5.17 全身収集の場合の検査時間スケジュールの比較

陽電子放出核種を用いた同時収集法では，エミッションとトランスミッションで収集される γ 線のエネルギーが等しいため，これらをエネルギーウィンドウによって弁別することはできない。そこでマスク収集の機能を使い，トランスミッション用線源を通る投影線のみをトランスミッションデータとして収集し，それ以外の投影線をエミッションデータとして収集する（図5.18）。

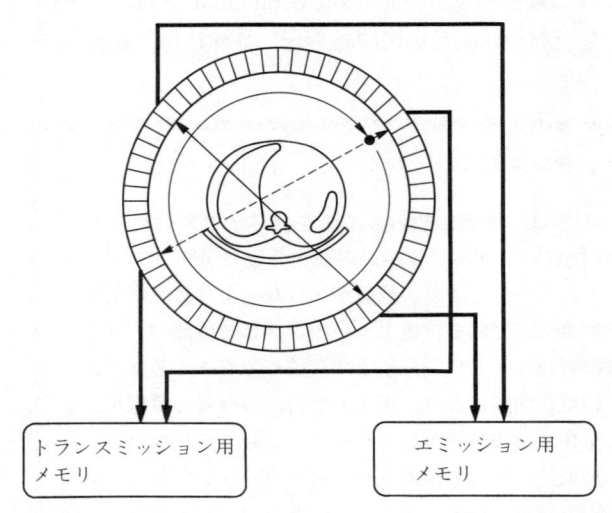

図5.18　エミッション・トランスミッション同時収集の原理

など離散的な値を持ついくつかの領域に分けられるため，この性質を利用したノイズ低減処理を行うことが可能である[44]。処理後の吸収係数画像を再投影して，サイノグラム形式の透過率データを計算する。あるいは吸収係数画像を独自に求めるという観点から，^{137}Cs の点状線源（662 keV の γ 線）などを使ったシングル計数トランスミッション[46]や，X線CT画像の利用[47]も検討されている。これらは光子のエネルギーの違いによる吸収係数の換算処理を必要とするが，統計精度のよい吸収係数画像を得ることができる。

　頭部のように吸収係数がほぼ均一であるとみなせる場合には，エミッションデータから頭部の輪郭を抽出し，輪郭内を同一値と仮定した吸収係数画像を作成することもできる。この方法は計算吸収補正（calculated attenuation correction）法[45]といい，トランスミッション収集が不要となる。

　3次元収集されたエミッションデータを吸収補正する場合は，トランスミッションの2次元収集で得られた各スライスのデータから3次元の吸収係数分布を求め，これを各方向に投影して透過率を計算する方法が一般的である。

5.4.6　画像再構成

　これまで述べたようなさまざまな補正を行った後，エミッションデータをスライスごとに画像再構成する。基本的にはX線CTと同じ原理で再構成できるが，

PETで収集されるデータには統計ノイズが多く含まれている点を考慮する必要がある。また3次元収集されたデータに対しては，3次元的な画像再構成法が必要となる。

〔1〕 フィルタ逆投影法

各スライスごとに得られたサイノグラムの2次元画像再構成には，フィルタ逆投影法（filtered back projection：FBP）が用いられる。この方法では各方向の投影データに再構成フィルタを施して，これを180°にわたって逆投影することで画像を作成する。FBPは実装が容易であり，高速で処理できるという特長を持っている。

使用にあたって重要になるのは再構成フィルタの選択である。数学的に理想的なデータ，すなわちノイズのないデータの場合にはランプフィルタによって完全な再構成像が得られる。しかしランプフィルタは高周波成分を強調するフィルタであるため，PETのように統計ノイズを含んだデータに適用すると，放射状のアーチファクトを生じ，画素値が負になることもある。そこで，適当な遮断周波数（cut-off frequency）をもつ低域透過フィルタ（バターワースフィルタなど）をランプフィルタに乗じたり，これと同じような周波数特性をもつShepp-Loganフィルタなどを使用する。これによって再構成像のノイズは小さくなるが，空間分解能が多少犠牲になるため，測定対象によってフィルタのパラメータを調整する必要がある。

〔2〕 逐次近似画像再構成法

FBPに代わる手法として，逐次近似画像再構成法（iterative reconstruction）の実用化も進んでいる。これは，測定データから統計的により確からしい画像を，繰返し処理に求める方法で，以下に示すML-EM法が代表的である。

PETでは，測定される投影データは放射能の計数値となり，その統計的変動がポアソン分布に従うのが特徴である。したがって，画像 λ に対して投影データ y が測定される条件付き確率，すなわち尤度（likelihood）P_L はつぎのように計算される。

$$P_L(y|\lambda) = \prod_i \left\{ \frac{\exp(-\mu_i)\mu_i^{y_i}}{y_i!} \right\}, \qquad \mu_i = \sum_{j \in I_i} C_{ij}\lambda_j \qquad (5.10)$$

ここで，C_{ij} は画素 j が検出器 i に検出される確率である。この確率を最大にする画像 λ を求める手法が，最尤（maximum likelihood：ML）法である。この最大化問題に，期待値最大化（expectation maximization：EM）法を適用することで，図5.19に示す逐次近似アルゴリズム（ML-EM法）が導かれる[49]。

EM法は，ML推定に安定に収束する，画素値が負値にならない，測定投影データの総和を保存する，といった優れた性質を持っている。特に収集データのカウントが少ない場合，FBPによる再構成画像と比較して，SN比を顕著に改善することができる[50]。

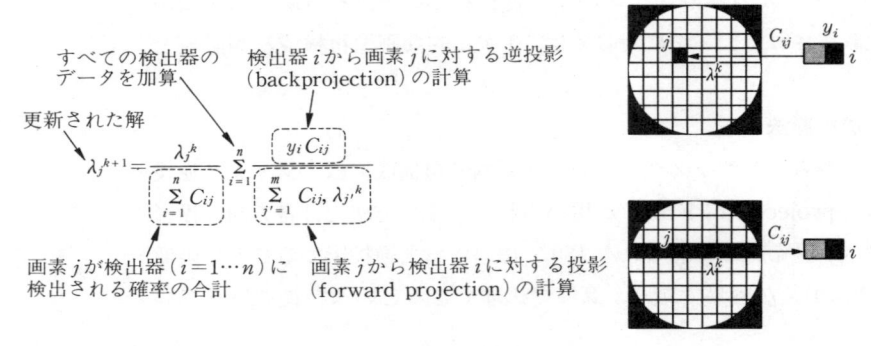

図5.19 ML-EM法

しかし，ML推定の近くでは特に高周波成分の収束速度がきわめて遅く，少なくとも数十ないし数百回の逐次近似を必要とする[51]。そこで，EM法を高速化するさまざまな方法が考案されており，なかでもOSEM（ordered subset EM）アルゴリズム[52]は実用化が進んでいる。この方法では，投影データをいくつかのサブセットに分割し，順番に選んだ各サブセット内の投影データのみを参照しながら画像を

ノート

MAP画像再構成

ML-EM法では，統計ノイズを含むデータに対する逐次近似回数の設定がきわめて難しい。画像の細部（すなわち高周波成分）を再現するには十分な回数の逐次近似が必要だが，適当な回数を超えると，画像のSN比がかえって悪くなることが知られている。そのため，逐次近似の途中あるいは最後に画像の平滑化を行う方法も用いられている[53]。

一方，画像の先験情報を利用して再構成像を安定化させる逐次近似法も試みられている。この方法はMAP（maximum a posteriori probability）再構成法あるいはBayes再構成法と呼ばれている[54]。

ある投影データ y が得られたときの画像 λ の条件付き確率，すなわち事後確率（a posteriori probability）P_B は，Bayesの定理によって次式で与えられる。

$$P_B(\lambda|y) = \frac{P_L(y|\lambda) P_A(\lambda)}{P(y)} \tag{5.11}$$

ここで，$P_A(\lambda), P(y)$ はそれぞれ画像および投影の先験確率（a priori probability），$P_L(y|\lambda)$ は式 (5.10) の尤度である。MAP再構成法は，画像の先験情報 $P_A(\lambda)$ を与え，$P_B(\lambda|y)$ を最大にするような画像 λ を求める方法で，$P_A(\lambda)$ が一定，すなわち先験情報を与えない場合にはML法に一致する。

$P_A(\lambda)$ として，近傍画素間の滑らかさを仮定したポテンシャル関数などが使われる。しかし単純な滑らかさの仮定だけでは，濃度が異なる組織の境界を再現することが難しい。そこで，MRIなどで得られる形態画像を境界情報として組み入れる方法なども試みられている。

更新する。全サブセット（すなわち全投影データ）について画像を更新し終わると，1回の逐次近似となる。サブセットの数や選び方にも依存するが，一般に10倍以上の高速化が可能となる。

〔3〕 3次元画像再構成法

3次元収集されたデータに対しては，スライスごとの2次元画像再構成法が適用できないため，3次元画像再構成法に関するさまざまな研究が進められてきた。そのなかで最も数学的に確立された方法は，FBPを3次元に拡張した3次元フィルタ逆投影法である。

放射性薬剤の3次元分布をある方向に平行投影すると2次元の投影データが得られる。この投影データが得られる方向は，検出器リングの円周方向に180°，さらにスライス面に対する傾きが0°から最大リング差で決まる角度までとなる。この2次元投影データに2次元の再構成フィルタを施して，3次元空間に逆投影すると再構成画像が得られる。3次元収集データは冗長であるため，再構成フィルタは一意に決まらないが，ノイズの増幅を最小にする特性があることなどから，Colsherのフィルタ[55]が一般に使われている。

3次元フィルタ逆投影法は，全方向について完全な2次元投影データを必要とする。しかし，実際のリング型PETは有限長の円筒であるため，斜め方向の投影は部分的にしか測定されない（**図5.20**）。そこで，まずリング差が小さいデータのみを使って初期画像を再構成し，それを実測値のない部分に再投影して完全な投影データを作り出す方法が用いられる[56]。この方法は3次元再投影（3D reprojection：3DRP）法といい，PETにおける標準的な3次元画像再構成法となっている。しかし，3次元的な投影と逆投影を行うことで大量のメモリと計算時間を必要とするため，多数のプロセッサで並列処理する方法も実用化されている[57]。

図5.20からもわかるように，投影方向の傾きが大きくなるにしたがって，投影データに占める実測値の割合は減少し，逆に初期画像の投影によって補われるデータの量が増加する。これらの投影データは，計算時間を増大させる割には画質の向

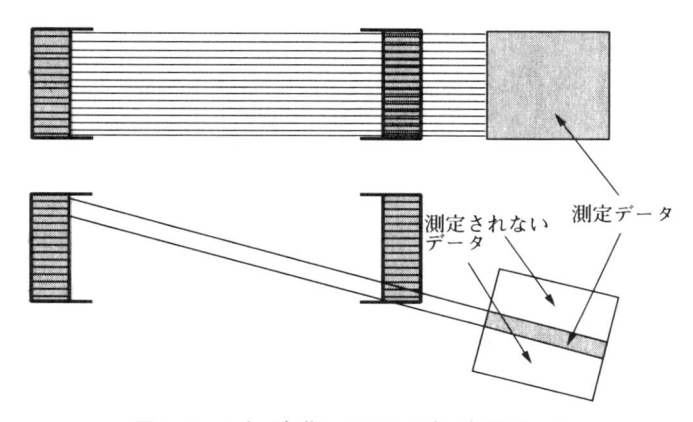

図5.20　3次元収集における2次元投影データ

上にほとんど寄与しないため，再構成に用いる投影方向の最大受容角（maximum acceptance angle）を適当に調整する必要がある．現在のリング型 PET 装置の最大受容角はせいぜい 10°前後である．

そこで，より簡単で実用的な近似的再構成法として束ね（rebinning）法が提案されている．この方法では，異なるリング間の同時計数で得られたサイノグラム（傾斜サイノグラム）を，リング差 0 のサイノグラムデータ（平行スライスデータ）になんらかの方法で加算していく．平行スライスデータとした後は，通常の 2 次元画像再構成法が使えるため，メモリ容量と計算時間を著しく低減できる．2 次元画像再構成法として，OSEM アルゴリズムなどの逐次近似再構成も適用できる．

傾斜サイノグラムをリング差の中心スライスに単純に加算する方法を SSRB（single slice rebinning）法といい，傾斜サイノグラムが横切る複数のスライスに

―― ノート ――

周波数-距離関係と FORE 法

サイノグラム $p(s,\theta)$ を 2 次元フーリエ変換した $P(k,\omega)$ の空間上の $d=\pm k/\omega$ の情報の大部分は，現空間の座標原点からの距離が d の線源分布の寄与による，という性質が知られている[59]．これを周波数-距離関係（frequency distance relation）という（図 5.21）．

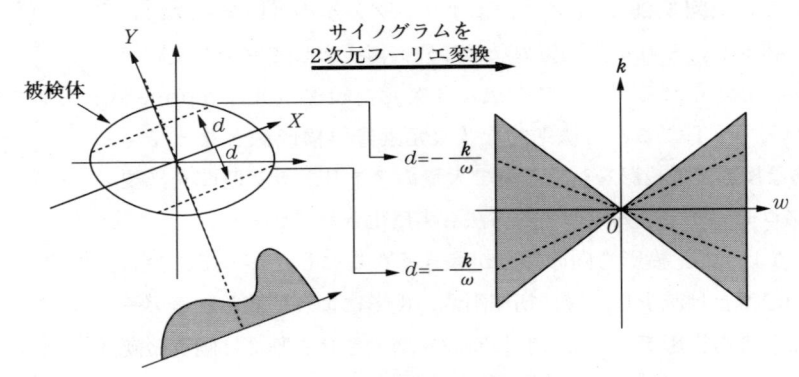

図 5.21 周波数-距離関係

3 次元収集されたデータでは，異なるリング間 (z_1, z_2) で同時計数された傾斜サイノグラム $p(s,\phi,z,\delta=\tan\theta)$ が得られる．ここで，z はリング差の中心 $(z_1+z_2)/2$，θ はリング差で決まる傾斜角である．このサイノグラムの 2 次元フーリエ変換 $P(\omega,k,z,\delta)$ に上記の性質を応用すると，周波数空間上の位置と寄与の大きいスライスとの関係を決める近似式（式(5.12)）が得られる．

$$P(\omega,k,z,0) \approx P\left(\omega,k,z-\frac{k\delta}{\omega},\delta\right) \tag{5.12}$$

FORE 法では，上式を使って傾斜サイノグラムのデータを平行スライスデータの 2 次元フーリエ変換に順次加算していく．すべてのサイノグラムを加算した後，得られたデータを 2 次元フーリエ逆変換することで平行スライスのサイノグラム $p(s,\phi,z,0)$ を得ることができる（図 5.22）．

図 5.22 FORE 法

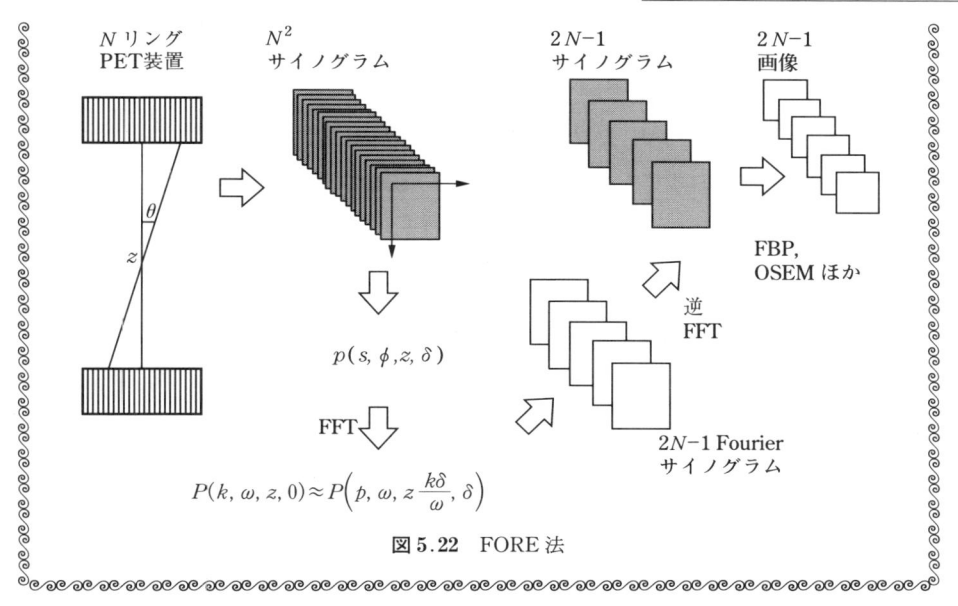

加算する方法を MSRB（multi slice rebinning）法という。しかし，これらいずれの方法も近似の精度は悪く，画像の分解能が低下してしまう。これに対し，傾斜サイノグラムの 2 次元フーリエ変換の性質を利用する FORE（Fourier rebinning）法[58]では，近似の精度が飛躍的に高まり，3DRP 法による再構成画像と遜色ない画像を得ることができるため，実用化が進んでいる。

5.5 画像の定量化と臨床応用

この節では，再構成画像から臨床診断に活用する生理学的なパラメータを算出する方法について解説する。

5.5.1 クロスキャリブレーション

再構成画像の単位は cps/pixel であり，このままでは放射能濃度の絶対値と関連づけることができない。そこで，陽電子放出率に対して正しく検出感度が校正されている放射能測定装置との相互校正，すなわちクロスキャリブレーション（cross calibration）を行う必要がある。

放射能測定装置として，通常は NaI(Tl) シンチレータ検出器を使ったウェルカウンタ（well counter）が用いられる。同じ放射能濃度のサンプルに対し，PET 装置で測定した計数率とウェルカウンタで測定した計数率との比を求め，これを相互校正係数（cross calibration factor）とする。この値を PET 画像に乗じることにより，画素値をウェルカウンタの値に換算することができる。さらに放射能の絶対値に換算する場合には，ウェルカウンタと投与量校正器（キュリーメータ）との校正係数を乗じる必要がある。

クロスキャリブレーションの手順はつぎのようになる（図 5.23）。

① 円柱ファントムに水を満たし，PET 装置でトランスミッション収集を行う。
② ウェルカウンタでの計測に使う容器の重量を測定し記録する。
③ 線源を円柱ファントムに入れて十分攪拌した後，サンプルを数 ml 取り出す。ファントムは PET 装置にセットする。
④ サンプルを入れた容器の重量を測定し，サンプルの重量を記録する。
⑤ サンプルをウェルカウンタにセットし，PET 装置の収集開始と同時にウェルカウンタの計測を開始する。PET の収集時間は 10 分程度，ウェルカウンタの計数時間は 1 分程度とする。
⑥ PET で得られたデータは収集開始時間に減衰補正して画像再構成し，ファントムの内径より小さな径の円形 ROI をとり，各スライスの ROI の平均カウント（PET 値）を求める。
⑦ 計測開始時のウェルカウンタの計数率を求め，サンプルの重量から単位重量当りの計数率〔cps/g〕を計算する。
⑧ 単位重量当りの計数率を，各スライスの PET 値で割って，相互校正係数を求める。

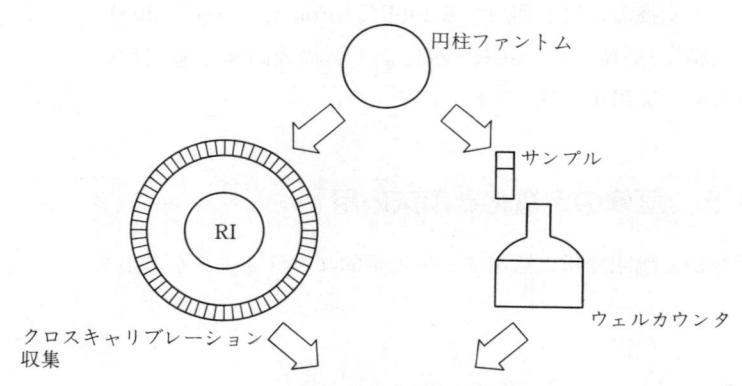

$$校正係数 = \frac{単位重量当りの計数率〔cps/g〕}{PET 値〔cps/pixel〕}$$

図 5.23 クロスキャリブレーション

相互校正係数は，PET 装置の感度変化に伴って変動する。そのため，クロスキャリブレーションは週 1 回程度，ノーマライズ収集の後に行うのが望ましい。測定された相互校正係数は PET 装置のコンピュータにファイル化され，画像再構成の際に自動的に乗算されるのが一般的である。

5.5.2 入力関数の測定

臓器に供給される放射性薬剤の濃度の時間変化を入力関数（input function）という。通常は，動脈採血したサンプルをクロスキャリブレーションと同じウェルカウンタで計測して，採血時刻あるいは PET の収集開始時刻における単位重量当り

の計数率を求める．これによって入力関数をPET画像と定量的に関連づけることができる．

多くの放射性薬剤では，動脈血のうち血漿の成分が臓器への入力となるので，採血サンプルから血漿を分離して測定を行うことも多い．また，放射性薬剤の代謝物が血中に含まれる場合には，これを化学的に分離して，もとの放射性薬剤の濃度を求めなければならない．

測定の手順はつぎのようになる．
① ウェルカウンタのバックグラウンドを測定し記録する．
② 採血血液を測定する容器の空の重量を測定し記録する．
③ 採血を行い，その時刻を記録する．
④ 血漿を分離する場合は遠心分離器で分離する．
⑤ 血液を測定用の容器に移し替え，ウェルカウンタで，30～60秒間測定し，測定時刻とともに計数率を記録する．
⑥ 計数率のバックグラウンド補正，減衰補正，数え落し補正を行う．
⑦ 血液を入れた容器の重量を測定し，血液の重量を記録する．
⑧ 単位重量当りの計数率を計算し記録する．

これらの作業は採血した血液ごとに行うが，核種の半減期が短いため，時間管理を正確に行い，手早く作業することが要求される．そのため，20～30回の採血を必要とする検査の場合には，非常に煩雑な作業となる．

この作業を簡略化するために，血中RI濃度測定装置が用いられる[60]．この装置には，パソコンに採血時刻を入力するフットスイッチ，ウェルカウンタ，電子天秤などが接続されている（図5.24）．これらによって，採血時刻，PET収集の開始時刻，ウェルカウンタの計測時刻や計数値，血液の重量などが自動でパソコンに取り込まれる．また，各血液サンプルはバーコードによって管理され，記録された採

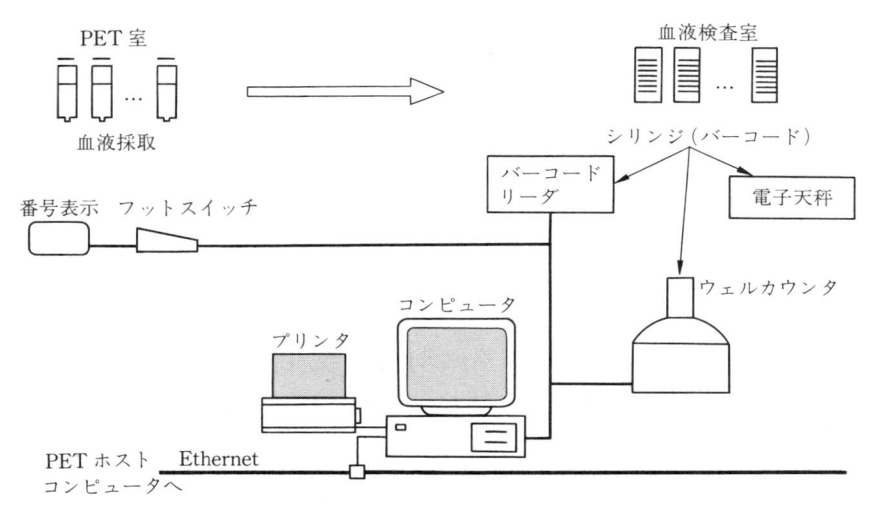

図5.24 血中RI濃度測定装置

血時刻に従ってパソコン上で減衰補正が行われる。得られた結果は PET 装置のコンピュータに転送され，定量解析に利用される。

一方，$H_2^{15}O$ による局所脳血流検査の場合には，短いサンプリング時間で正確に入力関数を求める必要があり，手動で採血を行うのは現実的ではない。そこで，動脈ラインからポンプで連続採血し，プラスチックシンチレータと光電子増倍管を組み合わせた β 線検出器で血中 RI 濃度を測定する装置（放射能連続モニタ装置）も用いられている。この装置によって，数秒ごとにサンプリングされた測定データがオンラインで PET 装置に送られ，測定後にエミッションデータとともに保存され，定量解析に利用される。この場合，β 線検出器とクロスキャリブレーション用のウェルカウンタとの相互校正を行っておく必要がある。

5.5.3 定量値の計算

PET 画像をそのまま視覚的な診断に活用する場合もあるが，より客観的で正確な診断のためには，得られた画像から対象組織の生理学的パラメータ（血流量や代謝量など）を算出するのが望ましい。こうした定量値は，画像上の関心領域（ROI）ごとに算出する場合もあれば，各画素ごとに算出してパラメトリック画像（parametric image）を作成する場合もある。

定量値の算出は，通常コンパートメントモデル（compartment model）で記述される放射性薬剤の動態モデル（kinetic model）に基づいて行われる。例えば，$H_2^{15}O$ の挙動は，図 5.25 に示すような血管と組織のコンパートメントモデルで表される。ここで，C_a，C_i はそれぞれ血中および組織中の放射能濃度，k_1，k_2 は速度定数，λ は減衰定数を表す。この場合 k_1 値が組織の血流量と考えることができる。

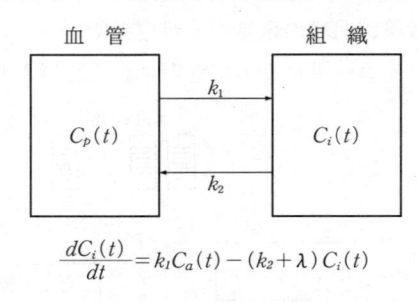

$$\frac{dC_i(t)}{dt} = k_1 C_a(t) - (k_2 + \lambda) C_i(t)$$

図 5.25 $H_2^{15}O$ のコンパートメントモデル

コンパートメントモデルで与えられる微分方程式を解くことによって，組織中の放射能濃度の時間変化を，入力関数と生理学的パラメータの非線形方程式で表すことができる。したがって，PET のダイナミックデータから対象組織の時間-放射能曲線（time activity curve：TAC）を生成し，上記方程式を非線形最小 2 乗法によってフィッティングすることで，求めたいパラメータを得ることができる。この方法は最も汎用的な解析方法といえるが，パラメトリック画像を作成するには計算時間がかかりすぎるのが難点である。

そのため，さまざまな高速解析法が提案されている。例えば，重み付け積分法（weighted integration method）では，求めたいパラメータの数と同じ数のたがいに独立な重み関数を用意し，方程式の両辺に掛けながら時間積分することで，線形連立方程式を作り出す（図5.26）。通常はダイナミック収集を行い，後処理で重み付け積分を行うが，収集中にリアルタイムで重み付け積分できる装置では，ダイナミックデータが不要になるためデータ量も大幅に削減できる。この場合，得られた線形連立方程式を解くことで，収集後すぐにパラメトリック画像を算出できる[61]。

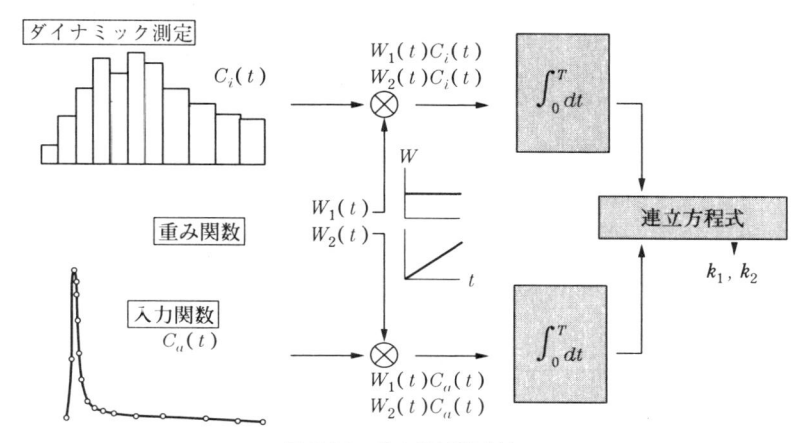

図 5.26 重み付け積分法

比較的簡便な手法として，Patlakプロット[62]などのグラフプロット法（graph plot method）もよく利用される。この方法では，入力関数と組織のTACを適当に組み合わせた2種類の値を計算し，それらをXYにプロットしたときの直線の傾きや切片からパラメータを算出する。一方，スタティック収集されたPETデータに対しては，テーブル参照法（table lookup method）も用いられる。この方法では，計測した入力関数を使って，求めたいパラメータとPET値の関係をあらかじめ計算しテーブルにしておく。このテーブルを参照しながら，各画素のPET値をパラメータ値に変換する（後出図5.29）。

いずれの方法を用いる場合でも，データの誤差について十分な検討を行う必要がある。特に入力関数の誤差は，パラメータの値に大きく影響することが知られている。また，対象組織が小さい場合や高濃度領域と低濃度領域が混在している領域の解析では，部分容積効果の影響にも注意するべきである。

5.5.4 代表的な検査方法

PET検査はおもに脳の機能画像の定量化を中心に発展してきた[63][64]。しかし心臓[65]や腫瘍[66]の検査も急速に発達し，臨床応用が盛んに行われている。以下，代表的な検査法について概要を述べる。

〔1〕 ^{15}O 標識ガスによる局所脳血流量，酸素摂取率，酸素消費量の測定

$C^{15}O_2$ ガスおよび $^{15}O_2$ ガスを持続吸入すれば，約10分で組織における供給と消費のバランスがとれた定常状態（steady state）になり，血中および脳組織の放射能濃度は一定値になる。この定常状態をスタティック収集することより，局所脳血流量（regional cerebral blood flow：rCBF），局所酸素摂取率（regional oxygen extraction fraction：rOEF），局所酸素消費量（regional cerebral metabolic rate of oxygen：rCMRO$_2$）を求めることができる[67]（**図5.27**）。$^{15}O_2$ ガス測定時には

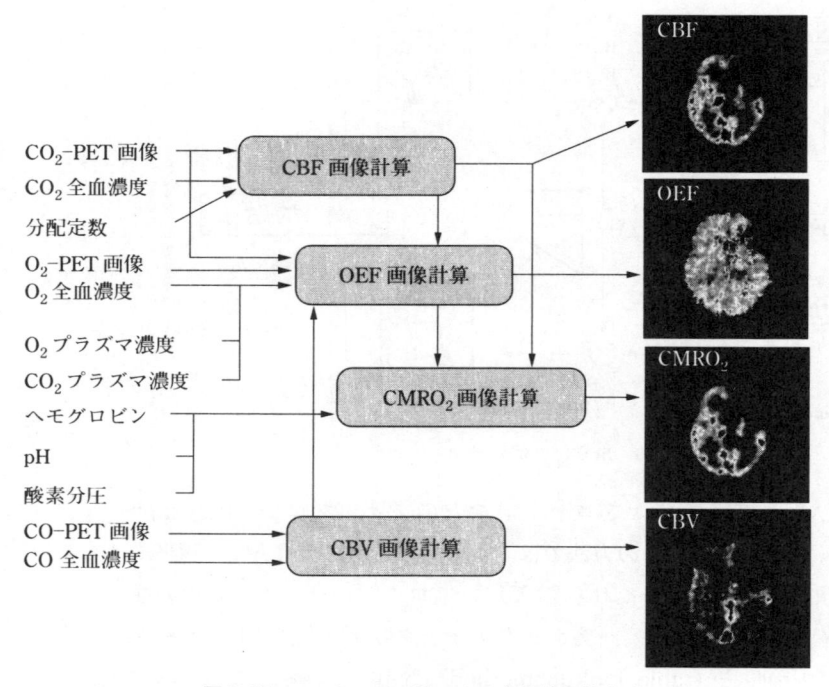

図5.27 steady state法による定量値の算出

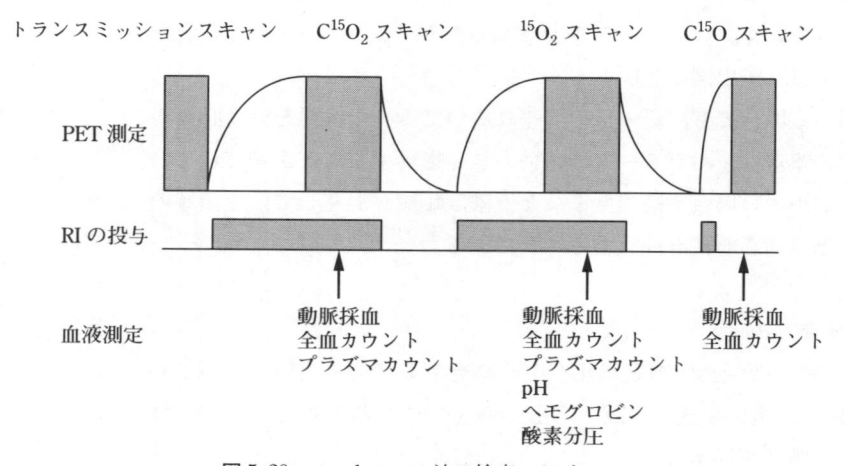

図5.28 steady state法の検査スケジュール

血管に含まれる放射能成分も測定に影響を及ぼすので，これに対する補正のために，$C^{15}O$ガス吸入法による局所脳血液量（regional cerebral blood volume：rCBV）測定も合わせて行われる。

実際の検査では$C^{15}O_2$ガス，$^{15}O_2$ガス，$C^{15}O$ガスの一連の検査をセットで行う。PET測定中に動脈採血を1～3回行って，全血や血漿（プラズマ）中の放射能濃度や動脈血酸素分圧，ヘモグロビン量などを測定する。**図5.28**に典型的な検査スケジュールを示す。

〔2〕 ^{15}O標識水による局所血流解析

^{15}O標識水（$H_2^{15}O$）を静脈から瞬時に注入し，その直後からPET測定を開始して得られたスタティック画像から，局所脳血流量が算出できる[68]（**図5.29**）。

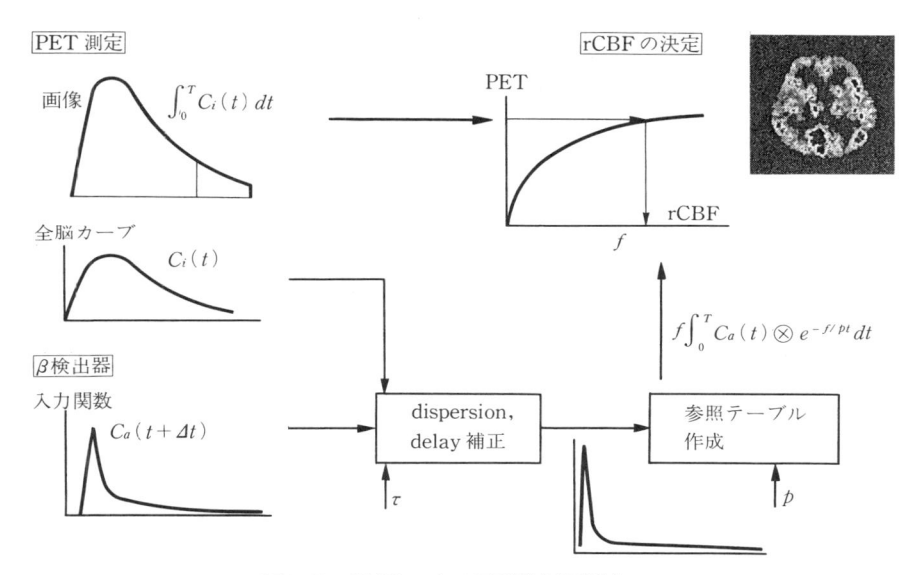

図5.29 $H_2^{15}O$による局所脳血流解析

入力関数として，β線検出器による動脈血中濃度の時間放射能曲線（TAC）を計測する。また，PETの検出器全体での脳の放射能時間変化（全脳カーブ）を測定する。これらのデータを使って，測定した入力関数の時間遅れ（delay）や採血チューブによるなまり（dispersion）の影響を補正する[69]。

この方法は前述のsteady state法より短い検査時間ですむため，繰返し検査に適している。例えば，脳賦活検査（activation study）では，高次脳機能の局在を知るためにさまざまな刺激や課題を与えて検査を行い，それらのデータを比較したり，標準脳に変換して賦活部位の統計的な解析を行う。このような検査では，同一被験者に対して繰返し測定を行うため，少ない投与量での測定に適した3次元収集を活用できる。

心臓においても，$H_2^{15}O$を使った局所心筋血流量（regional myocardial blood flow：rMBF）の解析が行える。この場合$H_2^{15}O$静注後にダイナミック収集を行

い，心室の TAC から入力関数を求めることで，動脈採血が不要になる。また，心筋の動きや部分容積効果による心室と心筋の放射能の混ざり込みをモデル化して補正することができる[70]。この際，$C^{15}O$ による心プール画像とトランスミッション収集による組織画像（吸収係数画像）を利用する。

この手法で求めた入力関数は，局所脳血流量を解析する際の入力関数としても使用することができる。そこで，2 台の PET 装置で心臓と脳を同時に撮像し，動脈採血なしで局所脳血流を求める試みも行われている[71]。

〔3〕 ^{13}N アンモニアによる局所心筋血流解析

^{13}N-アンモニアは心筋抽出比が高く比較的鮮明な画像が得られるため，心筋血流解析によく用いられる。静注直後からダイナミック収集を行い，心室の TAC から得た入力関数と心筋の TAC から，非線形最小 2 乗法によって局所心筋血流を算出する[72]。^{13}N-アンモニアは代謝の影響を受けるため，静注後 2 分程度のダイナミックデータを使って定量解析を行う。心筋の部分容積効果の補正は，あらかじめ測定したリカバリ係数を使って行う。

〔4〕 ^{18}F-FDG による局所糖消費量算出

^{18}F-FDG は，組織の糖代謝に応じて組織内に集積し，その挙動は図 5.30 に示したコンパートメントモデルで表される。このモデルを解析することで，脳ブドウ糖消費量（regional cerebral metabolic rate of glucose：rCMRglu）や心筋ブドウ糖消費量（regional myocardial glucose utilization rate：rMGU）を算出することができる。

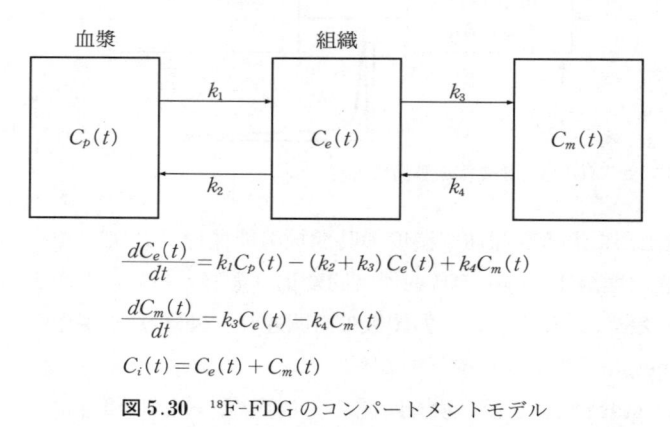

$$\frac{dC_e(t)}{dt} = k_1 C_p(t) - (k_2 + k_3) C_e(t) + k_4 C_m(t)$$

$$\frac{dC_m(t)}{dt} = k_3 C_e(t) - k_4 C_m(t)$$

$$C_i(t) = C_e(t) + C_m(t)$$

図 5.30　^{18}F-FDG のコンパートメントモデル

このとき，k-complex $= k_1 k_3 / (k_2 + k_3)$ の値，動脈血漿の血糖値，リン酸化における ^{18}F-FDG とブドウ糖の競合を補正するための係数（lumped constant：LC）が用いられる。k-complex の計算には，入力関数とダイナミックデータから最小 2 乗法により速度定数（$k_1 \sim k_4$）を求める方法や，Patlak プロットで k-complex を直接求める方法が使われる。より簡便な方法として，脳の場合には，速度定数を仮定し，スタティックデータから糖消費量を計算する方法も使われる[73]。また心臓の場合には，スタティックデータから投与量に対する心筋集積量の比率を計算し，

体重で補正した dose-uptake index も利用される。

　一方，ブドウ糖はさまざまな腫瘍組織に特異的に高集積するため，^{18}F-FDG を用いて腫瘍の診断（悪性度の鑑別，転移の診断，治療効果判定など）が可能である。対象となる腫瘍は，肺・縦隔，腹部，頭頸部など全身にわたるため，全身収集が利用される（図 5.31）。画像の視覚的な診断が行われることが多いが，客観評価の指標として，SUV（standardized uptake value）の算出も行われる。これは，^{18}F-FDG 集積後のスタティック画像における局所放射能濃度を体重当りの投与量で割り算した値で，腫瘍の悪性度の診断などに活用される。

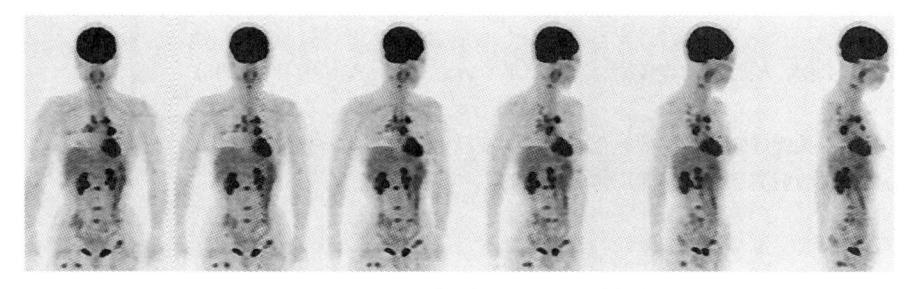

図 5.31　^{18}F-FDG 臨床例（乳がん全身転移）

5.5.5　今後の動向

　PET によって画像化できる情報は，これまで述べてきたものに限らず，新たな標識化合物の登場で，さらに増えることが期待される。他の測定では得ることが難しいものも多く，特に pmol（10^{-12}mol）の微量物質を検出できる能力を生かして，生体機能の研究に今後も活躍するものと思われる。一方，臨床的にも有用性が明確となった測定も多く，特に ^{18}F-FDG を使った腫瘍の診断は，臨床現場への PET の普及を促進している。

　PET 装置に関しても，空間分解能や感度の向上に向けた努力が継続的に続けられている[74]。しかし PET 単体では解剖学的情報を得ることできないため，他のモダリティ（X 線 CT や MRI など）との連携も重要になると考えられる。

　今後も PET は，物理，化学，医学，情報処理などの幅広い分野の協力によって，より魅力的な画像診断法として発展していくものと期待される。

引用・参考文献

第1, 2章

〔関連図書〕（各論に興味をもたれた方は，以下の書籍にそれぞれについて詳しい説明がされているので参照されたい）

・放射線物理，生物への影響，関連法規など：
1) 石川友清編：放射線概論（第1種放射線試験受験用テキスト），通商産業研究社 (1998)

・インビトロアッセイ：
2) 日本核医学技術学会編：核医学検査技術　インビトロ編，通商産業研究社 (1998)

・放射薬品
3) 小嶋正治，杉井篤，久保寺昭子編：放射化学・放射薬品学，南江堂 (1990)
4) 桜井弘，横山陽編：放射薬品概論，廣川書店 (1995)

・臨床核医学：
5) 小西淳二編：核医学ハンドブック，金芳堂 (1996)
6) 西村恒彦，井上　修編：医用放射線科学講座 9，核医学，医歯薬出版 (1996)
7) 核医学検査技術学会編：核医学検査技術　インビボ編，通商産業研究社 (1998)
8) 砺波紀久，久保敦司編：最新臨床核医学，金原出版 (1999)

第3章

1) Cassen, B., Curtis L. et al.: A sensitive directional gamma-ray detector, Nucleonics, **6**, 2, p. 78 (1950)
2) Cassen, B., Curtis, L. et al.: Instrumentation for ^{131}I use in medical studies, Nucleonics **9**, 2, p. 46 (1951)
3) Anger, H.O.: Scintillation camera, Rev. Sci. Instr., **29**, p. 27 (1958)
4) Tanaka, E. and Hiramoto, T. et al.: Scintillation cameras based on new position arithmetics J. Nucl. Med., **11**, pp. 542-547 (1970)
5) Hiramoto, T. and Tanaka, E. et al.: A scintillation camera based on delay-line time conversion, J. Nucl. Med., **12**, pp. 160-165 (1971)
6) Bender, M. A, et al.: The Autofluoroscope, Nucleonics, **21**, 10, pp. 52-56 (1963)
7) Genna, S., Pang, S. et al.: Digital scintigraphy: principles design and performance, J. Nucl. Med., **22**, pp. 365-371 (1981)
8) Bieszk, J.A. et al.: Evaluation of SPECT angular sampling effects: Continuous versus step-and-shoot acquisition, J. Nucl. Med., **28**, pp. 1308-1341 (1987)
9) Stephen, C. et al.: SPECT resolution and uniformity improvement by noncircular orbit, J. Nucl. Med., **24**, pp. 822-828 (1983)
10) Hine, J. Gerald: Instrumentation in Nuclear Medicine Volume I, Academic Press (1967)
11) Jaszczak, R.J. et al.: Single photon emission computed tomography using multi-slice fan beam collimators, IEEE Trans. on Nucl. Sci., **NS-26**, 1, pp. 610-618 (1979)
12) Moyer, R.A.: A low energy multihole converging collimator compared with a pinhole col-

limator, J. Nucl. Med., **15**, 2 pp. 59-64 (1973)
13) NEMA Standards Publication NU 1-1980 : Performance measurement of scintillation cameras, National Electrical Manufactures Association, Washington DC (1980)
14) NEMA Standards Publication NU 1-1986 Performance measurement of scintillation cameras, National Electrical Manufactures Association, Washington DC (1986)
15) NEMA Standards Publication NU 1-1994 : Performance measurement of scintillation cameras, National Electrical Manufactures Association, Washington DC (1994)
16) Murphy, P.H. : Acceptance testing and quality control of gamma camera, including SPECT, J. Nucl. Med., **28**, pp. 1221-1227 (1987)
17) Price, W.J. : Nuclear Radiation Detection, McGrawHill (1964)
18) Kuhl, D.E. and Edwards, R.Q. : Imaging separation radioisotope scanning, Radiology, **80**, pp. 653-662 (1963)
19) Vogel, R.A. et al. : New method of multiplanar emission tomography using a seven pinhole collimator and an Anger scintillation camera, J. Nucl. Med., **19**, pp. 648-654 (1978)
20) 日本アイソトープ協会医学・薬学部会核医学イメージング規格化専門委員会：Single Photon Emission Computed Tomography 装置の性能試験条件，Radioisotopes, **33**, 3, pp. 46-53 (1984)
21) 日本アイソトープ協会医学・薬学部会核医学イメージング規格化専門委員会：SPECT 装置の回転軸ずれおよびイメージサイズ変動に関する日常試験，Radioisotopes, **39**, 2, pp. 53-59 (1990)
22) Rogers, W.L. et al. : Field flood requirement for emission computed tomography with an Anger camera, J. Nucl. Med., **23**, pp. 162-168 (1982)
23) Lasson, S. and Israelsson, A. : Consideration on system design, implementation and computer processing in SPECT, IEEE Trans. on Nucl. Sci., **NS-29**, 4, pp. 1331-1342 (1982)
24) Chang, Lee-Tzuu : A method for attenuation correction in radionuclide computed tomography, IEEE Trans on Nucl. Sci., **NS-25**, 1, pp. 638-643 (1978)
25) Chang, Lee-Tzuu : Attenuation correction and incomplete projection in single photon emission computed tomography, IEEE Trans. on Nucl. Sci., **NS-26**, 2, pp. 2780-2789 (1979)
26) 田中栄一：荷重逆投影法によるシングルフォトン ECT のイメージ再構成、Med. Imag. Tech., **1**, 1, pp. 11-17 (1983)
27) Tsui, Benjamin M.W. et al. : Correction of nonuniform attenuation in cardiac SPECT imaging, J. Nucl. Med., **30**, pp. 497-507 (1989)
28) Murase, K. and Tanada, S. et al. : Improvement of bain single photon emission tomography (SPET) using transmission data acquisition in a four-head SPET scanner, Eur, J. Nucl. Med., **20**, pp. 32-38 (1993)
29) Jaszczak, R.J. Gilland, D.R. et al. : Fast transmission CT for determining attenuation maps using a collimated line source ratable air-copper-lead attenuators and fan-beam collimation, J. Nucl. Med., **34**, pp. 1577-1586 (1993)
30) Tornai, Martin P. et al. : Investigation of large field-of-view transmission imaging for nonuniform attenuation compensation in cardiac SPECT : Part 1. Phantom studies, Medix., **29**, pp. 13-18 (1998)
31) Jaszczak, R.J. et al. : Scatter compensation techniques for SPECT, IEEE Trans. on Nucl. Sci., **NS-32**, 1, pp. 786-793 (1985)
32) Koral, Kenneth F. et al. : SPECT compton-scattering conection by analysis of energy spectra,

J. Nucl. Med., **29**, pp. 195-202 (1985)

33) King, M.A. et al.: A dual-photopeak window method for scatter correction, J. Nucl. Med., **33**, pp. 605-612 (1992)

34) Koral, Kenneth F. et al.: SPECT dual-energy-window Compton correction: Scatter multiplier required for quantification, J. Nucl. Med., **31**, pp. 90-98 (1990)

35) Ichihara, T., Ogawa, K. et al.: Compton scatter compensation using the triple-window method for single-and dual-isotope SPECT, J. Nucl. Med., **34**, pp. 2216-2221 (1993)

36) Axelsson Bertil et al.: Subtraction of Compton-scattered photons in single-photon emission computerized tomography, J. Nucl. Med., **25**, pp. 490-494 (1984)

37) Floyd, C.E. et al.: Deconvolution of Compton scatter in SPECT, J. Nucl. Med., **26**, pp. 403-408 (1985)

第4章

1) Muehllehner, G.: Section imaging by computer calculation, J. Nucl. Med., **12**, 2, pp. 76-84 (1970)

2) Barrett, H.H. and Swindell, W.: Analog reconstruction methods for transaxial tomography, IEEE, **65**, 1, pp. 89-107 (1977)

3) Brooks, R.A. et al.: Principle of computer assisted tomography in radiographic and radioisotopic imaging, Rhys. Med. Biol., **21**, 5, pp. 689-732 (1976)

4) 村瀬研也, 望月輝一ほか: An application of digital filters in nuclear medicine, Medix, **16**, pp. 41-49 (1984)

5) Miller, Tom R. et al.: A practical method of imaging enhancement by interactive digital filtering, J. Nucl. Med., **26**, pp. 1075-1080 (1985)

6) King, Michael A. et al.: Two-dimensional filtering of SPECT imaging using the Metz and Wiener filters, J. Nucl. Med., **25**, pp. 1234-1240 (1984)

7) Michel, M. and Ter-Pogossian: Basic principles of computed axial tomography, Seminars in Nucl. Med., **VII**, 2, pp. 109-127 (1977)

8) Budinger, Thomas F. et al.: Emission computer assisted tomography with single-photon and positron annihilation photon emitters, J. Comp. Assis. Tomo., **1**, 1, pp. 131-145 (1977)

9) Budinger, Thomas F.: Physical attributes of single-photon tomography, J. Nucl. Med., **21**, pp. 579-592 (1980)

10) Shepp, L.A. and Vardi, Y.: Maximum likelihood reconstruction for emission tomography, IEEE Trans. on Med. Imag., **MI-1**, 2, pp. 113-122, (1982)

11) Hudson, H.M. and Larkin, R.S.: Accelerated image reconstruction using ordered subsets of projection data, IEEE Trans. on Med. Imag., **13**, 4, pp. 601-609 (1994)

12) Bowsher, J.E. et al.: Treatment of Compton scattering in maximum likelihood, expectation maximization reconstructions of SPECT imaging J. Nucl. Med., **32** pp. 1285-1291 (1991)

13) 日本アイソトープ協会医学・薬学部会核医学イメージング規格化専門委員会: ガンマカメラによるディジタル画像の表示・記録に関する指針, Radioisotopes, **43**, 1, pp. 34-40 (1994)

14) 日本医用画像工学会CRT標準パターン基準作成委員会: 医用画像表示のための標準パターンCSP委員会勧告, Med. Imag. Tech., **5**, 4, pp. 394-416 (1987)

15) 日本アイソトープ協会医学・薬学部会核医学イメージング規格化専門委員会: SPECT像表示の規格化に関する勧告, Radioisotopes, **35**, 8, pp. 446-448 (1986)

16) 向井孝夫：核医学画像診断装置の進歩―データ処理―，核医学技術，**18**, pp. 303-315 (1998)
17) Hoedt-Rasmussen, K. et al.: Regional cerebral blood flow in man determined by inter-arterial injection of radioactive inert gas, J. American Heart Association, **XVIII**, 3, pp. 237-247 (1966)
18) Peters, A.M.: A Unified approach to quantification by kinetic analysis in nuclear medicine, J. Nucl. Med., **34**, pp. 706-712 (1993)
19) C.S. Patlak Blasberg, R.G. et al.: Graphical evaluation of blood-to-brain transfer constants from multiple-time uptake data, J. Cereb. Blood Flow Metabol., **3**, pp. 1-7 (1983)
20) Keyes, W.I.: Current status of single photon emission computerized tomography, IEEE Trans., Nucl. Sci., **NS-26**, 2, pp. 2752-2755 (1979)
21) Bellini, S. et al.: Design of a computerized emission tomographic system, Signal Processing, **1**, 2, pp. 125-131 (1979)
22) Lasson, S. and Israelsson, A.: Consideration on system design, implementation and computer processing in SPECT, IEEE Trans. on Nucl. Sci., **NS-29**, 4, pp. 1331-1342 (1982)

第5章

1) 野原功全，ほか：陽電子計測の科学，pp. 108-161，日本アイソトープ協会 (1993)
2) 鳥塚莞爾監修：クリニカル PET―臨床応用のためのガイドブック，先端医療技術研究所 (1997)
3) 西村恒彦：ポジトロン核医学の最近の進歩，Med. Imag. Tech., **15**, 3, pp. 181-187 (1997)
4) 村山秀雄：最近のポジトロン・エミッション・トモグラフィ (PET)，放射線，**24**, 2, pp. 31-44 (1998)
5) 野原功全，ほか：ポジトロン CT の空間分解能の限界，Med. Imag. Tech., **3**, pp. 81-85 (1985)
6) Levin, C.S. et al.: Calculation of positron range and its effect on the fundamental limit of positron emission tomography system spatial resolution, Phys. Med. Biol., 44, pp. 781-799 (1999)
7) 米倉義晴：ポジトロン CT 研究の普及化，放射線医学大系 特別巻6 ポジトロン CT，中山書店，pp. 273-285 (1989)
8) 井戸達雄，ほか：標準標識化合物合成装置（ケミカルブラックボックス）の概念設計，核医学，**17**, pp. 1027-1033 (1980)
9) 日本アイソトープ協会医学薬学部会サイクロトロン核医学利用専門委員会：サイクロトロン核医学専門利用委員会が成熟技術として認定した放射性薬剤の基準と臨床利用の指針（1994年改定），RADIOISOTOPES, **44**, 6, pp. i-xxiii (1995)
10) 村山秀雄：PET の放射線検出系，Med. Imag. Tech., **18**, 1, pp. 15-23 (2000).
11) 山本誠一：GSO と LSO：PET 用シンチレータとしての性能評価，RADIOISOTOPES, **46**, 5, pp. 265-271 (1997)
12) Watanabe, M. et al.: A compact position-sensitive detector for PET, IEEE Trans, Nucl. Sci., **42**, 1, pp. 1090-1094 (1995)
13) Casey, M.E. et al.: A multicrystal two-dimensional BGO detector system for positron emission tomography, IEEE Trans. Nucl. Sci., **33**, pp. 460-463 (1986)
14) 山本誠一，ほか：PET 装置2次元 γ 線源位置検出器の開発，RADIOISOTOPES, **45**, pp. 229-235 (1996)
15) Wong, W.H. et al.: A 2-dimensional detector decoding study on BGO arrays with quadrant sharing photomultipliers, IEEE Trans. Nucl. Sci., **41**, pp. 1453-1457 (1994)
16) Karp, J.S. et al.: Continuous-slice PENN-PET: a positron tomograph with volume imaging

capability, J. Nucl. Med., **31**, pp. 617-631 (1990)
17) Townsend, D.W. et al.: A rotating PET scanner using BGO block detectors: design, performance and applications, J. Nucl. Med., **34**, pp. 1367-1376 (1993)
18) Bendriem, B. and Townsend, D.W. (ed.): The Theory and Practice of 3D PET, Kluwer Academic Publishers (1998)
19) Dent, H.M. et al.: A real time digital coincidence processor for positron emission tomography, IEEE Trans. Nucl. Sci., **33**, 1, pp. 556-559 (1986)
20) Dahlbom, M. et al.: Whole-body positron emission tomography: part I. methods and performance characteristics, J. Nucl. Med., **33**, pp. 1191-1199 (1992)
21) Patton, J.A. et al.: Coincidence imaging with a dual-head scintillation camera, J. Nucl. Med., **40**, 3, pp. 432-441 (1999)
22) Tomitani, T.: Image reconstruction and noise evaluation in photon time-of-flight assisted positron emission tomogoraphy, IEEE Trans. Nucl. Sci., **28**, 6, pp. 4582-4588 (1981)
23) 山本誠一:動物用PET―最近の動向―, RADIOISOTOPES, **47**, pp. 801-804 (1998)
24) Karp, J.S. et al.: Performance standards in positron emission tomography, J. Nucl. Med., **12**, 32, pp. 2343-2350 (1991)
25) PERFORMANCE MEASURMENTS OF POSITRON EMISSION TOMOGRAPHS, NEMA Standards Publication NU 2-1994, National Electrical Manufactures Association (1994)
26) Guzzardi, R. et al.: Methodologies for performance evaluation of positron emission tomographs, J. Nucl. Biol. and Med., **35**, 3, pp. 141-157 (1991)
27) 日本アイソトープ協会医学薬学部会サイクロトロン核医学利用専門委員会:PET装置の性能評価のための測定指針, RADIOISOTOPES, 43, p. xxxv-Lv(1992)
28) Rogers, J.G.: A method for correcting the depth-of-interaction blurring in PET camera, IEEE Trans. Med. Imag., **14**, 1, pp. 146-150 (1995)
29) Tanaka, E. et al.: Analytical study of the performance of a multilayer positron computed tomography scanner, J. Compu. Assist. Tomogr., **6**, pp. 350-364 (1982)
30) Moisan, C. et al.: A count rate model for PET and its Application to an LSO HR PLUS scanner, IEEE Trans. Nucl. Sci., 44, pp. 1219-1224 (1997)
31) Barnes, D. et al.: Characterization of dynamic 3D PET imaging for functional brain mapping, IEEE Trans. Med. Imag., **16**, 3, pp. 261-269 (1997)
32) Strother, S.C. et al.: Measuring PET scanner sensitivity: Relating countrates to image signal to noise ratio using noise equivalent counts, IEEE Trans. Nucl. Sci., **37**, pp. 783-788 (1990)
33) Spinks, T.J. et al.: The effect of activity outside the direct field of view in a 3D-only whole-body positron tomography, Phys, Med. Biol., **43**, pp. 895-904 (1998)
34) Casey, M.E. et al.: Quantitation in positron emission tomography: 7. A technique to reduce noise in accidential coincidence and coincidence efficiency calibration, J. Compu. Assist. Tomogr., **10**, pp. 845-850 (1986)
35) Yamamoto, S. et al.: Deadtime correction method using random coincidence for PET, J. Nucl. Med., **27**, pp. 1925-1928 (1986)
36) Bergstrom, M. et al.: Corrections for scattered radiation in a ring detector positron camera by integral transformation of the projections, J. Compu. Assist. Tomogr., **7**, pp. 42-50 (1983)
37) Bailey, D.L. et al.: A convolution-subtraction scatter correction method for 3D PET, Phys.

Med. Biol., **39**, pp. 411-424 (1992)

38) Grooktoonk, S. : Correction for scatter using a dual energy window method, Phys. Med. Biol., **41**, pp. 2757-2774 (1996)

39) Thompson, C.J. : The problem of scatter correction in positron volume imaging, IEEE Trans. Med. Imag., **10**, pp. 234-239 (1993)

40) Ollinger, J.M. : Model-based scatter correction for fully 3D PET, Phys. Med. Biol., **41**, pp. 153-176 (1996)

41) Cherry, S.R. et al. : Effects of scatter on model parameter estimates in 3D PET studies of the human brain, IEEE Trans. Nucl. Sci., **42**, 4, pp. 1174-1179 (1995)

42) Germano, G. : A study of data loss and mispositioning due to pileup in 2D detectors in PET, IEEE Trans. Nucl. Sci., **37**, 2, pp. 671-675 (1990)

43) Chatziioannou, A. et al. : Detailed investigation of transmission and emission data smoothing protocols and their effects on emission images, IEEE Trans. Nucl. Sci., **43**, 1, pp. 290-294 (1996)

44) Xu, M. et al. : Adaptive segmented attenuation correction for whole-body PET imaging, IEEE Trans. Nucl. Sci., **43**, 1, pp. 331-336 (1996)

45) Siegel, S. et al. : Implementation and evaluation of a calculated attenuation correction for PET, IEEE Trans. Nucl. Sci., **39**, 4, pp. 1117-1121 (1992)

46) DeKamp, R.A. et al. : Attenuation correction in PET using single photon transmission measurement, Med. Phys., **21**, pp. 771-778 (1994)

47) Kinahan, P.E. et al. : Attenuation correction for a combined 3D PET/CT scanner, Med. Phys., **25**, pp. 2046-2053 (1998)

48) Meikle, S.R. et al. : Simultaneous emission and transmission measurements for attenuation correction in whole-body PET, J. Nucl. Med., **36**, 9, pp. 1680-1688 (1995)

49) Shepp, L. et al. : Maximum likelihood reconstruction for emission tomography, IEEE Med. Imag., **MI-1**, pp. 113-122, (1982)

50) Barrett, H.H. et al. : Noise properties of the EM algorithm : I. Theory, Phys. Med. Biol., **39**, pp. 833-846 (1994)

51) Tanaka, E. : A fast reconstruction algorithm for stationary positron tomography based on a modified EM algorithm, IEEE Trans. Med. Imag., **MI-6**, pp. 98-105 (1987)

52) Hudson, H.M. et al. : Accelerated image reconstruction using ordered subsets of projection data, IEEE Trans. Med. Imag., **13**, pp. 601-609 (1994)

53) Snyder, D.L. et al. : Noise and edge artifacts in maximum-likelihood reconstructions for emission tomography, IEEE Trans. Med. Imag., **MI-6**, pp. 228-238 (1987)

54) Levitan, E. et al. : A maximum a posteriori probability expectation maximization algorithm for image reconstruction in emission tomography, IEEE Trans. Med. Imag., **MI-6**, pp. 185-192 (1987)

55) Colsher, J.G. : Fully three-dimensional positron emission tomography, Phys. Med. Biol., **25**, pp. 103-115 (1980)

56) Defrise, M. et al. : Implementation of three-dimensional image reconstruction for multi-ring positron tomographs, Phys. Med. Biol., **35**, pp. 1361-1372 (1990)

57) 田中和己，ほか：ポジトロンECT装置HEADTOME-Vの3次元画像再構成システムの開発，島津評論，**53**, pp. 171-176 (1996)

58) Defrise, M. et al. : Exact and approximate rebinning algorithm for 3-D PET data, IEEE Trans.

Med. Imag., **16**, 2, pp. 145-157 (1997)

59) Edholm, P.R. et al.: Novel properties of the Fourier decomposition of the sinogram, Workshop on Physics and Engineering of Computerized Multidimensional Imaging and Processing, Proc. of SPIE, **671**, pp. 8-18 (1986)

60) 菅野巌, ほか: ポジトロン核医学システムの設計と運営: 秋田脳研ポジトロン核医学施設の基本構想, 核医学, **22**, pp. 119-127 (1985)

61) Iida, H. et al.: Effect of real-time weighted integration system for rapid calculation of function images in clinical positron emission tomography, IEEE Trans. Med. Imag., **14**, 1, pp. 116-121 (1995)

62) Patlak, C.S. et al.: Graphical evaluation of blood-to-brain transfer constants from multiple-time uptake data, J. Cereb. Blood. Flow Metabol., **3**, pp. 1-7 (1983)

63) 松浦啓一, ほか編著: 脳の機能とポジトロンCT, 秀潤社 (1986)

64) 西村恒彦編: 脳SPECT/PETの臨床, メジカルビュー社 (1995)

65) 大嶽達, ほか: ポジトロンCTによる心筋代謝血流評価の動向, 核医学, **30**, 3, pp. 331-338 (1993)

66) 窪田和雄: PETによる癌診断の進歩, Med. Imag. Tech., **15**, 3, pp. 195-200 (1997)

67) Frackowiak, R.S.J. et al.: Quantitative measurement of regional cerebral blood flow and oxygen metabolism in man using ^{15}O and positron emission tomography: Theory, procedure, and normal values, J. Comput. Assist. Tomogr., **4**, pp. 727-736 (1980)

68) Herscovitch, P. et al.: Brain blood flow measured with intravenous $H_2^{15}O$: I. Theory and error analysis, J. Nucl. Med., **24**, pp. 782-789 (1983)

69) 飯田秀博, ほか: Positron Emission Tomographyにおける動脈血中 $H_2^{15}O$ 濃度持続モニター検出器システムの製作とその臨床利用のためのdispersion補正法および時間軸調整法の開発, 核医学, **24**, pp. 1587-1594 (1987)

70) Iida, H. et al.: Myocardial tissue fraction-correction for partial volume effects and measures of tissue viability, J. Nucl. Med., **32**, 11, pp. 2169-2175 (1991)

71) Iida, H. et al.: Noninvasive quatitation of cerebral blood flow using oxygen-15-water and a dual-PET system, J. Nucl. Med., **39**, 10, pp. 1789-1798 (1998)

72) Kuhle, W. et al.: Quantitation of regional myocardial blood flow using N-13 ammonia and reoriented dynamic positron emission tomographic imaging, Circulation, **86**, pp. 1004-1017 (1992)

73) Phelps, M.E. et al.: Tomographic measurement of local cerebral glucose metabolic rate in humans with F-18-fluoro-2-deoxy-D-glucose, validation of method, Ann. Neurol., **6**, pp. 371-388 (1979)

74) 田中栄一: PETの現状と将来, RADIOISOTOPES., **46**, pp. 733-742 (1997)

索　　引

【あ】

アーチファクト	78
アナログ表示	53
アンガー	33, 36
アンガーカメラ	10
安定同位元素	1

【い】

位置計算	37
位置計算回路	38, 40
1-^{11}C-パルミチン酸	21
インパルス	98
インビトロ放射性医薬品	9
インビボ放射性医薬品	9

【う】

ウィーナーフィルタ	101
ウェルカウンタ	151
ウォブリング	135

【え】

エネルギーウィンドウ	130
エネルギー代謝診断	20

【お】

オートフロロスコープ	34

【か】

回転中心ずれ	78
核医学診断装置	33
核異性体	3
角度揺動	121
加速器	6
カットオフ周波数	101
カーブ処理	103
カラーCRT	111
カラープリンタ	111
肝機能診断	17
関心領域	96, 103
がん治療	31
がん転移疼痛緩和	31
感　度	61, 69, 137

【き】

ガンマ特性	110
記憶装置	93
希釈容量	114
キット	10
軌道電子捕獲	2
逆投影（法）	105
吸収線量	5
キュリー（Ci）	4
局所酸素消費量	156
局所酸素摂取率	156
局所心筋血流量	157
局所脳血液量	157

【く】

空間周波数	97
空間周波数特性	100
空間直線性	60, 65
偶発同時計数	121
クライン-仁科の式	86
クリッピング	71
グレイ（Gy）	5
クロスキャリブレーション	151
クロススライス	128
クロック周波数	94

【け】

計数損失補正	141
計数率特性	71, 138
血中RI濃度測定装置	153
検査用テーブル	39
検出器間感度差	81
検出器スタンド	38
検出器量子効率	69
原子炉	5

【こ】

光電効果	87
光電子増倍管	43, 66
骨代謝機能診断	24
固有分解能（FWHM）	62, 95
コリメータ	42
──の幾何学的効率	56
──の幾何学的分解能	56
コンバージング──	56
スラント──	56
スラントホール──	56
ダイバージング──	56
バイラテラル──	56
パラレルホール──	55
ピンホール──	56
ファンビーム──	56
コンパートメントモデル	154
3──	117
2──	116
コンプトン効果	87

【さ】

サイクロトロン	123
最大計数率	72
最大受容角	150
サイノグラム	131
雑音等価計数	139
サブウィンドウ	88
3DRP法	149
サンプリング角度	50
サンプリング時間	46
サンプリング数	81
散乱角度	86
散乱同時計数	122
散乱フラクション	137

【し】

ジエチレントリアミン-N, N, N′, N″, N″-五酢酸	15
ジェネレータ	7, 14
ジェネレータ核種	123
時間-放射能曲線(TAC)	96, 103, 113, 154
しきい値処理	103
磁気ディスク	93, 95
糸球体ろ過率（GFR）	16
システム感度	69, 71
システム分解能（FWHM）	62, 95
システム容積感度	78

自動近接機能	39
自動合成装置	14, 124
シーベルト	5
視野均一性	60, 63
遮へい	3
収集	
エミッション——	131
3次元——	129
3D——	51
スタティック——	46, 131
ステップ回転——	50
全身——	132
ダイナミック——	47, 131
トランスミッション——	144
2次元——	129
2D——	51
ノーマライズ——	143
ブランク——	144
フレーム——	44
ホールボディ——	47
マルチゲート——	51
リスト——	45
連続回転——	50
——補正	82
——マトリックス	47, 74
周波数-距離関係	150
情報伝達機能	24
照射線量	5
消滅γ線	119
腎機能診断	16
心筋血流診断	18
心筋ブドウ糖消費	158
シングル計数率	121
心収縮能	15
シンチスキャナ	33
シンチレータ	42
心電図同期収集	48
心電同期収集	131
真の同時計数	122

【す】

スリップリング	39

【せ】

セプタ	128
全身収集	132
全身スキャン	39
線広がり関数（LSF）	96
線量当量	5

【そ】

相互校正係数	151
即発同時計数	141
ソマトスタチンレセプタ	29

【た】

ダイノード	43
タイミングウィンドウ	41
タイムウィンドウ	121
ダイレクトスライス	128
ターゲット	13
多層型リングPET	128
畳込み積分	97
畳込み積分逆投影法	106
単光子断層画像装置	10
単純逆投影	106

【ち】

遅延同時計数	141
逐次近似画像再構成法	147
逐次近似法	108
超小形サイクロトロン	6

【て】

抵抗マトリックス方式	34
低酸素代謝変化	29
ディジタル表示	53
データ収集回路	92
点広がり関数（PSF）	75, 96

【と】

透過型CT	84
統計変動（ノイズ）	73, 95, 102
同時計数	119
同時計数回路	41
同時計数収集	51
動物用PET装置	133
トランスポータ診断	27

【な】

内部転換電子	3

【に】

2核種同時収集	88
20％損失計数率	72
入力関数	152

【の】

脳血流	15
脳血流診断	19
脳脊髄液挙動	15
脳賦活検査	157
脳ブドウ糖消費	158

【は】

肺血流診断	16
ハイブリッドPET	132
パイルアップ	41
波高分析回路	36, 39, 40
バターワースフィルタ	100
パッキングフラクション	128
パルスパイルアップ	143
半減期	2
バンドパスフィルタ	101

【ひ】

光磁気ディスク	93, 95
光ディスク	93
ヒストグラムモード	131
非線形フィルタ	102
比放射能	12
表示回路	41
ピンホールコリメータ	57

【ふ】

ファンビームコリメータ	58
フィルタ逆投影法FBP	147
フィルタ処理	96
フォトピーク	132
フォトピーク効率	69
不整脈除去機能	49
部分容積効果	136
プリアンプ回路	43
フーリエ逆変換	98
フーリエ変換	97
フーリエ変換法	107
フルディジタル型	37
ブロック検出器	127
プロファイル曲線	103
分解能	
エネルギー——	61, 66, 67
幾何学的——	62
空間——	60, 62
固有——	95
軸方向——	136

索引

システム――	95	減衰――	142	【ら】	
平面内――	134	散乱――	86, 142	ライトガイド	42
【へ】		収集――	82	【り】	
平均自由行程	56	直線性――	66	リカバリ係数	136
平均通過時間	114	――機能	52	リストモード	131
平行投影データ	131	ホルモン代謝機能	24	輪郭強調処理	103
ベクレル（Bq）	4	【め】		【れ】	
【ほ】		メインウィンドウ	88	レーザイメージャ	54, 111
放射壊変	2	メタボリックトラッピング	22	レセプタイメージング	25
放射性同位元素	1	メッツフィルタ	102	レントゲン	5
放射性ヨウ素（^{123}I-, ^{131}I-）	24	メディアンフィルタ	102	【ろ】	
放射能	4	【ゆ】		ローパスフィルタ	101
放射免疫イメージング	28	有効腎血漿流量（ERPF）	16	【わ】	
ポジトロン	2	尤度	147	ワークステーション	93
ポジトロンCT	10	【よ】			
ポストインジェクショントランスミッション	145	陽電子壊変	2		
補正		陽電子飛程	120		
吸収――	144	陽電子放出核種	119		

【A】		dpm	5	^{123}I-MIBG（メタ-ヨードベンジルグアニジン）	27
α（アルファ）壊変	3	dps	5	^{111}In-DTPA	15
A-D変換器	90, 92	【E】		^{111}In-DTPA-オクトレオタイド	29
【B】		ERPF	16	^{123}I-o-ヨウ化馬尿酸（OIH）	16
β（ベータ）壊変	2	【F】		【K】	
BGO	126	FDG	125	^{81m}Kr	15
Bq	4	^{18}F-FDG	21	Kuhl	105
【C】		FORE法	151	【L】	
^{11}C-一酸化炭素標識赤血球	15	FWHM	95	LF変換	46
^{11}C-グルコース	21	【G】		LOR	120
^{11}C-酢酸	21	γ（ガンマ）転移	3	LSF	97
CFOV	64	^{67}Ga-クエン酸	28	LUT	110
Chang法	83	GFR	16	【M】	
Ci	4	Gy	5	MAP再構成法	148
cpm	5	【H】		ML-EM	108
cps	5	Height-over-Area法	115	【N】	
CPU	91	【I】		NaI(Tl)シンチレータ	34
CPUメモリ	91, 94	^{123}I-BMIPP（15-(p-^{123}I-ヨードフェニル)ペンタデカン酸）	23	NEC	139
CRT	36			NEMA	134
【D】		^{123}I-IMP（N-イソプロピル-p-ヨードアンフェタミン）	19	NEMA Standards	64, 68, 71, 75
DICOM	94			^{13}N-N$_2$	15
DOI	136				

【O】

^{15}O-一酸化炭素赤血球	15
^{15}O-H$_2$O	15
^{15}O-O$_2$	20
OS-EM	108
OSEM	148

【P】

PET	10, 118
PSF	96

【R】

R, G, B	110
RISC	94
ROI	96, 103
RPC法	84

【S】

SMPTEテストパターン	111
Sorenson法	83
SPECT	10
──の感度	77
──の分解能	74
──収集	49
^{89}Sr	31
SSRB法	150
Stewart-Hamiltonの希釈原理	114
SUV	159

【T】

TAC	104
^{99m}Tc-ジメルカプトコハク酸（DMSA）	17
^{99m}Tc-スズコロイド	17
^{99m}Tc-大凝集ヒト血清アルブミン（MAA）	16
^{99m}Tc-テクネガス	15
^{99m}Tc-ヒト血清アルブミン	15
^{99m}Tc-標識赤血球	15
^{99m}Tc-フィチン酸	18
^{99m}Tc-マイクロスフェアヒト血清アルブミン（MISA）	16
^{99m}Tc-Dメルカプトアセチルトリグリシン（MAG 3）	16
^{99m}Tc-DTPA（ジエチレントリアミン-N,N,N′,N″,N″-五酢酸）	16
^{99m}Tc-DTPA-ヒト血清アルブミン	15
^{99m}Tc-ECD（エチルシステイネートダイマー）	19
^{99m}Tc-HMDP（ヒドロキシメチレンジホスホン酸）	24
^{99m}Tc-HMPAO（ヘキサメチルプロピレンアミンオキシム）	19
^{99m}Tc-MDP（メチレンジホスホン酸）	24
^{99m}Tc-MIBI（ヘキサスメトキシブチルイソニトリル）	18
^{99m}Tc-PMT（N-ピリドキシル-5-メチルトリプトファン）	17
^{99m}Tc-tetrophosmin（ビスジエトキシエチルフォスフォノエタン）	18
^{99m}Tc-(V)-DMS（ジメルカプトコハク酸）	28
^{201}Tl$^+$	18
TOF型PET	133

【U】

UFOV	64
UNIX	94

【V】

Vフィルタ	102

【W】

WBP法	84

【X】

^{133}Xe	15

―― 監修者・著者略歴 ――

楠岡　英雄（くすおか　ひでお）
1975 年　大阪大学医学部医学科卒業
1985 年　工学博士（大阪大学）
1988 年　医学博士（大阪大学）
1990 年　ジョンズ・ホプキンス大学助教授
1992 年　大阪大学助教授
1998 年　国立大阪病院臨床研究部長
　　　　　現在に至る

藤林　靖久（ふじばやし　やすひさ）
1977 年　京都大学薬学部卒業
1986 年　薬学博士（京都大学）
1993 年　京都大学助教授
1995 年　博士（医学）（京都大学）
1999 年　福井医科大学教授
　　　　　現在に至る

天野　昌治（あまの　まさはる）
1978 年　京都大学工学部原子核工学科卒業
1978 年　（株）島津製作所勤務
　　　　　現在に至る

西村　恒彦（にしむら　つねひこ）
1972 年　京都府立医科大学卒業
1977 年　大阪大学大学院医学研究科修了
　　　　　医学博士
1978 年　国立循環器病センター医員
1985 年　国立循環器病センター医長
1991 年　大阪大学教授
1994 年　スタンフォード大学客員教授
1999 年　京都府立医科大学教授
　　　　　現在に至る

田口　正俊（たぐち　まさとし）
1973 年　東京理科大学理工学部電気工学科
　　　　　卒業
1973 年　（株）日立メディコ勤務
　　　　　現在に至る

核医学イメージング
Imaging in Nuclear Medicine　　　Ⓒ(社)日本エム・イー学会　2001

2001 年 2 月 18 日　初版第 1 刷発行
2002 年 4 月 25 日　初版第 2 刷発行

検印省略	編　者	社団法人　日本エム・イー学会
		東京都文京区本駒込5-16-9
	発行者	株式会社　コロナ社
		代表者　牛来辰巳
	印刷所	新日本印刷株式会社

112-0011　東京都文京区千石 4-46-10
発行所　株式会社　コ ロ ナ 社
CORONA PUBLISHING CO., LTD.
Tokyo Japan
振替 00140-8-14844・電話 (03) 3941-3131 (代)
ホームページ　http://www.coronasha.co.jp

ISBN 4-339-07161-7　　　（藤田）　　（製本：愛千製本所）
Printed in Japan

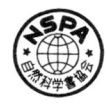

無断複写・転載を禁ずる
落丁・乱丁本はお取替えいたします

MEをさぐる－医用工学シリーズ

(各巻A5判, 全9巻)

■企画世話人　阪本捷房・岩井喜典・小谷　誠

配本順			頁	本体価格
1.(1回)	これからのメディカルエンジニアリング	阿部　裕・岩井喜典 大島正光・金井　寛 斎藤正男・阪本捷房　共著 若林　勲	200	2500円
2.(2回)	ＭＥ計測機器	高島史路著	170	2300円
3.(3回)	メディカルイメージングシステム	的崎　健著	248	3200円
4.(4回)	医用画像処理	的崎　健 周藤安造　共著	178	2500円
5.(6回)	画像診断 ―基礎と臨床―	舘野之男 飯沼　武　共著	190	2500円
6.(5回)	臨床検査とＭＥ	山中　學・大久保昭行 亀井幸子・毛利昌史　共著 赤塚宣治・宇川義一	220	2900円
7.(8回)	診断とＭＥ ―人体を測って診断を考える―	岡島光治著	208	2800円
8.(7回)	治療とＭＥ	都築正和・須磨幸蔵 竹中榮一・釘宮豊城　共著 小野哲章・歌代一朗	264	3700円
9.(9回)	生体磁気計測	小谷　誠・内山義則 中屋　豊・森　博愛　共著 栗城真也	202	3000円

定価は本体価格+税です。
定価は変更されることがありますのでご了承下さい。

図書目録進呈◆

臨床工学シリーズ

(各巻A5判)

■監　　　　修　(社)日本エム・イー学会
■編集委員代表　金井　寛
■編　集　委　員　伊藤寛志・太田和夫・小野哲章・斎藤正男・都築正和

	配本順			頁	本体価格
1.	(10回)	医　学　概　論（改訂版）	江部　充他著	220	2800円
2.	(3回)	基　礎　医　学　Ⅰ	伊藤　寛志他著	228	2800円
3.	(7回)	基　礎　医　学　Ⅱ	降矢　熒他著	274	3000円
5.	(1回)	応　用　数　学	西村　千秋著	236	2600円
7.	(6回)	情　報　工　学	鈴木　良次他著	268	3200円
8.	(2回)	医　用　電　気　工　学	金井　寛他著	254	2800円
9.	(4回)	医　用　電　子　工　学	松尾　正之他著	268	3200円
19.	(8回)	臨　床　医　学　総　論　Ⅱ	鎌田　武信他著	200	2400円
20.	(9回)	電気・電子工学実習	南谷　晴之著	180	2400円

以下続刊

4.	基　礎　医　学　Ⅲ	玉置　憲一他著	6.	医　用　工　学　概　論	福井　康裕他著
10.	生　体　物　性	多氣　昌生他著	11.	医用機械・材料工学	土肥　健純他著
12.	生　体　計　測　学	小野　哲章他著	13.	医　用　機　器　学　概　論	小野　哲章他著
14.	生体機能代行装置学Ⅰ	都築　正和他著	15.	生体機能代行装置学Ⅱ	太田　和夫他著
16.	医　用　治　療　機　器　学	斎藤　正男他著	17.	医用機器安全管理学	小野　哲章他著
18.	臨　床　医　学　総　論　Ⅰ	岡島　光治他著	21.	システム・情報処理実習	佐藤　俊輔他著

定価は本体価格+税です。
定価は変更されることがありますのでご了承下さい。

◆図書目録進呈◆

ME教科書シリーズ

(各巻B5判)

■(社)日本エム・イー学会編
■編纂委員長　佐藤俊輔
■編纂委員　稲田 紘・金井 寛・神谷 瞭・北畠 顕・楠岡英雄
　戸川達男・鳥脇純一郎・野瀬善明・半田康延

配本順				頁	本体価格
A-1	(2回)	生体用センサと計測装置	山越・戸川共著	256	4000円
B-1	(3回)	心臓力学とエナジェティクス	菅・高木・後藤・砂川編著	216	3500円
B-2	(4回)	呼吸と代謝	小野 功一著	134	2300円
B-3	(10回)	冠循環のバイオメカニクス	梶谷 文彦編著	222	3600円
B-4	(11回)	身体運動のバイオメカニクス	石田・廣川・宮崎 阿江・林 共著	218	3400円
C-1	(7回)	生体リズムの動的モデルとその解析 ―MEと非線形力学系―	川上 博編著	170	2700円
D-1	(6回)	核医学イメージング	楠岡・西村監修 藤林・田口・天野共著	182	2800円
D-2	(8回)	X線イメージング	飯沼・舘野編著	244	3800円
D-3	(9回)	超音波	千原 國宏著	174	2700円
E-1	(1回)	バイオマテリアル	中林・石原・岩崎共著	192	2900円
F-1	(5回)	生体計測の機器とシステム	岡田 正彦編著	238	3800円

以下続刊

A	生体信号処理	佐藤 俊輔編著
A	生体用マイクロセンサ	江刺 正喜編著
B	心不全のバイオメカニクス	北畠・堀 編著
B	生体細胞・組織のリモデリングのバイオメカニクス	林 紘三郎編著
B	肺のバイオメカニクス ―特に呼吸調節の視点から―	川上・西村編著
C	脳磁気とME	上野 照剛編著
D	画像情報処理(I) ―解析・認識編―	鳥脇 純一郎編著
D	MRI・MRS	松田・楠岡編著
E	治療工学(I)	橋本 大定著
E	人工臓器(I) ―呼吸・循環系の人工臓器―	井街・仁田編著
E	生体物性	金井 寛著
F	地域保険・医療・福祉情報システム	稲田 紘編著
F	医学・医療における情報処理とその技術	田中 博著
F	病院情報システム	野瀬 善明著
A	生体電気計測	山本 尚武編著
A	生体光計測	清水 孝一著
B	血液循環のダイナミクスとレオロジー	菅原・辻 編著
B	循環系のバイオメカニクス	神谷 瞭編著
C	生体リズムとゆらぎ ―モデルが明らかにするもの―	山本 光璋編著
C	感覚情報処理	安井 湘三編著
D	画像情報処理(II) ―表示・グラフィックス編―	鳥脇 純一郎編著
E	電子的神経・筋制御と治療	半田 康延編著
E	治療工学(II)	菊地 眞編著
E	人工臓器(II) ―代謝系人工臓器―	酒井 清孝編著
E	細胞・組織工学と遺伝子	松田 武久著
F	臨床工学(CE)とME機器・システムの安全	渡辺 敏編著
F	福祉工学	土肥 健純編著

定価は本体価格+税です。
定価は変更されることがありますのでご了承下さい。

図書目録進呈◆